kailash

NATHALIE STÜBEN
PROF. DR. FALK KIEFER

FRAUEN UND ALKOHOL

Wie sie trinken,
warum sie trinken
und was sie gewinnen,
wenn sie damit aufhören

kailash

Inhalt

Vorwort 7

1 **Frauen und Alkohol**
Deine Generation prägt dich, auch im Trinkverhalten .. 11

2 **Halbwissen und Verharmlosung**
So wirken sich politische und kulturelle Rahmenbedingungen auf dein Leben aus 71

3 **Alkohol und weibliche Gesundheit**
Auch diese Zusammenhänge sind wissenswert 125

4 **Alarmsignale und Augenöffner**
Erkenntnisse, die etwas verändern können 173

5 **Wege aus dem Alkoholproblem**
Du bist nicht allein, und du kannst es schaffen 221

6 **Abstinenz als Chance**
Was du ohne Alkohol gewinnen kannst 269

Wichtigste Quellen 285
Danksagungen 294
Kurzbiografien 295
Register 297

Vorwort

»Ab wann hat man denn ein Problem mit Alkohol?«

Kaum eine Frage wird uns häufiger gestellt. Und sie ist gar nicht so leicht zu beantworten. Denn es hängt davon ab, was wir unter »problematisch« verstehen. Noch vor 70 Jahren wäre es hochproblematisch gewesen, sich als Frau öffentlich zu betrinken. Heute gilt genau das in manchen Kreisen als Ausdruck von Emanzipation. In einer Hochkonsumregion wie Europa scheint es unter sozialen Gesichtspunkten oft sogar problematischer zu sein, nicht zu trinken, als es zu tun. Wir nehmen häufig nur die Sucht als Problem wahr. Aber selbst da stellt sich die Frage: Wo beginnt die? Psychologisch betrachtet wird es bereits kritisch, wenn wir Alkohol als Droge einsetzen. Also als psychoaktive Substanz, die verändert, wie wir denken und fühlen. Doch ebendieser Einsatz gehört ja zu unserem kulturellen Repertoire: Wir trinken Alkohol, um zu feiern, um dazuzugehören, um Probleme zu vergessen, uns zu belohnen, runterzukommen, Stress zu bewältigen, um den Erwartungen anderer zu entsprechen und um uns selbstbewusster zu fühlen. Das ist normal, das machen fast alle. Haben dann auch fast alle schon ein Problem? Es kommt darauf an, denn bei der Antwort spielen viele Ebenen mit rein.

Dieses Buch wird sie dir aufzeigen und dabei vor allem auch darauf eingehen, warum Alkoholkonsum für Frauen etwas anderes bedeutet als für Männer. Warum er sowohl auf biologischer, psychischer, seelischer und sozialer Ebene andere Konsequenzen hat und dass er möglicherweise mehr als nur ein Stein dieser Mauer ist, gegen die du immer wieder rennst. Du wirst dir am Ende differenziert beantworten können, ab wann Alkoholkonsum problematisch wird, weil dir die einzelnen Kapitel verdeutlichen, welche Dimensionen dieses Thema umfasst und warum ausgerechnet die Alkoholmenge dabei keine entscheidende Rolle spielt. Wir legen dar, was für unterschiedliche Funktionen Alkohol in verschiedenen Lebensabschnitten übernehmen und welche Folgen das jeweils haben kann. So wirst du ein Verständnis dafür entwickeln, dass deine Realität als Frau formt, wie du trinkst – und wie das Trinken wiederum deine Realität als Frau formt. Wir sprechen über mögliche Ursachen für Alkoholprobleme, und natürlich gehen wir auch darauf ein, was es ohne Alkohol alles zu gewinnen gibt und warum sich ein Leben ohne ihn nicht nach Verzicht anfühlen muss, sondern Selbstbestimmung und Freiheit mit sich bringen kann.

Um dir dieses Wissen sowohl für den Verstand als auch fürs Herz aufzubereiten, haben wir uns dazu entschlossen, fünf Frauencharaktere aus fünf Generationen zu erschaffen, die mit ihren Geschichten durch unser Buch führen. Helga, Sabine, Carmen, Jamila und Elena existieren nicht wirklich, sie sind Kreationen. Ihre Geschichten haben es uns ermöglicht, die Jahrzehnte unserer persönlichen und beruflichen Erfahrung zu verdichten sowie verschiedene Stadien und Ausprägungen von Alkoholproblemen so zu illustrieren, dass du dich abgeholt fühlst, nicht nur intellektuell, sondern auch emotional.

Beim Schreiben haben wir uns darum bemüht, möglichst viele Lebensrealitäten abzubilden, aber alles abdecken können wir natürlich nicht – zumal wir aufgrund unserer Herkunft blinde Flecken haben, die sich auch durch Recherche nie ganz beseitigen lassen. Hinzu kommt, dass das Konzept »Generation« ein Hilfskonstrukt ist. Es ermöglicht,

Gruppen von Menschen danach zu unterscheiden, in welcher Ära sie geboren und aufgewachsen sind, welche weltgeschichtlichen Ereignisse, technologischen Fortschritte, kulturellen, gesellschaftlichen und wirtschaftlichen Hintergründe sie mitgeprägt haben. Aber Generationen lassen sich nie sauber voneinander abgrenzen. Genauso wenig, wie sich der Begriff »Frau« klar definieren lässt.

Wir verstehen Frauen als Menschen, die sich selbst als weiblich einordnen. Diese Einordnung deckt sich nicht zwangsläufig mit dem biologischen Geschlecht, das aber wiederum Einfluss darauf nimmt, wie schädlich Alkohol für menschliche Körper ist. Deswegen werden wir in diesem Buch auch erläutern, wo der Unterschied zwischen biologischem und sozialem Geschlecht liegt und welche Rolle das beim Alkoholkonsum und seinen Folgen spielt.

Wir wünschen dir viele Aha-Erlebnisse und Erkenntnisse dabei, deine Antworten zu finden.

Nathalie Stüben und Falk Kiefer

1

Frauen und Alkohol

Deine Generation prägt dich, auch im Trinkverhalten

Carmen, 50 | Gen X | Leistung um jeden Preis

Er hat ihre Punkte nicht anständig eingearbeitet. Sie klickt sich durch die Folien. Zwei Fehler entdeckt sie auch noch. Er kann es einfach nicht. Er ist ihr Chef, er plustert sich auf wie ein Gockel, aber eigentlich hat er in dieser Position nichts zu suchen. Carmens Herz fängt an zu stolpern. Wie immer, wenn sie sich über mittelmäßige Männer in hohen Führungspositionen ärgern muss. Wie war noch gleich der Spruch? Natürlich können Frauen hierzulande Kanzlerin werden, aber Gleichberechtigung haben wir erst erreicht, wenn auch mittelmäßige Frauen in Führungspositionen landen.

»Davon sind wir weit entfernt«, murmelt Carmen und korrigiert seine Fehler. Sie arbeitet als Abteilungsleiterin in einem Automobilkonzern, der kurz vorm Launch eines neuen Modells steht. Carmen ist verantwortlich für den Einkauf der Reifen und Räder. Mit dem neuen Automodell will sich ihr Konzern als Technologieführer behaupten. Heute, an diesem heißen, schwülen Sommertag, entscheidet der Vorstand darüber, mit welchem Reifenhersteller sie kooperieren. Seit Wochen hat Carmen an der Beschlussvorlage gearbeitet, sorgfältig die Vor- und Nachteile der jeweiligen Hersteller recherchiert, die Produkte bewertet und eingeordnet, sämtliche Kalkulationen erstellt. Ihr Chef präsentiert das heute, und sie weiß, dass er ihr insgeheim danken wird. Bisher konnte sie nicht den Mut aufbringen, um darauf zu bestehen, ihre Arbeit selbst vorzustellen und zu verdeutlichen, dass alles, was in dieser Präsentation Substanz hat, von ihr stammt. Noch immer hofft sie, dass die anderen das von selbst merken.

Sie freut sich jetzt schon auf ihr Glas Prosecco später.

Carmen klickt auf »Speichern«, sprüht sich Thermalwasser ins Gesicht, schlüpft in ihre unbequemen Riemchensandalen und läuft an der Glasfront des Konferenzraums entlang. Sie betritt ihn als Erste. Die Klimaanlage brummt, es riecht nach Leder und neuem Teppich. Ein paar Minuten später rauschen über ein Dutzend Männer in Maßanzügen durch die Tür. Die Farbpalette reicht von Dunkelblau bis Dunkelgrau. Alle tragen teure Uhren. Bevor es losgeht, erzählen sie von wichtigen Menschen, mit denen sie heute Morgen schon telefoniert haben, oder von wichtigen Menschen, mit denen sie später noch zu Mittag essen. Männliche Machtsignale. Carmen verdreht die Augen, es ist so albern. Ihr fällt auf, dass der Laptop noch nicht mit dem Beamer verbunden ist. Carmen hatte heute Morgen schon den Vorstandsvorsitzenden am Apparat, weil der sich lieber an sie wendet als an ihren Chef. Aber sie würde nicht im Traum darauf kommen, das in ihren Small Talk einzubauen. Stattdessen verbindet sie den Laptop mit dem Beamer.

»Ganz reizend, dass Sie das machen. Ich hätte auch wirklich gern noch einen Kaffee«, sagt einer und schnaubt. Er trägt gelbe Socken zu seinem dunkelgrauen Anzug. Sie hasst diesen Typen. Auch er ist Abteilungsleiter, auch er hat ein Auge auf den Bereichsleiterposten geworfen. Der nächste Karriereschritt, für den sie alles geben würden, beide, nur auf unterschiedliche Art und Weise.

»Kaffee hätte ich auch gern«, kontert Carmen. Sie hat diese Art von Schlagfertigkeit 100.000-mal vorm Spiegel geübt. Es fühlt sich trotzdem noch unverschämt an. Niemand würde von Carmen denken, dass sie schwach sein kann. Sie ist die, die sich immer durchbeißt. Sie zieht an, wenn alle anderen müde werden, und springt ein, wenn sich sonst keiner meldet. Carmen wirkt straight und stark. Aber unter ihrer Bluse bricht ihr der Schweiß aus, und ihr Magen fängt wieder an zu schmerzen. Sie ist sich nie ganz sicher, ob das körperliche oder seelische Schmerzen sind. Weh tut es schon lange.

»Hört, hört«, entgegnet er einen Ticken zu laut. Seine Augen funkeln, und er bleckt die Zähne. Sie kann nicht deuten, ob er amüsiert oder gekränkt ist. Dann hat sie wieder Sorge, nach Alkohol zu riechen, und steckt sich eine ihrer Minzpastillen in den Mund. Wird schon keiner merken, dass sie gestern etwas zu viel getrunken hat. Sie bleibt einfach im Hintergrund, sagt auch heute nichts, überzeugt durch ihre inhaltliche Vorarbeit und lässt diesen Zirkus über sich ergehen. Nach dem Meeting tritt Gelbe Socke nah an sie ran. So nah, dass sie sich sicher ist, dass er es riecht. »Dein Arsch war auch mal knackiger«, flüstert er in ihr Ohr. Dann verlässt er den Raum, und Carmen weiß, dass es auch heute Abend eher eine Flasche als ein Glas wird.

Carmen Hampfer ist eine Leistungsträgerin der Generation X. Sie legt Wert auf ihre Karriere. *Immer noch ein bisschen mehr*, das ist ihr unbewusstes Mantra. Immer noch ein bisschen mehr arbeiten, wissen, können. Sie hat alles gegeben, um in ihrer gut bezahlten Führungsposition zu landen. Gesundheit und Wohlbefinden hintanzustellen, verschaffte ihr lange ein Gefühl von Überlegenheit. Ihre Laufbahn hatte sie seit der Oberstufe geplant: erst Maschinenbaustudium, dann ein paar Jahre bei der Unternehmensberatung, dann rüber in den Konzern, dann rauf im Konzern. Sie ist fleißig und brillant, unglücklich und erschöpft. Und vor allem ist sie einsam. Je höher sie auf der Karriereleiter klettert, desto schroffer erscheint ihr das Umfeld. Und desto männlicher. Mit ihrem Aufstieg hat sich auch ihr Ruf im Konzern verändert. Früher war sie das *fleißige Bienchen*, heute nennen sie Carmen *Eiskönigin*. Anders als ihre männlichen Kollegen schien sie mit jeder Beförderung für die anderen unsympathischer zu werden, kritischer beäugt und stärker beobachtet zu sein. Carmen war mal bekannt für ihr lautes Lachen, sie trug bunte Kleider und umarmte zur Begrüßung die halbe Belegschaft. Heute isst sie ihr Mittagessen allein vorm Laptop, weil sie die Blicke der anderen so anstrengend findet und eh keine Zeit hat für Pause. Ihre Haare trägt sie nur noch zum strengen Dutt gebunden, die Farbpalette ihrer Kleidung entspricht der ihrer Konkurrenten auf Führungsebene. Ihre Stimmung hat sich auch angepasst, Dunkelgrau bis Schwarz.

Es macht sie krank, dass es auf dieser Karrierestufe immer seltener um Kompetenz oder um Inhalte geht, dafür immer stärker um Politik: Wer kann seine Interessen am gewieftesten durchsetzen? Wer kann sich am besten inszenieren? Wer eignet sich strategisch für wen auf welchem Posten? Sie mag ihren Konzern, aber es frustriert sie so hart, wie viel Arbeitszeit versickert in persönlicher Profilierung, ineffizienten Prozessen, Postengeschacher und Sich-Wegducken. Während ihres Studiums ging sie nach langen Lerntagen in der Bibliothek mit Kommilitoninnen noch einen Prosecco trinken. Dann redete sie sich den Druck von der Seele, das Diplom mit exzellenter Note bestehen zu müssen. Sie hatte ja keine Ahnung, dass diese Runden ihr irgendwann verloren gehen würden. Sie hatte keine Ahnung, wie sehr der Druck noch steigt.

Laut Angaben des Statistischen Bundesamts liegt der Frauenanteil in akademischen Berufen in Deutschland bei ungefähr 50 Prozent. Dieser Prozentsatz hat sich in den vergangenen Jahren deutlich erhöht. Im Schnitt gerechnet sind also rund die Hälfte aller Menschen in Berufen, für die es ein Studium benötigt, weiblich. Ärztinnen, Juristinnen, Ökonominnen, Lehrerinnen – zusammengenommen über alle Berufsgruppen hinweg haben wir hier Gleichberechtigung erreicht. Aber nur auf den ersten Blick. Bei den Führungspositionen spiegelt sich dieser Fortschritt zum Beispiel nicht wider. Auf Vorstandsposten, in der Geschäftsführung und bei leitenden Positionen in Handel, Produktion und Dienstleistung ist weniger als jede dritte Führungskraft weiblich, 2022 waren es 28,9 Prozent. Dieser Wert hat sich in den letzten zehn Jahren nicht maßgeblich verändert.

Das sind die Zahlen hinter dem Begriff »gläserne Decke«. Die Qualifikation ist da, die Möglichkeiten, aufzusteigen, sind es theoretisch auch, aber sowohl die Struktur als auch die Kultur unserer Arbeitswelt bevorzugt Männer. Strukturell kann sich das so zeigen, dass Frauen in exakt derselben Position niedrigere Gehälter bekommen als ihre männlichen Kollegen. Oder darin, dass die Gehälter in »typischen Frauenberufen« wie jenen in der Pflege, der sozialen Arbeit oder der Kinderbetreuung Welten unter dem liegen, was Männer in »typischen Männerberufen« verdienen, also zum Beispiel jenen in Informatik,

Technik, Mathematik oder Naturwissenschaften. In Deutschland liegt der sogenannte *Gender Pay Gap* aktuell bei 18 Prozent. Frauen verdienen pro Stunde im Schnitt also 18 Prozent weniger als Männer. Gleichzeitig wenden sie mehr als doppelt so viel Zeit für unbezahlte Fürsorgearbeit auf. Also dafür, sich kostenlos um Kinder oder andere Angehörige zu kümmern. Wo wir bei den kulturellen Nachteilen wären, die Frauen an die gläserne Decke stoßen lassen. Mal ganz davon abgesehen, dass es Energie kostet, nach einem regulären Arbeitstag noch eine zweite und dritte Schicht für Sorgearbeit einzulegen – oft finden die wichtigen, für Beförderungen relevanten informellen Runden zu Zeiten statt, in denen Frauen Einkäufe für ihre pflegebedürftigen Eltern erledigen, ihre Kinder ins Bett bringen oder ihnen bei den Hausaufgaben helfen. Und wenn sie für eine Firmenfeier einen Babysitter organisiert haben, gibt es nach dem Essen in manchen Kreisen sogar heutzutage noch »Zigarren und Whisky für die Herren«. Es ist gar nicht mal so, dass Frauen hier aktiv ausgeschlossen werden, aber die Gepflogenheiten, über Jahrzehnte hinweg von Männern geformt, machen es für sie ungleich anstrengender, teilzunehmen und aufzusteigen – geschweige denn an die Spitze zu gelangen.

Viele Unternehmenskulturen belohnen Ellenbogen, Wettbewerb und jene, die Auseinandersetzungen suchen. Da geht es ab einem gewissen Level nicht mehr um Bestenauslese, sondern um Kampfstärke. Rücksichtnahme und für andere mitdenken entwickelt sich in diesem Kontext zum geldwerten Nachteil. Aber darauf sind Frauen durch ihre Sozialisation gepolt. Die Dilemmata, die das mit sich bringt, beschreibt die Journalistin und Topmanagerin Mirijam Trunk in ihrem Buch *Dinge, die ich am Anfang meiner Karriere gerne gewusst hätte*. Zum einen stellt Mirijam darin ein interessantes Modell der Professorin Christiane Funken vor. Es veranschaulicht den Sozialisationsunterschied zwischen Jungs und Mädchen – und liefert damit eine weitere Erklärung dafür, warum es Frauen in der Regel schwerer fällt, sich durchzusetzen. Laut Funken wachsen Mädchen in horizontalen Kommunikationssystemen auf, Jungs in vertikalen. Im horizontalen System ist der oberste Wert das *Gemochtwerden*, im vertikalen System hingegen das *Respektiertwerden*. Jungs lernen also von früh auf, wie sie Wettkampf und Kooperation miteinander vereinbaren. Für sie sind Konflikte ein Instrument, um Interessen durchzusetzen. Sie machen schon in jungen Jahren die Erfahrung, dass Beziehungen es abkönnen, sich in der Sache zu streiten. Mädchen hingegen lernen, dass Konflikte etwas Persönliches und damit etwas Bedrohliches sind. Ihr Wohlfühlmodus ist daher in der Regel nicht der Wettbewerb, sondern die Harmonie. Wer das verinnerlicht hat, geht Konflikten natürlich lieber aus dem Weg, anstatt anzuecken. Und dass wir das alle mehr oder weniger so lernen, hat noch auf einer weiteren Ebene Konsequenzen.

Denn *wenn* Frauen sich dazu überwinden, diese Sozialisationsmauer einzureißen, rennen sie schon gleich gegen die nächste. Wie die aussieht, illustriert Mirijam Trunk damit, wie »Begriffe im Geschlechterkontext ihre Bedeutung verändern«. Sie zitiert dafür einen Text der Journalistin Lara Fritzsche, der sich auf den Wahlkampf von zwei Spitzenpolitikerinnen bezog – und der es auf den Punkt bringt: »Aus energisch wird hysterisch. Aus konsequent wird zickig. Aus realistisch wird verbittert. Aus attraktiv wird Barbie. Aus Vollzeitpolitikerin wird Rabenmutter. Aus durchsetzungsstark wird eiskalt. [...] Aus emotional wird gaga. Aus machtbewusst wird Königsmörderin.« Im Anschluss an dieses Zitat spricht Mirijam noch aus eigener Erfahrung. Nachdem sie die Geschäftsführung eines Start-ups übernommen und es erfolgreich am Markt etabliert hatte, erzählte ihr ein Kollege, sie sei ja bekannt als *pushy* und *nervig*. In ihrem Buch fragt sie: »Was hätte er wohl zu einem männlichen Geschäftsführer gesagt, der nach drei Jahren eine Firma in die schwarzen Zahlen und eine gute Marktposition geführt hat? Wären *pushy* und *nervig* die ersten Worte gewesen, die ihm über die Lippen gekommen wären? *Durchsetzungsstark, ein Ma-*

cher, lässt nicht locker – im männlichen Kontext wäre die Bewertung sehr wahrscheinlich anders ausgefallen.«

Ja, wahrscheinlich. Und um diese Doppelstandards überhaupt mal sichtbar zu machen, sind Bücher wie ihre so wichtig. Denn das Gemeinste und Energieraubendste an der gläsernen Decke ist, dass sie oft so blitzblank geputzt ist, dass sie gar nicht wie eine Hürde wirkt. Durch das Glas können sowohl Frauen als auch andere strukturell und kulturell benachteiligte Gruppen all die Möglichkeiten sehen. Sie schauen nach oben, und in ihren Ohren ertönt die Erzählung moderner Industriegesellschaften, es herrsche Chancengleichheit in der Arbeitswelt. Erst langsam erkennen und spüren sie, dass das eine Illusion ist. Dass es sich beim Versprechen, gesellschaftlicher Status, Aufstieg und Erfolg gingen auf die eigene Leistung zurück, zu großen Teilen um Wunschdenken handelt, um nicht zu sagen: um eine Lüge. Denn für gesellschaftlichen Status, Aufstieg und Erfolg spielen in erheblichem Maße Herkunft, Besitz, Alter, Aussehen und Geschlecht eine Rolle. Diese Schieflage zwischen angeblicher Chancengleichheit und Strukturen, die diese verhindern, übersetzt sich in Phänomene, die wir alle kennen: Maximilian bekommt schneller eine Eins als Kenan oder Kevin. Armutsbetroffene müssen Pfade schlagen, um vom Bildungssystem zu profitieren, während Wohlstandskinder auf gut ausgebauten Straßen Richtung Hochschule kutschiert werden. Übergewichtige Menschen bekommen nach Bewerbungsgesprächen Absagen, weil unsere Gesellschaft sie als undiszipliniert und faul stigmatisiert, während wir großen Männern mit ausgeprägtem Kinn automatisch Führungsstärke attestieren. Und Frauen erleben eben nach wie vor, dass sie qua Geschlecht weiter unten starten, wenn es um die Anerkennung dessen geht, was sie leisten. Weil der gesellschaftliche Standardmodus ihre Arbeit im Verhältnis erst mal schlechter bewertet und bezahlt als die von Männern. Um voranzukommen, müssen sie also mehr leisten. Diese Denk- und Bewertungsmuster sind so tief in unseren Umgangsformen verankert, dass wir sie ohne entsprechende Aufklärung gar nicht bemerken. In ihrer Konsequenz führen sie dazu, dass die Balance zwischen Einsatz und Belohnung verrutscht. Hier liegt eine Quelle für psychische Belastung und eine massive Bedrohung für den eigenen Selbstwert. Der Schweizer Medizinsoziologe Johannes Siegrist nennt dieses Ungleichgewicht in der Arbeitswelt *Gratifikationskrise*. Gratifikationskrisen fördern ungesundes Verhalten wie Stresstrinken. Darin dürfte eine Erklärung dafür liegen, dass der Alkoholkonsum bei Frauen mit zunehmender Qualifikation und beruflicher Teilhabe steigt. Denn es ist tatsächlich so, dass Frauen mit einem hohen Bildungsabschluss im Durchschnitt mehr trinken als jene mit niedrigem Bildungsabschluss. Und wenn wir uns die Gruppe derjenigen Frauen anschauen, die entweder fast täglich trinken oder sich regelmäßig *be*trinken, dann zeigt sich: Über 70 Prozent davon sind berufstätig.

Bewegen sie sich dann auch noch in so männerdominierten Sphären wie Carmen, geraten sie automatisch in eine Außenseiterinnenrolle. Sie fallen stärker auf und verspüren Druck, sich an Gegebenheiten anzupassen, die weder zu ihrer Sozialisation noch zu ihren Lebensumständen passen. Das fördert zusätzlichen Stress. Im Rahmen der 2009 veröffentlichten Shape-Studie an hochambitionierten Persönlichkeiten befragten Forschende 500 Führungskräfte des mittleren und oberen Managements zu Bereichen wie Gesundheitszustand, persönlicher Arbeitsbelastung und Work-Life-Balance. Den Ergebnissen zufolge erlebten weibliche Managerinnen signifikant mehr chronischen Stress, sowohl im Vergleich zur Allgemeinbevölkerung als auch im Vergleich zu ihren – durchaus ebenfalls belasteten – männlichen Managerkollegen.

GEN X

Carmen gehört zur Generation X, also zu jenen, die zwischen 1965 und 1980 zur Welt kamen. Ihre Jugend war geprägt vom Kalten Krieg, dem Fall des Eisernen Vorhangs und der beginnenden digitalen Revolution. Es heißt, die Gen X strebe nach Selbstständigkeit und Unabhängigkeit, weil sich traditionelle Familienstrukturen in ihrer Kindheit und Jugend zu wandeln begannen: mehr Scheidungen, mehr arbeitende Mütter. Diese Generation hat den Übergang von der analogen zur digitalen Welt mitgestaltet, kennt also beide gut.

Frauen der Generation X sind nicht mehr die Ersten auf ihren Positionen, aber sie sind noch immer Vorreiterinnen, noch immer die Minderheit. Auf dem Weg zu mehr Verantwortung im Arbeitsleben schuften sie, klotzen sie, dringen in männliche Sphären vor und passen sich dort den Gepflogenheiten an. Das geschieht bei der Kleidung, im Habitus, im Führungsstil und auch beim Alkoholkonsum. Und das ist normal. Menschen passen sich ihrer Umwelt immer an. Umgebung formt Menschen, Ämter formen Menschen, Posten formen Menschen. Durch Gründerinnen, ihr Auftreten in sozialen Netzwerken, Podcasts und zunehmende Solidarisierung unter Frauen ändert sich das zwar langsam. Immer mehr weibliche Führungskräfte kleiden sich bunt und feminin, nehmen den Menschen stärker in den Blick als die Sache, sprechen über psychische Belastungen, gesunde Lebensführung und Pausen, führen horizontal und inklusiv, mit Emotion, Verletzlichkeit und Verständnis für Periodenschmerzen, Kitaschließzeiten und Wechseljahre. Aber das sind die Anfänge. In Bereichen wie dem Konzernleben oder der Politik weht noch ein anderer Wind. Hier regiert oft noch der Druck, hier werden die 70-, 80- und 90-Stunden-Wochen durchgeballert, und hier sind alkoholgetränkte Runden eben auch oft noch entscheidend für Karrieren. Wobei, was das betrifft, gleich ein doppeltes Ungleichgewicht herrscht. Denn die psychischen und körperlichen Schäden, die durch Alkoholkonsum auftreten, zeigen sich bei Frauen schneller und schwerer als bei Männern. Dazu zählen depressive Verstimmungen und Depressionen, Panikattacken und andere Angsterkrankungen, Sodbrennen und Magengeschwüre, dazu zählt Abhängigkeit. Fachleute bezeichnen dieses Phänomen als *Teleskopeffekt*. Er ist der Grund dafür, dass Schutzfaktoren wie geringere Verträglichkeit oder späterer Einstieg in den Alkoholkonsum Frauen schlechter vor schädlichen Folgen bewahren, als sie das bei Männern tun. Frauenkörper sind sensibler, was Alkoholkonsum betrifft. Bei gleicher Trinkmenge weisen sie in der Regel eine höhere Blutalkoholkonzentration auf. Das liegt zum einen daran, dass sie im Schnitt kleiner sind und weniger Körpervolumen haben als Männer. Zum anderen, dass sie von Natur aus mehr Fett und weniger Wasser im Körper haben. Der Alkohol konzentriert sich daher stärker, weil weniger Wasser ihn weniger verdünnt. Hinzu kommt, dass der weibliche Körper Alkohol langsamer abbaut. Die giftige Wirkung entfaltet sich also stärker und länger.

Sabine, 63 | Babyboomer | Lieber nichts fühlen als diese Entwertung

Sabine schwitzt, als sie sich die Treppen hochschleppt. Es ist 14 Uhr, und die Hitze hat sich mittlerweile auch im Haus breitgemacht. Sie hört ihr Keuchen, riecht ihren Körper. Noch ist sie nicht dazu gekommen, sich zu waschen. Langsam stapfen ihre Füße auf die Marmorstufen ihrer Bogentreppe. Als sie wahrnimmt, wie geschwollen sie sind, erschrickt sie kurz. Dann verdrängt sie die Angst, die immer aufsteigt, wenn sie diese Schwellungen sieht. Ebenso wie die Tatsache, dass ihr

Schlabberkleid schon lange nicht mehr schlabbert. Ihr ist so schwindelig, dabei hat sie doch nur ein Gläschen getrunken. Nicht morgens, natürlich nicht, nie morgens. Aber heute bei diesen Temperaturen, in diesem knallheißen Sommer, in ihrem leeren Haus, da hat sie sich ausnahmsweise schon mittags eins gegönnt. Wie gestern auch. Und vorgestern. Und wenn sie ehrlich ist, dann steht »ein Gläschen« auch eher für zwei Gläser.

Als sie in der ersten Etage ankommt, muss sie sich an der Wand abstützen, um nicht umzukippen. Ihr Herz rast, ihr Mund schmeckt sauer. Sie hebt den Kopf, und ihr Blick fällt ins ehemalige Kinderzimmer, in diesen schönen, hellen Raum, der ihr mal so vertraut war. Hier ist ihr geliebter Sohn erwachsen geworden. Lange hatten ihr Mann Werner und sie es probiert und schon fast nicht mehr dran geglaubt, aber als Sabine 40 war, klappte es doch noch. Sie brachte Alexander zur Welt, ihr Ein und Alles. Sabine erinnert sich daran, wie sie morgens in dieses Zimmer kam, als Alexander noch klein war. Wie sein Lockenkopf auf seinem Elefantenkissen lag, wie er selbstvergessen »Kleine Spinne« sang und mit seinen Fingerchen die Bettdecke entlangkrabbelte. Wie er strahlte, sobald er sie bemerkte. Wie sie zu ihm ging und ihn umarmte, seinen Duft in ihrer Nase. Wie schön das war. Wie schön *sie* war, damals. Wie erfüllt. Sie ging darin auf, Werner den Rücken freizuhalten und hier alles zu managen, war so gern Mutter und Hausfrau. Brotdosen packen, Spieleabende organisieren, Fernurlaube planen, Werner einkleiden, Werner zuhören, bei Hausaufgaben helfen, Mittagessen kochen, Elternbeiratssitzungen organisieren und Alexander herumfahren von Pfadfindern zu Fechtturnieren. Hat ihr das eigentlich jemals jemand gedankt? Hat sie eigentlich jemals jemand gefragt, ob es für sie okay ist, hier einen Fitnessraum einzurichten? Werner zumindest nicht. Der stellte eines Tages einfach Hantelbank und Fahrradergometer in das alte Kinderzimmer und fing an zu trainieren. Seit Alexander ausgezogen ist, um Forstwirtschaft zu studieren, verhält Werner sich so komisch. Er wechselte die Themen, spricht nicht mehr über Unternehmertum und Gänseleber, sondern über Intervallfasten und Achtsamkeit, macht einen auf gesundheitsbewusster Familienmensch. Erzählt ihr, wie schön er es gefunden hätte, mehr Zeit mit Kindererziehung zu verbringen. Wie gern er im Garten geholfen hätte. Wie viel Druck es für ihn bedeutete, derjenige zu sein, an dem die Familienexistenz hing. Sabine kann da nicht mehr folgen. Sie fand ihr Leben nämlich schön, so wie es war. Sie wollte auch nicht, dass sich etwas verändert. Werner offensichtlich schon. Sie empfindet das als persönlichen Angriff. *Du hast mich zu sehr unter Druck gesetzt*, hört sie aus seinen Worten. Er sagt es nicht, aber *Du alte Glucke musstest dich um alles kümmern, hast alles an dich gerissen. Du bist fett geworden und solltest auch mal aufs Fitnessbike*, das hört sie.

Sabine Schneider ist eine treue Seele mit teurem Geschmack. Status ist ihr wichtig. Ansehen ist ihr wichtig. Sie ist gutmütig, doch sie hat auch einen untrüglichen Blick für Makel. Das war schon so, als Werner sie zum ersten Mal zum Tanzen aufgefordert hat. Noch bevor sie sein Lächeln sah, erkannte sie sein schlampig gebügeltes Hemd. Aber Werner war lieb und großzügig und versprach ihr ein gutes Leben. Durch die Heirat mit ihm ist sie sozial aufgestiegen. Er war schon immer so ein Fleißiger, ganz Korrekter. Die beiden waren sich einig: Er verdiente das Geld, Sabine wuppte den Haushalt. Und sie liebte dieses Leben. Was konnte sie sich früher daran erfreuen. An der Schönheit der Hortensien vor ihrem Haus, am Kinderlachen unter ihren Kirschbäumen, an Grillpartys am Wochenende im Garten, am Gefühl eines startenden Flugzeugs, an einem perfekt genähten Saum, am Eintauchen in historische Romane in ihrem Lesesessel, am Vogelgezwitscher am Morgen, an Alexanders Humor und Werners Scharfsinn. Daran, wie Werner abends eine Flasche ausgesuchten Rotwein entkorkte und ihr bei einem Glas von seinem Tag erzählte. Was für ein Genuss! Und ein Glas soll ja auch gesund sein, wegen des Resveratrols, das hat sie mal gelesen. Sie war damals so beschäftigt, dass es ihr nicht in den Sinn gekommen wäre, sich ein zweites einzuschenken. Nie konnte sie die Frauen verstehen, die sich im Literaturclub darüber unterhielten, dass es schon auch mal eine Flasche wird. Es war gar nicht mal so, dass sie die Nase darüber rümpfte, aber sie selbst wäre nicht auf die Idee gekommen, mehr zu trinken als ihr eines Glas.

Diese Frau in ihrer Erinnerung hat kaum noch etwas mit der Gestalt zu tun, die heute durchs Haus geistert. Die freut sich über gar nichts mehr. Vielleicht noch über den ersten Schluck Wein, aber selbst der verliert seinen Reiz. Das Gute ist, dass dafür aber auch kaum noch etwas wehtut. Vielleicht ist das der Preis, um sich das Gefühl von Enttäuschung vom Leib zu halten. Die brutale Wahrheit, dass ihr das Leben all die Schönheit auch wieder geraubt hat. Früher hat sie darauf gewartet, dass Werner nach Hause kommt und den Rotwein holt, mittlerweile macht sie das selbst, und meistens trinkt sie deutlich mehr als ein Glas. Irgendwie hat Werner mit seinem Gehabe alles entwertet. Ist weitergezogen und hat sie zurückgelassen in einer Lebensphase, die es nicht mehr gibt und die er anscheinend auch ganz schrecklich fand. Gemein ist das.

»Mama?«

Sabine zuckt zusammen. Sie fühlt sich ertappt und weiß kurz nicht, warum. Dann fällt es ihr ein. Sie schaut auf den Boden, während sie redet, damit er ihren Atem nicht riecht. »Gütiger Himmel, Alexander, was machst du denn hier?«

»Ich sollte dir doch mit dem Garten helfen.«

Alexander kneift die Augen zusammen. In einer Millisekunde hat Sabine ihren Sohn gelesen. Er ekelt sich.

»Sind das Rotweinflecken auf deinem Kleid?«

Sabine schaut an sich herunter. Das sind Rotweinflecken.

»Nein.« Ihre Stimme rutscht in den Kopf, wird hoch und schrill. »Nein, nein! Das ist von dem Rote-Bete-Mixgetränk, das ich für deinen Vater machen soll. Der lebt ja jetzt so gesund und ›achtsam‹.«

Sabines Finger malen Anführungszeichen in die Luft. Alexander legt die Stirn in Falten. »Mama, ich …«, doch Sabine redet weiter.

»Der jagt gerade jeder neuen Mode hinterher, sag ich dir. Weißt du, was in ihn gefahren ist? Mit ihm solltest du mal sprechen. Diese Flecken kriegt man jedenfalls nicht mehr raus, aber das interessiert in diesem Haushalt ja niemanden.«

Sie spürt, dass er ihr das nicht abkauft, aber sie hofft, dass er mitspielt. Dass er ihnen beiden den Gefallen tut und mitspielt.

Aber heute spielt er nicht mehr mit. »Mama, ich mache mir Sorgen um dich. Und Papa auch.«

BABYBOOMER

Sabine gehört zu den Babyboomern, manchmal auch Boomer genannt. Diese Generation kam nach dem Ende des Zweiten Weltkriegs zur Welt, in den Jahren 1946 bis 1964. Es waren Jahrzehnte, in denen im geteilten Deutschland nicht nur die Wirtschaft einen Boom erlebte, mit ihr boomten auch die Geburtenraten, daher der Name. Sie sanken erst wieder, als in den 60ern sowohl in der Bundesrepublik als auch in der DDR die Antibabypille auf den Markt kam.

Die ostdeutschen Boomer erlebten ihre Jugend hinter der Mauer mit einem Lebensgefühl zwischen Aufsässigkeit und Resignation. Sie hörten das staatliche Jugendradioprogramm DT64 und besorgten sich gleichzeitig Karl-May-Bücher. Die westdeutschen Boomer marschierten währenddessen zu Antiatomprotesten und sahen im Fernsehen Berichte über den RAF-Terror. Sie verinnerlichten, dass sozialer Aufstieg möglich ist, wenn man sich nur stark genug dafür einsetzt. Boomer gelten als pflichtbewusst mit hoher Arbeitsmoral. Stabilität, Loyalität und Sicherheit zählen viel in dieser Generation. Mittlerweile kommen sie ins Rentenalter und müssen sich von Jüngeren vorwerfen lassen, welch gewaltiger Naturverbrauch mit ihrem Wohlstand einherging.

Während Babyboomer-Frauen in der DDR in der Regel arbeiten gingen, repräsentiert Sabine Schneider eine Generation westdeutscher Frauen, für die zu Hause zu bleiben ein Statussymbol war. Wobei das Wort *Hausfrau* natürlich verschleiert, dass Hausarbeit und Kindererziehung ebenfalls Arbeit sind. Wenn die Kinder ausziehen, fühlt es sich demnach auch häufig nach Arbeitslosigkeit an – und kann auch ähnliche Folgen haben. Plötzlich ist da Leere, ein Tag, der gefüllt werden will. Aber es gibt weniger Aufgaben und kaum noch jemanden, der dich braucht. Das schlägt auf den Selbstwert, familiäre Spannungen und Konflikte brechen auf oder nehmen zu. Je weniger Erfolgs- und Sinnerleben der Alltag bereithält, desto stärker sinkt das Vertrauen in die eigenen Fähigkeiten, Probleme zu lösen, Herausforderungen zu meistern und sein Leben gestalten zu können. Das wiederum zieht einen Rattenschwanz aus Lethargie, Müdigkeit und Teilnahmslosigkeit nach sich – und oft auch erhöhten Alkoholkonsum. Wenn Trinken eh schon eine Gewohnheit war, wie bei Sabine, dann liegt ein häufigerer Griff zum Glas nahe. Zum einen, um diese unangenehmen Gefühle von Langeweile und Nutzlosigkeit zu dämpfen. So mündet Gewohnheitstrinken schleichend in Wirkungstrinken. Zum anderen aber auch schlichtweg dadurch, dass es keinen Grund mehr zu geben scheint, *nicht* zu trinken. Wenn du dir früher abends ein Glas Wein eingeschenkt hast, nachdem das Taschengeld ausgezahlt, die Schulprüfungen vorbereitet und die kommenden Tage organisiert waren, dann trinkst du heute, ohne groß drüber nachzudenken, eben auch schnell mal mittags ein Glas, wenn die Lebensmittel eingekauft und die Fenster geputzt sind. Alkoholtrinken ist oft ein Automatismus. Und das kann in Kombination mit der Tatsache, dass es sich um eine süchtig machende Droge handelt, schnell dazu führen, dass sich dieser Automatismus in herausfordernden Lebenssituationen ausbreitet – und es ist eine Herausforderung, wenn Kinder das Elternhaus verlassen.

Fallen Menschen, die sich vorher um die Fürsorgearbeit gekümmert haben, dann in ein Loch, nennt sich das *Empty-Nest-Syndrom*, wörtlich übersetzt Leeres-Nest-Syndrom. Es handelt sich nicht um eine Krankheit, sondern um ein relativ junges Phänomen. Bis zu Beginn des 20. Jahrhunderts gab es das im Grunde nicht, weil Menschen gar nicht so lange lebten, als dass sie in ein Loch hätten fallen können. Das Empty-Nest-Syndrom entwickelte sich also erst mit Anstieg der Lebenserwartung. Heute haben Eltern nach dem Auszug der Kinder noch mal ungefähr ein Drittel ihres Lebens vor sich, Paare noch mal rund die Hälfte ihrer Partnerschaft. Manche bemerken in dieser Phase kaum einen Unterschied, was ihr Wohlbefinden angeht, erst recht nicht, wenn die Kinder in der Nähe bleiben und Enkelkinder zur Welt kommen, die wiederum Fürsorgearbeit bedeuten. Das ist aber lange nicht mehr die Regel. Oft ziehen Kinder in andere Städte, manchmal sogar in andere Länder. Manche Eltern feiern die Autonomie, die damit einhergeht. Sie stürzen sich ins Leben, gestalten sich die Tage und ihr Zuhause nach ihren Vorstellungen und genießen es, den Fokus wieder auf sich, ihre Liebesbeziehung, ihre Hobbys und ihre Freundschaften richten zu können. Andere erfahren einen Kompetenzverlust, weil das, was sie gut können, nicht mehr zum Einsatz kommt. Sie erleben sich selbst nicht mehr als wirksam und fühlen sich isoliert ohne ihr Rudel, um das sie sich kümmern können. Vor allem Frauen, die sich in erster Linie über ihre Mutterrolle identifiziert haben, kann die Tatsache, nicht mehr gebraucht zu werden, aus der Bahn werfen. Oft fällt diese Lebensphase auch noch mit den Stimmungs- und Befindlichkeitsschwankungen der Wechseljahre zusammen. Für Partnerschaften kann die Intensität dieser Etappe ähnlich heftig sein wie die Phase nach der Geburt des ersten Kindes. Ähnlich heftig und ähnlich kritisch. Denn wenn diese Veränderungen Gefühle von Einsamkeit, Entwertung, Isolation und Sinnlosigkeit hervorrufen, bringt das alles, was nicht passte in der Beziehung, zum Vorschein. Viele Umbrüche also, viele Unsicherheiten, ein idealer Nährboden für neue Rituale und Gewohnheiten, sowohl für gute als auch für schlechte. Wenn Alkohol im Spiel ist, leider oft für schlechte. Denn Alkohol raubt Energie und belastet die psychische Gesundheit. Frauen über 50 leiden den Diagnosedaten zufolge überdurchschnittlich häufig an depressiven Symptomen oder an Symptomen einer Angststörung. Schlaflosigkeit, Unruhe und Unzufriedenheit sind schwer zu ertragen. Ohne gute Behandlung gehen sie oft Hand in Hand mit Alkohol- und oft auch mit

Tablettenkonsum. Diese kurzfristige Erleichterung hat zur Folge, dass Frauen ihr Unglück herunterschlucken und schweigen. Anstatt ihren Schmerz zu artikulieren, verstummen sie. Der Drogenkonsum überlagert die Chance, in eine neue, selbstbestimmte Lebensphase aufzubrechen, in der du ausschlafen und Tage nach deinem Geschmack gestalten kannst. Er nimmt dir die Möglichkeit, unangenehme Gefühle als Wegweiser zu betrachten, weil er dir nach und nach vermittelt, dass du gar nicht in der Lage bist, unangenehme Gefühle auszuhalten und zu verarbeiten, geschweige denn ihren Nutzen zu erkennen.

Das ist ein schleichender Prozess, und vieles davon passiert unbewusst. Es kann sein, dass du dein Glas Wein am Abend als völlig harmlose Belohnung empfindest. Denn hey, die Kinder sind aus dem Haus! Was du da geleistet hast in den vergangenen Jahrzehnten, verdient Hochachtung. Du hast ein Baby auf dem Weg ins Erwachsenenleben begleitet. Hast jahrzehntelangen Bereitschaftsdienst hinter dir, hast deine Bedürfnisse zurückgestellt, dich gesorgt, mitgefiebert, mitgelitten, mitgedacht und mitgeholfen. Natürlich hast du dir eine Belohnung verdient. Aber vielleicht geht es eben gar nicht um Belohnung, sondern darum, deinen Schmerz zu lindern. Dieses schreckliche Gefühl von Verlust. Vielleicht trinkst du, um nicht trauern zu müssen – ein ziemlich sicherer Weg in die Depression. Und ein klassischer Weg ins Alkoholproblem.

Sabines Beispiel verdeutlicht somit etwas, das wichtig ist zu verstehen: Alkoholprobleme können sich auch im Alter noch entwickeln. Die Tatsache, dass jemand in jungen oder mittleren Jahren kaum oder »moderat« trinkt, bedeutet nicht automatisch, dass das ein Leben lang so bleibt. Tatsächlich ist es vielmehr so, dass bei Frauen der sogenannte *late-onset* – der späte Start in die Abhängigkeit – häufiger vorkommt als bei Männern. Dass also Frauen suchtassoziierte Probleme tendenziell eher nach dem 25. Lebensjahr, manchmal sogar erst im Rentenalter entwickeln, während das bei Männern eher schon in der Jugend beziehungsweise im sehr jungen Erwachsenenalter der Fall ist.

Helga, 81 | Stille Generation | Ehrliche Haut mit Geheimnissen

»Singst du's für mich, an meinem Achtzigsten?« Heidemaries blaue Augen leuchten wie ein Dorfteich in der Sonne.

»Was? Ute Freudenberg? Heidemarie, das ist nicht dein Ernst!« Helgas dunkles Lachen dröhnt durchs Wohnzimmer. Sie trägt eines ihrer lustigen Shirts. Heute steht drauf:

Ischschwör
ischbin
vollromantisch

Sie hat das bei einer Künstlerin namens Vigdis entdeckt und findet es total witzig. Letztens hat sie sich noch eins gekauft, auf dem vorne ein rotes Herz prangt. Hinten steht *Bad Bitches Everywhere*. Aber ihr Favorit ist ein schwarzes Shirt, auf dem in schwarzer Schrift *Titties* steht. Man muss schon sehr genau hinschauen, um das lesen zu können. Helga greift nach rechts und krault den Kopf ihrer Zwergpudelhündin Lexa. Die fängt an, mit dem Schwanz zu wedeln. Wie immer, wenn ihr Frauchen sich amüsiert. Dann legt Lexa sich hin und schlägt ihre Vorderbeine übereinander, sie ist eindeutig die Vornehmere von den beiden.

»Auslachen werden die dich, Heidemarie! Deine Kinder, deine Enkelkinder, die ganze feine Gesellschaft. Soll ich nicht lieber was von den Stones singen? Oder zumindest ›Über sieben Brücken musst du gehn‹?«

Lexa bellt.

»Nein, Helgalein. Das ist mein Geburtstag, und ich wünsche mir, dass du Ute Freudenberg singst.«

Mit einer schnellen, fast abgehackten Bewegung pfeffert Heidemarie die Würfel in den Becher. Die beiden Freundinnen spielen Kniffel und trinken ein bisschen Bier, wie jeden Dienstagnachmittag. In gut neun Monaten wird Heidemarie 80, und sie schmeißt ein Fest in der Stadthalle. 200 Leute werden kommen. Alles, was Rang und Namen hat.

»Welches Lied soll ich denn singen? ›Jugendliebe‹?«, fragt Helga belustigt.

»Sehr witzig. Nein, bitte sing ›Herzen kriegen keine Falten‹.«

»Heidemarie!« Helga wirft ihren Oberkörper vor Lachen auf den Tisch, der Kniffelbecher fällt um, Lexa jault, aber Heidemarie verzieht keine Miene.

»Ich wünsch mir das von dir, Helgalein. Wenn du das singst, ist es das schönste Lied auf Erden.«

Helga beißt auf ihre Unterlippe, um den nächsten Lachkrampf zu unterdrücken. Sie atmet tief ein, und ihr Herz dehnt sich aus. Das ist so typisch für Heidemarie. Sie war schon immer ein Sturkopf, und ob sie sich blamieren könnte, war eine Frage, die sie sich nicht stellte.

»Nun gut. Soll ich danach noch ›Die Internationale‹ singen? Die fandest du auch mal gut«, neckt sie ihre Freundin.

Heidemarie zwickt sie. »Jetzt werd man nicht so frech, Helga. *Die Melodie* fand ich gut, also Ruhe jetzt. Ein Lied, dann darfst du in der Menge baden und dich anbeten lassen.«

»Zu Befehl«, sagt Helga, nippt an ihrem Bier und schaut auf ihre Hündin, die nun mit offenem Maul auf dem Rücken liegt, ihre Zunge zur Seite raushängen lässt und ihre Hüften hin und her schmeißt. Es könnte nichts Schöneres geben als diese Nachmittage mit den beiden Wesen, die ihr auf dieser

Erde die liebsten sind. Nur ganz am Rande ihres Bewusstseins schwebt die Erinnerung an einen kleinen, harten Knoten, der ihr heute Morgen beim Duschen auffiel.

Helga von Skopnik wurde im Luftschutzbunker geboren, mitten in der Nacht. Es ist ein Wunder, dass sie überlebt hat. Der Putz bröckelte ihrer Mutter in den Mund, während sie lauter schrie, als die Bomben dröhnten, und Helga mit der letzten Wehe zur Welt brachte. *Mein Wunder,* hatte ihre Mutter sie immer genannt. Es wurde Teil ihres Selbstverständnisses. Wer so etwas überlebt, kann alles schaffen.

Helga sah zeit ihres Lebens »interessant« aus. Sie galt nie als schön, doch ihr Charme und ihr Selbstvertrauen ziehen andere bis heute in ihren Bann. Helga ist witzig, direkt und ehrlich. Aber sie hat ein Geheimnis. Sie ist verliebt in ihre Freundin Heidemarie. Sie war es schon, als die beiden unter Bombenbeschuss laufen und später in den Berliner Trümmern klettern lernten. Sie war es, als ihre Mütter die Stadt wieder aufbauten und den Mädchen beibrachten anzupacken. Sie war es, als ihre Väter aus der Kriegsgefangenschaft heimkehrten und die Rolle des Familienoberhauptes beanspruchten, in die ihre Mütter längst hineingewachsen waren. Sie war es, als Ulbricht die Mauer hochzog, und sie war es, als sie kurz darauf den Reißverschluss von Heidemaries Brautkleid zuzog. Helga weinte bitterlich, als sie ihre Freundin zur Eheschließung zum Kulturhaus schreiten sah. Nicht vor Freude, sondern vor Sehnsucht. Vor lauter Kummer, dass nicht sein kann, was nicht sein darf. Als Helga schließlich selbst Ja sagte und Ernst heiratete, dachte sie an Heidemarie. Obwohl sie Ernst mochte. Mochte, nicht liebte. Denn Helga liebte Heidemarie. All die Jahre. Als Heidemarie den Sozialismus als Ingenieurin unterstützte und Helga in den staatlichen Kitas Kinder betreute, damit Frauen wie Heidemarie das tun konnten. Sie liebte Heidemarie, als sie ihr auf Spaziergängen die Ohren vollheulen konnte über Strukturen, in denen die Kinder alle zur selben Zeit aufs Töpfchen gehen und den Teller aufessen mussten. Helga vertraute Heidemarie so sehr, dass sie ihr erzählte, wie sie übersah, wenn Kinder ihr Fleisch in den Schürzen verschwinden ließen, weil sie satt waren und nicht mehr konnten. Wie sie überhörte, wenn Kinder von geheimen Treffen mit ihren geflüchteten Vätern erzählten oder wenn sie Lieder aus dem Westfernsehen sangen. Sie hätte die Familien der Kinder nie denunziert, und sie wusste, dass Heidemarie sie genauso wenig verraten hätte. Helga liebte Heidemarie in diesem Land, das nur Vati, Mutti und Kind kannte und in dem Homosexualität offiziell nicht vorkam. Sie liebte sie, als die Mauer fiel und die Diktatur implodierte. Als ihre erste Hündin starb. Als ihre zweite Hündin starb. Als Ernst starb und bald darauf Heidemaries Mann. Sie liebte jede Falte, die Heidemarie mit den Jahren bekam. Sie liebte alles an ihr, aber sie hat sich noch nie getraut, es ihr zu sagen. Helga war ein Wunder, dem eines der größten Wunder überhaupt verwehrt blieb: die romantische Liebe zu der Person, die man liebt.

Und wenn Helga ganz ehrlich ist, dann hat sie noch ein zweites Geheimnis. Sie trinkt manchmal auch allein, heimlich, wenn niemand es mitbekommt. Nie im Übermaß. Aber schon so viel, dass es ihr vor anderen unangenehm wäre. Denn nach dem zweiten Bier verliert sie die Kontrolle über ihre Mimik, und nach dem dritten verliert sie die Kontrolle über das, was sie sagt. Was gar nicht gut ist. Denn Helga wird vulgär, wenn sie so viel Alkohol im Blut hat. Sie weiß das. Starker Alkoholkonsum war ihr deshalb schon immer ein Dorn im Auge.

Schon vor diesen ganzen Gesundheitstrends. Aber wenn sie nach Hause kommt, dann ist da niemand außer Lexa, und das macht sie immer trauriger. Natürlich hat sie Heidemarie, aber die fühlt sich in erster Linie ihrer Familie verbunden, ihren drei Kindern und sieben Enkeln. Helga hat nie Kinder bekommen. Sie wollte keine, und irgendwie ist außer Heidemarie und Lexa niemand geblieben. Sie fühlt sich oft einsam, da hat sich das mit dem heimlichen Bier so festgesetzt.

STILLE GENERATION

Darunter fallen die Jahrgänge zwischen 1928 und 1945. Diese Generation erlebte Massenarbeitslosigkeit, den Aufstieg Hitlers, den Zweiten Weltkrieg und seine direkten Folgen. Hier liegt auch die Erklärung dafür, dass sie als sparsam, anpassungsfähig und resilient gilt. In der Bundesrepublik beeinflusste sie im Anschluss der Siegeszug des Fernsehens sowie die ersten Schritte der wirtschaftlichen europäischen Integration. Wer im ostdeutschen Teil des Landes aufwuchs, so wie Helga, für den waren Ereignisse wie der Aufstand des 17. Juni, der Mauerbau und eine Gesellschaft auf dem Weg in die nächste Diktatur prägend.

Wenn wir Frauen wie Helga von Skopnik mit Frauen anderer Altersgruppen vergleichen, müssen wir im Hinterkopf behalten, dass hier zwei Umstände überlappen. Zum einen repräsentiert Helga eine Generation, die unter völlig anderen Bedingungen aufgewachsen ist als die anderen Protagonistinnen in unserem Buch. Die stille Generation hat beigebracht bekommen, dass sich übermäßiger Alkoholkonsum als Frau nicht gehört. Das verlagert ihn noch heute hinter die Kulissen. Die meisten Seniorinnen, die mehr als mal ein kleines Glas trinken, tun das heimlich und schämen sich dafür. Das ist der eine Umstand. Er ergibt sich durch Sozialisation und ist dafür verantwortlich, dass Alkoholprobleme unter heutigen Seniorinnen anders aussehen, als sie das bei Seniorinnen in 40 Jahren tun werden. Der andere Umstand ist jener, dass Helga, rein körperlich betrachtet, alt ist. Das hat in Kombination mit Alkohol unabhängig von der Prägung Folgen, die sich ähneln. Die sozialisationsbedingten Backstorys verzahnen sich also mit Phänomenen, die durch die psychischen und körperlichen Veränderungen entstehen, die ein Körper durchläuft, wenn er altert und Alkohol zugeführt bekommt. Und die sind verhältnismäßig heftig.

Denn die Fähigkeit, Alkohol abzubauen, verlangsamt sich mit dem Alter. Der Wassergehalt im Körper sinkt mit den Lebensjahren, was das Hirn noch empfindlicher für Alkohol und seine hochgiftigen Abbauprodukte werden lässt. Am deutlichsten zeigt sich das dadurch, dass sich die Regenerationszeiten verlängern. Ein Rausch am Abend endet nicht mehr »nur« mit einem dicken Kopf am nächsten Morgen, sondern mit einem tagelangen Down. Die erhöhte Alkoholkonzentration fördert neben Leber- und Bauchspeicheldrüsen-, Herz- und Krebserkrankungen aber auch das Risiko für Demenzen. Und natürlich auch das für Stürze. Wobei ein Sturz ungleich schlimmere Folgen hat als in jungen Jahren. Das liegt daran, dass Knochen im Alter nicht mehr so viel Kalzium einlagern können und dadurch brüchig werden. Der Fachbegriff hierfür lautet *Osteoporose*. Wenn Frauen »schrumpfen«, dann liegt das insbesondere daran, dass Wirbelkörper im Rumpfbereich zusammenbrechen. Und die Osteoporose ist auch ein Hauptgrund dafür, warum sich ältere Frauen bei Stürzen so oft die Knochen brechen, zum Beispiel den berüchtigten Oberschenkelhals. Das ist ein Knochen, der so nah am Hüftgelenk sitzt, dass wir seinen Bruch in der Alltagssprache oft mit »sie hat sich die Hüfte gebrochen« in Worte fassen.

Wenn du alt bist und Alkohol trinkst, kommen zu diesen natürlichen Entwicklungen drei Faktoren verschärfend hinzu. Zum einen führt Alkoholkonsum gern mal zu einer schlechteren Ernährung mit verminderter Kalziumaufnahme. Hinzu kommt, dass Alkohol den Vitamin-D-Stoffwechsel beeinträchtigt. Vitamin D ist ein Hormon, auch wenn es *Vitamin* heißt. Die Vorstufen von Vitamin D kann dein Körper selbst bilden, die positiven Auswirkungen auf den Körper, zum Beispiel auf dein Immunsystem, entwickelt es aber erst durch Sonneneinstrahlung auf die Haut. Vitamin D ist wichtig fürs Immunsystem, aber nicht nur. Es ist auch wichtig dafür, dass dein Darm Kalzium aufnehmen kann. Ist dein Vitamin-D-Stoffwechsel gestört, funktioniert das nicht mehr gut – also noch weniger Kalzium für die Knochen. Und das ist noch nicht alles. Denn Alkoholtrinken führt auch zu einem gestörten Östrogenstoffwechsel. Östrogen ist ein Geschlechtshormon, das eine zentrale Rolle bei der Regulation deiner Knochendichte spielt. Die Östrogenkonzentration in Frauenkörpern sinkt bereits während der Wechseljahre deutlich ab, danach bleibt sie niedrig. Noch stärker fällt sie bei zusätzlichem Alkoholkonsum ab. Was zu *noch* brüchigeren Knochen führt. Also: In puncto Knochendichte und Knochengesundheit ist es megaschädlich, zu trinken, insbesondere für Frauen in und nach den Wechseljahren.

Wenn du zusätzlich noch Medikamente nimmst, solltest du zudem um die Wechselwirkungen wissen. So kann Alkohol die Wirkung von blutdrucksenkenden Medikamenten wie ACE-Hemmern, Betablockern oder Kalziumkanal-Blockern verstärken, was zu einem gefährlichen Abfall des Blutdrucks führen kann. Solltest du entzündungshemmende Medikamente einnehmen, zum Beispiel zur Behandlung von Gelenkerkrankungen wie Arthritis, dann erhöht Alkohol das Risiko von Magen-Darm-Blutungen, Geschwüren und Leberschäden. Manche Medikamente verlieren ihre Wirkung auch ganz oder teilweise, wenn du gleichzeitig trinkst. Zum Beispiel jene gegen den Diabetes mellitus, also die Zuckerkrankheit. Alkoholkonsum beeinträchtigt die Wirkung dieser Medikamentengruppe, was zu einer ungewollten Schwankung des Blutzuckers mit erhöhten Spitzenwerten führt und damit zu schweren Folgeerkrankungen der Nervenbahnen oder zum Beispiel zu Sehstörungen. Auch die Wirkung von manchen Psychopharmaka zur Behandlung von Depressionen und Angstzuständen lässt durch Alkoholkonsum nach, insbesondere die Wirkung von trizyklischen Antidepressiva, MAO-Hemmern und bestimmten selektiven Serotonin-Wiederaufnahme-Hemmern. Gleichzeitig können sie die sedierende Wirkung von Alkohol verstärken, was zu übermäßiger Schläfrigkeit, Schwindel und Koordinationsproblemen führen kann. Und damit natürlich auch wieder zu Stürzen.

In jungen Jahren geht Trinken oft einher mit dem Wunsch, Teil einer Gruppe zu sein, dazuzugehören und Spaß zu haben. Bei vielen beruhigt es sich, wenn die Verpflichtungen kommen, Studium, Arbeit, Karriere, Partnerschaft, Kinder. Weniger Party, mehr Verantwortung. Alkoholprobleme im Alter haben hingegen eher etwas damit zu tun, dass die Verantwortung in diesem Lebensabschnitt nachlässt. Die Eltern schon lange tot, die Kinder aus dem Haus, das Berufsleben abgeschlossen, wozu noch vernünftig sein? Es geht bei dieser Unvernunft nicht mehr darum, Grenzen auszutesten, cool zu wirken und bei anderen gut anzukommen. Es ist eine andere, diskretere Form, bei der im Vordergrund steht, dass dich nichts mehr davon abhält zu trinken. Klar, die Gesundheit kann darunter leiden, aber die ist für Seniorinnen gefühlt oft ähnlich weit weg wie für Teenager. Außerdem hast du das mit dem Alkohol ja auch immer ganz gut im Griff gehabt, oder nicht? So kann es ohne tieferen Grund anfangen, dass du deinen Konsum unmerklich steigerst – und eines Tages verblüfft vor deiner Hausärztin sitzt, weil sie dich auf erhöhte Leberwerte anspricht. Oder denkst, du hörst nicht richtig, wenn eine deiner Freundinnen dir offenbart, dass sie sich Sorgen um dich macht.

In anderen Fällen liegen die Gründe für einen Anstieg des Alkoholkonsums im Alter förmlich auf der Hand, zum Beispiel beim Tod einer Person, die du liebst. Alkohol ist in unserer Kultur nicht nur beim Partymachen Mittel der Wahl, sondern auch bei der Trauerbewältigung. Alle, die schon mal getrunken haben, kennen das Gefühl, dadurch von jetzt auf gleich den aktuellen Zustand verlassen, ihn mithilfe von Alkohol manipulieren zu können. Und alle, die diese Wirkung kennen, werden sich daran erinnern, wenn sie meinen, genau das jetzt zu brauchen. Auch das ist ein Einstieg in die Abwärtsspirale. Zwischen diesen beiden Beispielen spielt das Leben seine Varianten ein.

Die Forschung zu Alkoholschäden im Alter begründet sich in weiten Teilen auf die klinische Erfahrung von Fachpersonal, also von Therapeutinnen und anderen Behandlern, die direkt mit älteren Betroffenen arbeiten. Die Wissenschaft hat nicht nur die Zusammenhänge zwischen Frauen und Alkohol vernachlässigt, sondern auch den Forschungsbereich Alter und Alkohol. Dieser Missstand zeigt sich zum Beispiel beim Blick auf die gängigen Datenanalysen, aus denen wir Informationen zu Konsummustern und Alkoholschäden in der gesamten Bevölkerung erhalten. Die Daten, mit denen die meisten Forschenden arbeiten, wenn es um die deutsche Bevölkerung geht, basieren auf dem Epidemiologischen Suchtsurvey. Das ist eine Umfrage, die alle drei bis vier Jahre den Konsum von Alkohol, Tabak, Medikamenten und illegalen Drogen in der deutschen Allgemeinbevölkerung erfasst – allerdings, und hier liegt das Problem, nur bis zu einem Alter von 64 Jahren. Auch in Studien, bei denen es nicht um die Gesamtbevölkerung, sondern um direkt Betroffene geht, schließt die Wissenschaft über 64-Jährige in der Regel aus. Und das in einer Gesellschaft, in der Menschen ab 65 knapp ein Viertel der Bevölkerung ausmachen. Das geht natürlich an der Realität vorbei und führt auch dazu, dass die Daten, die wir zur Verfügung haben, ein verzerrtes Bild zeichnen. Die verantwortlichen Institute haben das Problem allerdings erkannt und arbeiten daran, die Datenerhebung zu erweitern.

Im Idealfall hat das zur Folge, dass Seniorinnen und Senioren mit Alkoholproblemen nicht nur in der Forschung, sondern in der Konsequenz auch in der Versorgung mehr Beachtung finden. Denn auch hier sind ältere Menschen unterrepräsentiert, zum Beispiel in der Suchtbehandlung. Das liegt zum einen daran, dass alte Menschen mit Alkoholproblem eher isoliert leben. Meistens pflegen sie weniger soziale Kontakte und verfügen somit nicht über ein Netzwerk, das unmittelbar auf das Problem stoßen könnte. Hinzu kommt die Scham, die Menschen dazu verleitet, ihren Konsum zu verharmlosen, zu verdrängen und zu verheimlichen. Aber es liegt eben auch an einem Hilfesystem, das diesbezüglich nicht über ausreichende Kompetenz verfügt und dem es daher oft noch schwerfällt, das Alkoholproblem hinter Unfällen, Depressionen, Schlaflosigkeit, Verwirrtheit oder Selbstvernachlässigung zu erkennen, da einige dieser Gegebenheiten und Symptome ja auch mit dem Altwerden zusammenhängen. In Pflegeeinrichtungen ist das ebenfalls ein Problem. Die Thematik wird dort häufig ignoriert – nicht zuletzt, weil es für das ohnehin schon stark eingespannte Personal schwierig ist, einzuschätzen, wo Bevormundung aufhört und Hilfe beginnt. Dabei hat sich in der Praxis gezeigt, dass Suchttherapie im Alter besonders positive Ergebnisse aufweist. In einem DLF-Beitrag äußert sich der Suchtmediziner Dieter Geyer dazu. Er hat 26 Jahre lang die Rehaklinik Bad Fredeburg geleitet und Tausende von Patientinnen und Patienten im hohen Alter versorgt. Sein Fazit: »Man kann vereinfacht sagen, wer von den älteren Suchtkranken die Behandlung regulär beendet, und das sind etwa 90 Prozent, hat nach einem Jahr zu 80-prozentiger Wahrscheinlichkeit die Abstinenz erhalten. Das heißt, bei uns haben die älteren Patienten, je älter, desto bessere Ergebnisse.« Ältere Patientinnen und Patienten seien auch wesentlich zufriedener mit der Therapie als jüngere, weil sie so dankbar seien, dass sich überhaupt jemand um ihr Problem kümmert.

Das ist gut zu wissen, denn in den kommenden Jahrzehnten wird die Anzahl alter Menschen mit Alkoholproblem stark ansteigen. Zum einen, weil auf die stille Generation die Babyboomer folgen, die zahlenmäßig stärkste Generation überhaupt. Zum anderen, weil der Alkoholkonsum von Frauen seit Jahrzehnten steigt – und damit automatisch auch die Folgeschäden steigen.

Jamila, 38 | Gen Y | Hauptsache gefallen

»Du musst dich integrieren, Jamila. Mach keinen Ärger. Sei freundlich. Sei fleißig. Sei fromm.« Die Stimme ihres Vaters dröhnt durch ihren Kopf, als sie zum Kindergarten hetzt, um ihre vierjährige Tochter Amalie abzuholen. Jamila ist schon wieder die Letzte. Und mal wieder zwei Minuten zu spät. Das passiert ihr in letzter Zeit häufiger, die Ampelschaltung hat sich verändert. Heute war der ganze Tag aber echt auch schon so dermaßen beschissen, dass sie heulen könnte. Morgens hatte Amalie einen eineinhalbstündigen Wutanfall, weil Jamila ihr gesagt hat, dass es kein Schokomüsli mehr gibt. Als Jamila Christian darum bat, auch mal zu versuchen, die Kleine zu beruhigen, bedachte er sie mit seinem vorwurfsvoll-hilflosen Blick und sagte: »*Du* hast da offenbar was falsch gemacht, und *ich* muss jetzt zur Arbeit.«

»Ich muss auch zur Arbeit, Chrissi«, sagte sie, aber da fiel die Wohnungstür auch schon ins Schloss.

Jamila Heidenreich arbeitet als Fachangestellte beim Notar. Ihr Ehemann Christian ist Vertriebler bei einer Versicherung. Christian flutscht durch die Karrierestufen wie ein Fisch im Wasser, Jamila hat letztens als Einzige nur 2,5 Prozent Gehaltserhöhung bekommen, nicht 5 Prozent wie alle anderen, weil sie ja schließlich nur in Teilzeit arbeite. Dabei gibt sie sich so viel Mühe, allem gerecht zu werden. Sie hat damals eine Ausbildung gemacht, weil ihre Eltern das wollten. Sie hat Christian geheiratet, um ihn nicht vor den Kopf zu stoßen. Und um ihrem Vater zu gefallen. Denn Christian machte etwas her. Sie hat ihn auf einer Party kennengelernt, als sie 16 war. Er hatte gerade, weiße Zähne, ein strahlendes Lächeln und blonde Haare. Seine Eltern besaßen ein eigenes Haus, und er konnte Tennis spielen. Sonst konnte er nicht so viel, aber das erkannte Jamila damals nicht. Denn Chrissi war vor allem gut darin zu blenden. Wenn er in den Raum kam, fingen die Mädchen an zu kichern. Alle wollten mit ihm knutschen. Christian wollte mit Jamila knutschen. Sie weiß bis heute nicht, warum. Aber sie fühlte sich geehrt und konnte schlecht Nein sagen. Seine Zunge war zu stürmisch, seine Hände waren zu schnell. Alles an ihm fühlte sich nach Rücksichtslosigkeit an. Wenn er ihre Hand nahm, dann nur, um sie hinter ihm herzuziehen. Wenn er mit ihr sprach, dann nur, weil sie ihm zuhörte. Er mochte ihre Schönheit und ihre gefällige Art. Aber er interessierte sich nicht für sie und gab ihr vom ersten Moment an das Gefühl, sie müsse dankbar dafür sein, dass er sich überhaupt für sie entschieden hat. Ihre Freundinnen sagten, sie seien das schönste Paar, das Duisburg je gesehen hat. Ihr Vater verfiel zunächst in Schockstarre, aber als er Christian kennenlernte, schlug das in Begeisterung um. Weil Christian spürte, welche Knöpfe er zu drücken hatte, um anzukommen. Er zitierte aus dem Koran und machte ihrem Vater Komplimente dazu, wie weit er es aus seinem tunesischen Dorf gebracht hatte. Mit 15 war ihr Vater aus Tunesien nach Deutschland gekommen. Da hatte er ein paar Jahre Schule hinter sich. In Duisburg fing er sofort an zu arbeiten, schweißte Maschinen zusammen und paukte nebenbei die Sprache. Er war klug, aber an eine akademische Laufbahn war natürlich nicht zu denken. Es ging ums Überleben. Es ging um Sicherheit und darum, in dieser neuen Gesellschaft Anerkennung zu finden. Christian begriff das intuitiv und verstand es, ihrem Vater Respekt zu zeigen. »Das ist ein guter Mann, Jamila«, sagte der nach einer Weile. »Sorge gut für ihn, mach ihn glücklich. Der soll dich heiraten.«

Jamila fing an, davon zu träumen, dass weiches Morgenlicht in ihr Schlafzimmer fällt und sie wachküsst in ihrem schwarz-rot karierten Flanellschlafanzug. Dass sie sich aufsetzt, die Arme mit einem Lächeln nach oben streckt und verträumt zur Seite schaut, wo sich ihr Golden Retriever zu ihrem Mann gekuschelt hat. Wie sie schmunzelnd den Kopf schüttelt, beide streichelt, die Treppe herabschreitet und Kurkuma-Porridge für sich und Chrissi macht – und Gemüsegesichter für ihre zukünftigen Kinder, weil die einfach so gern Biogemüse essen. Wie sie im Winter mit den Kleinen den Weihnachtsbaum schmückt, während es draußen schneit und Chrissi den Kaminofen anfeuert. Wie sie im Sommer mit ihnen über die Rasensprenger hüpft, während er sie verliebt beobachtet. Wie sie Fotos postet von blaugrünen Luftballons, Meerjungfrauenkuchen und Korallenmuffins, weil sie die Kindergeburtstage als Mottopartys feiern. Wie ihr das Glück aus jeder Pore strömt, weil ihre Hand nie ins Leere fasst. Sie hat mal geträumt, dass es ihr so gut geht, dass sie Momente hat, die sie teilen kann. Bilder von ihnen am Strand, scheinbar beiläufig fotografiert. Fotos von ihnen in der Achterbahn, beim Essengehen, beim Museumsbesuch, mit farblich aufeinander abgestimmten Outfits. Fotos eines perfekten Lebens, die beweisen, dass sie angekommen und anständig und anerkannt ist. Doch die Realität reißt ihr den Filter herunter. Sie zwingt Jamila dazu, aufzuwachen und hinzusehen. Sich den ganzen Shit anzuschauen.

Ihre Familie existiert nur auf dem Papier. Christian beteiligt sich nicht, weder im Haushalt noch bei Amalies Erziehung. Er hat in seinem ganzen Leben genau einmal eine Windel gewechselt, und wenn er am Wochenende mal eine Stunde mit der Kleinen auf den Spielplatz geht, damit Jamila in Ruhe den Boden saugen kann, bekäme er am liebsten einen Orden dafür. Es fühlt sich so an, als ob sie Amalie allein erzieht. Jamila kümmert sich um Anziehsachen und Spieldates, um Anmeldungen und Arztbesuche, um Kindergeburtstagsgeschenke und ums Trösten, wenn zum Kindergeburtstag keine Einladung kommt. Sie schenkt diesem Kind ihre Zeit und ihre Aufmerksamkeit, kümmert sich um Albträume und um Brotboxen, ums Grenzensetzen und ums Loben, um Bewegung an der frischen Luft und darum, Amalies Wutausbrüche zu begleiten. Zu ertragen. Amalie hat oft Wutausbrüche. Und Jamila kann das so gut verstehen.

Die einzige Zeit für sich hat sie, wenn sie Amalie in den Schlaf gestreichelt hat und Christian Fußball guckt. Dann räumt sie die Spülmaschine ein und das Wohnzimmer auf, mixt sich einen Gin Tonic und öffnet Instagram. Jeden Tag fiebert sie diesem Moment entgegen, diesem leicht betüdelten Rumscrollen, diesem Eintauchen ins Leben von Frauen, denen es allen so viel besser geht als ihr. Es hat etwas Masochistisches, denn jeder Post dieser perfekten Leben scheint ein Spotlight auf Jamilas Defizite zu werfen. Auf alles, was sie nicht hat und nicht schafft. Diese Frauen sind neben Vollzeitjob und Kindererziehung noch auf Demos unterwegs, sie knutschen beim Ausgehen mit ihren Ehemännern, sie gehen mit ihren kleinen Kindern wandern, sie gönnen sich mit ihren Freundinnen ein schickes Glas Wein, während die Kiddies sich mit sich selbst beschäftigen, sie tragen saubere, gebügelte weiße Blusen, während sie Babybrei kochen, sie haben keine Schwangerschaftsstreifen und passen in Bikinis, die sie vor den Geburten schon getragen haben, sie tippen in die Bildbeschreibungen, dass sich all die Anstrengung lohnt, weil man so viel zurückbekommt, und manchmal sitzt Jamila da und fragt sich, ob das stimmt. Sie hat nicht das Gefühl, sonderlich viel zurückzubekommen. Eigentlich hat sie das Gefühl, seit Jahren nur zu geben. Jeden Morgen fühlt sie sich genervter und gereizter. Aber es hilft ja nichts. Kind wecken, Frühstück machen, Kind in den Kindergarten bringen, arbeiten gehen, Kind abholen, Kind bespaßen, Mann ertragen, runterkommen, wieder von vorn.

Sie sprintet die Strecke vom Parkplatz zum Kindergarten und ist völlig außer Atem, als sie ankommt. Die Sonne brennt auf sie nieder, als sie ihre Tochter sieht. Sie steht mit aufgeschnalltem Rucksack hinter der Glastür. Der Blick der Erzieherin trifft Jamila.

»Wir müssen bald für alle angefangenen fünf Minuten Verspätung eine Gebühr von 20 Euro erheben. Ohne vorherige Abmahnung«, sagt sie.

Jamila nickt. »Entschuldigung.«

Sie will ihre Tochter in den Arm nehmen, aber die verschränkt die Arme und dreht sich mit einem ablehnenden Laut weg. Jamilas Herz verkrampft.

»Was ist los, mein Schatz?«

»Du bist zu spät! Dann werde ich echt sauer!«

Die Erzieherin zieht die Augenbrauen hoch und atmet laut aus. Jamilas Kopf sackt nach vorn. Sie weiß es ja. Aber es geht nicht anders. Sie kann beim Notar nicht einfach ihr Dienstende einläuten, wenn sich die Besprechung in die Länge zieht.

»Es tut mir leid, mein Schatz. Sollen wir noch ein Eis essen gehen?«

Ihre Tochter macht wieder diesen Laut. Aber ihre kleine Hand ergreift ihre. Okay. Auf dem Weg in die Stadt gibt es keinen Schatten. Jamila greift in den Rucksack und setzt ihrer Tochter einen Sonnenhut auf. Sich selbst zieht sie ihren Leinenschal über den Kopf. Sie weiß, dass sie jetzt sehr arabisch aussieht. Und sie spürt, wie sich die Blicke verändern. Sie werden ein bisschen schärfer, irritierter, vorsichtiger. Jamila konzentriert sich auf die kleine Hand in ihrer und schaut auf ihre fünfjährige Tochter, der die schwarzen Locken aus dem pinken Strohhut quellen.

Der Anblick erinnert Jamila an die Zeit, als sie selbst fünf Jahre alt war. Als sie zum ersten Mal gemerkt hat, dass sie anders ist. Ihre Kindergartenfreundinnen fragten sie nach den Sommerferien: »Warum bist du denn so braun?«

Sie wusste es nicht. Zu Hause fragte sie ihre Mutter: »Mama, warum werde ich so braun?«

»Weil dein Papa aus Afrika kommt.«

Sie sagte es sanft, aber für Jamila klang es wie ein Nachteil. Wie etwas, das sie ihr ganzes Leben lang wiedergutmachen müsste. Sie fing an, zu verstehen, warum es ihrem Vater so wichtig war, anderen zu gefallen. Und sie fing an, zu begreifen, warum er ihr Tag für Tag sagte, wie wichtig es ist, anständig zu sein und sich Respekt zu verdienen. Viel geben, um akzeptiert zu werden. Jamila verinnerlichte das.

In der Schule stellten ihre Freundinnen noch andere Fragen: Warum fahrt ihr nicht in den Urlaub? Warum kommst du nicht mit zum Tennis? Warum spielst du kein Instrument, du findest Klavier doch so schön? Die Antwort war immer die gleiche: Wir haben dafür kein Geld. Geld, Geld, Geld. Es war ein Dauerthema. Jamila wollte ihre Eltern stolz machen. Sie schrieb Einsen, war einmal sogar Klassensprecherin. Und sie liebte den Kunstunterricht. Sobald sie ihre Bleistifte spitzte, breitete sich Ruhe in ihr aus. Ihre Gesichtszüge entspannten sich, ihr Rücken streckte sich. Wenn sie zeichnete, musste sie sich nicht anstrengen, um richtig zu sein. Da floss einfach alles. Die Stimmen um sie herum verwebten sich zum flauschigen Klangteppich. Sie fragten nicht, warum sie aussah, wie sie aussah. Sie sagten ihr nicht, wie toll sie Deutsch spricht, obwohl sie aus Duisburg kommt. Sie verglichen sie nicht mit der Disneyprinzessin Jasmin und meinten es als Kompliment. Nein, alles um sie herum schien sie zu tragen. Mit Stift und Papier hatte Jamila keine Angst, zu wenig zu sein. Oder zu viel. Sie spielte mit Schattierungen und Druck, mit Formen und Perspektiven. Die Welt auf ihrem Block ergab so viel Sinn für sie. Eines Tages erwähnte sie, dass sie gern Architektur studieren würde. Ihre Eltern fingen an zu lachen. »Ja, du kannst schön malen. Aber träum bitte nicht zu groß, du bist nun mal nicht Maren oder Melanie. Du kannst doch nicht studieren, wie sollen wir uns das leisten? Mach was Bodenständiges, was Realistisches. Finde eine gute Firma, die dich anstellt. Dann hast du ein Gehalt, bis du heiratest.«

Es leuchtete ihr ein. Aber manchmal, tief in sich drin, hätte sie sich gewünscht, dass ihre Eltern sie dazu ermutigen, Klavierspielen zu lernen und sich auf ein Studium vorzubereiten.

Es hätte Möglichkeiten gegeben. Natürlich hätten sie sich informieren können, anstatt einfach zu sagen: »Das wird nichts, Schatz.« Jamila macht das noch immer wütend. Sie weiß, dass diese Möglichkeiten nicht in die Welt ihrer Eltern vorgedrungen sind und dass sie es gut mit ihr meinen. Und das macht sie noch wütender. Überall in ihr brodelt diese rote, heiße Wut, die einer undefinierbaren Ohnmacht entspringt. Sie entzündet ihr Herz und lodert Richtung Kopf. »Sei freundlich, sei fleißig, sei fromm.« Wie gern würde sie diese Worte brennen sehen. Wie gern würde sie explodieren. Stattdessen lernte sie einen Weg, sich abzukühlen. Mädchen wie Melanie und Maren zeigten ihr, wie das geht: trinken.

GEN Y

Jamila gehört zur Generation Y, die auch Millennials genannt wird, weil sie zwischen 1981 und 1996 zur Welt kam und sich ihre prägenden Kindheits- und Jugendjahre rund um die Jahrtausendwende gruppieren, rund ums Millennium also – eine Zeit, in der das Internet die Welt eroberte. Die Gen Y legt Wert auf Sinnhaftigkeit. Sie sucht nach Möglichkeiten, ihre persönlichen Interessen und Werte ausleben zu können. Der prägendste weltgeschichtliche Moment ist für sie 9/11 und das damit einhergehende Gefühl, dass die bunte, sorglose Welt der 90er ein Ende hat und ein unsichereres Zeitalter beginnt – zumindest für jene, die im Westen aufgewachsen sind. In Ostdeutschland war dieses Gefühl längst da, denn die Jahre nach der Wende brachten extreme Umbrüche, Unsicherheiten, Neuorientierung und -ausrichtung mit sich.

Jamila ist Teil einer Generation, die gelernt hat, dass es cool ist, Alkohol zu trinken. Ob Apfelkorn, Alkopops oder Batida de Coco mit Kirschsaft: Trinken war gleichbedeutend mit Feiern. Wer es nicht tat, war out oder bekam zumindest dumme Sprüche gedrückt. In den Köpfen und Herzen der Millennial-Frauen landeten Schlankheitsideale à la Kate Moss und Claudia Schiffer, Lifestyleideale à la *Sex and the City* und Wohlstandsideale à la All-inclusive-Urlaub, Eigenheim und Festanstellung. Wobei aus Letzterem auszubrechen okay war, solange der Fokus darauf lag, »etwas Besonderes« zu sein. Dieser Gegensatz zieht sich durch die Grundüberzeugungen der Millennials: Sei anders, sei besonders, aber sei bitte auch konform und eck nicht an. Vielleicht liegt hier eine Erklärung für einen weiteren Namen dieser Generation: Y, wobei damit *WHY* gemeint ist. *Warum?* Sie hinterfragen, was nicht zusammenpasst. Und die Frauen dieser Generation suchen die Antwort in der Regel in sich selbst. Wenn ich nichts Besonderes bin und doch nicht reinzupassen scheine, dann muss das etwas mit mir zu tun haben. Warum passe ich nicht rein? Was gibt es in mir zu finden, an mir zu verbessern, zu reparieren, zu verstehen? Wie kann ich herausstechen, ohne dass es jemanden stört? Wie kann ich noch flexibler sein? Welches Praktikum kann ich noch machen, das meine Individualität unterstreicht? Welchen Auslandsaufenthalt noch dranhängen, um wirklich qualifiziert zu sein?

Dass sowohl diese Ansprüche als auch all die Widersprüche, die sich darin verstecken, schnell mal in übertriebenem Perfektionismus, Optimierungswahn und Burn-out enden können, spricht sich seit rund einem Jahrzehnt herum, vor allem in den Sozialen Medien. Dort emanzipierte sich die Generation Y von den Erwartungen und Hoffnungen ihrer Boomer-Eltern. Dort fingen Gen-Y-Frauen an, sadistische Schönheitsnormen zu hinterfragen und sich Raum zu nehmen für Körper, die sie in ihrer Jugend noch versteckten. Dort begannen sie, über Machtmissbrauch und sexuelle Belästigung zu sprechen, und begriffen, dass auch sie in ihrem Leben zahlreiche #metoo-Momente erlebt haben, selbst wenn sie am Anfang der Debatte vielleicht noch dachten: *Ich*? *Nee*. Auf Social Media fingen Frauen wie Jamila an, darüber zu sprechen, wie sich struktureller Rassismus äußert, und Frauen wie Carmen verstanden dadurch, dass auch sie sich rassistisch verhalten, wenn sie Frauen wie Jamila für ihre ›exotische Schönheit‹ loben. Auf Social Media fingen Millennial-Frauen an zu posten, dass sie keine Kinder haben wollen und dass sie es als übergriffig empfinden, mitleidig nach den Gründen dafür gefragt zu werden. Parallel dazu sprachen die ersten Mütter der Generation Y darüber, wie anstrengend es ist, Kinder großzuziehen, und dass das nur entfernt etwas mit dem romantisierten Kitschbild zu tun hat, das sie im Kopf trugen. All diese Beiträge fügten sich zum Aufbegehren einer Generation, die manche als unpolitisch einstufen. Deren Repräsentantinnen nachgesagt wird, sie selbst seien ihr größtes Hobby. Zusammengenommen sind diese Posts aber natürlich politisch, denn sie verändern Körper-, Menschen- und Familienbilder. Sie bedeuten eine unheimliche Entlastung für jene, die sich mit dem Inhalt identifizieren können. Leider bestärken sie manchmal jedoch auch toxische Selbstbilder. Zum Beispiel, wenn Accounts ausschließlich aufwändig inszenierte, mit Filtern aufgemotzte Lebenshighlights posten. Oder wenn Mütter mit einem großen Glas Wein in der Hand darüber sprechen, wie nervenaufreibend ihr Alltag als Mutter kleiner Babys und Kinder ist – und augenzwinkernd nachschenken. Auf Social Media hat sich daraus ein sogenannter *Tropus* entwickelt, also eine sinnbildliche Figur, ein wiederkehrendes Motiv, das sich mit einem Hashtag verschlagworten und betiteln lässt: #winemom.

Der Tropus der Winemom steht für die überforderte, aber humorvolle Mutter, die Wein konsumiert, um die Elternschaft zu überstehen. Eine stilvolle Mom, die sich in dieser anstrengenden Phase mit kleinen Kindern betäubt, um damit zurechtzukommen, dass sie an die Grenzen ihrer physischen Belastbarkeit und psychischen Zurechnungsfähigkeit gerät. Wein ist Winemoms Lösung für den Megastress, ihr Glas ist nie weit. In diesem Zusammenhang entstanden zahlreiche Internet-Jokes. Zu den Klassikern zählen Memes, also digitale Collagen, die nostalgisch gezeichnete, hübsche Mütter zeigen – und diese dann mit witzig gemeinten Sprüchen kontrastieren wie: »The most expensive part of having kids is all the wine you have to drink.« Also: Das Teuerste am Kinderhaben ist der ganze Wein, den man trinken muss. Oder: »And you're the reason why mommy drinks wine, yes you are, oh yes you are …« Also: Und du bist der Grund, warum Mami Wein trinkt. Ja, das bist du, ja, das bist du.

Viele dieser Memes sind platt, manche sind wirklich witzig. Was das Ganze noch fataler macht. Weil es den Kern der Sache verharmlost: Sich mit Wein zu betäuben, ist salonfähig, mehr noch, es ist ein Weg, um immer noch dazuzugehören. Um seinen Konsum noch leichter legitimieren und vor sich selbst rechtfertigen zu können. Die Winemom verkörpert wie keine andere, wie akzeptiert Alkohol in unserer Gesellschaft ist. Wie okay es ist, zu trinken, um die herausfordernden Situationen im Leben weichzuzeichnen. Sogar als Mutter. »Erst recht als Mutter!«, würde die Winemom uns grinsend, etwas zu laut und leicht lallend entgegnen.

Hinter diesen witzigen Posts steckt eine traurige Wahrheit: Da sind Menschen, Mütter, die sich alleingelassen fühlen mit ihrer Enttäuschung, ihrer Langeweile, ihrem Frust und ihrer Überforderung. Denn ein völlig überhöhtes Mutterbild suggeriert ihnen, dass sie in ihren Aufgaben aufgehen müssten und dass ihr Instinkt ihnen verrät, wie sie sie zu erledigen haben. Sie müssen sich von Menschen, die keine Ahnung haben, anhören, dass die erste Zeit allein mit einem Kind zu Hause »Urlaub« sei. Dabei zeichnet sich die Phase mit Babys und jungen Kindern auch dadurch aus, sich permanent um jemand anderen zu kümmern, immer in Alarmbereitschaft zu sein. Du bist nie allein – und dabei so allein. Dich mit anderen Müttern zu unterhalten, ist kaum möglich, weil die Kleinen gefühlt alle zehn Sekunden Bedürfnisse haben, deren Erfüllung nicht warten kann. Deinem Partner oder deiner Partnerin abends zuzuhören, ist kaum möglich, weil du so erschöpft bist, dass du innerhalb von Sekunden einschläfst, sobald dein Kind schläft. Wenn du Essen kochst, landet das meiste auf dem Boden und dem frisch gewaschenen Body. Wenn du es geschafft hast, dein Kind nach eineinhalb Stunden Rumtragen zum Schlafen zu bringen, klingelt der Postbote. Wenn du tatsächlich mal zum Duschen gekommen bist, greift dir dein Kind nach dem Föhnen mit einer Hand voller Pastinakenpüree in die Haare. Nächte, in denen du länger als vier Stunden am Stück schläfst, betrachtest du als Fortschritt und kannst mittlerweile sehr gut nachvollziehen, warum Schlafentzug eine Foltermethode ist. Das Zermürbende an dieser Zeit ist, dass du körperlich über die Maßen gefordert bist und intellektuell nahezu gar nicht. Dein Erwachsenenleben existiert plötzlich nicht mehr. Dich schick machen, über Themen sprechen, die nichts mit Beikost oder Entwicklungsstufen zu tun haben, erscheint wie längst vergangener Luxus. Aber immerhin hast du ja noch deinen Drink. Nach einem Tag, der aus Wickeln, Herumtragen und Putzen bestand, scrollst du durch deinen Instagramfeed und begegnest der Winemom, die dir dein Glas in der Hand als Me-Time verkauft, als Pause, Erholung und Selfcare. Und die dir ganz nebenbei auch noch das Gefühl gibt, nicht allein zu sein. Denn das Glas Wein in der Hand verbindet dich mit anderen coolen Müttern, die ihr altes Ich auch noch nicht zu 100 Prozent ans Baby verloren haben. Das bis an den Rand gefüllte Glas mutiert zu eurem Statussymbol. Mit ihm kannst du einen letzten Rest deiner früheren Identität in deinen neuen Alltag retten. Und mit jeder weiteren Winemom, die diese »witzigen« Sprüche und Bilder postet, likt und kommentiert, fühlst du dich ein klein bisschen mehr darin bestätigt, dass es absolut okay ist, was du hier machst.

Das Problem hinter diesem Tropus ist, dass er vermittelt: Es ist legitim, dich zu betrinken, wenn du gestresst bist, wir machen das alle, und mit Wein ist es auch noch stilvoll. Auf den ersten Blick verkauft die Winemom Zugehörigkeit und einen schnellen Weg, abzuschalten. Eigentlich aber propagiert sie eine entmündigende Bewältigungsstrategie, die da lautet: Betrink dich lieber, anstatt dich zu beschweren. Nimm es hin, dass du hier rund um die Uhr schuftest, um ein menschliches Wesen zu versorgen und großzuziehen. Halt den Mund und trink, bevor du ihn aufmachst und darüber sprichst, wie unfair es ist, dafür weder Geld noch Anerkennung zu bekommen, sondern Sprüche wie »Du wolltest es doch« oder »Es liegt doch in deiner Natur, Mutter zu sein«. Die Winemom vermittelt, sie hätte eine Lösung für dein Problem. Eigentlich aber verschärft sie es, denn je häufiger du deine Gefühle von Ohnmacht und Frust wegtrinkst, desto stärker werden sie. Du wirst dich auf Dauer noch belasteter, unfairer behandelt und erschöpfter fühlen. Und das Allertragischste: Um Posts zu verfassen, die ein unrealistisches Mutterbild und fehlende Gleichberechtigung anprangern, fehlt dir in diesem Zustand erst recht die Energie. Um dir Wege zu suchen, deinen Partner in die Pflicht zu nehmen und dir Unterstützung zu besorgen, um mal *wirklich* eine Pause machen zu können, auch.

Laut den Ergebnissen einer sogenannten *Kleinen Anfrage* an die deutsche Bundesregierung aus dem Jahr 2023 leben rund 18 Prozent aller Frauen zwischen 30 und 39 Jahren abstinent, bezogen auf die letzten 12 Monate. Das ist knapp jede Fünfte und im Verhältnis zur Gesamtbevölkerung viel. Und es passt zum wissenschaftlichen Befund, dass problematische und sogar abhängige Trinkmuster oft – zumindest temporär – durch große Lebensereignisse verschwinden können. Der Klassiker ist die Geburt eines Kindes. Nun bedeuten diese 18 Prozent aber eben auch, dass 82 Prozent aller Frauen zwischen 30 und 39 Jahren trinken. In Anbetracht dessen, dass es sich bei Alkohol um ein Rauschgift handelt, ist das wiederum sehr viel. Hinzu kommt, dass 15,5 Prozent aller Frauen in dieser Altersgruppe episodisches Rauschtrinken betreiben. 42 Prozent davon sind Mütter. Unter den 30- bis 39-jährigen Konsumentinnen, die riskant trinken, liegt dieser Prozentsatz noch höher: 53 Prozent von ihnen sind Mütter. In einer Umfrage von *Ohne Alkohol mit Nathalie,* an der 3.719 Frauen teilnahmen, gaben von den Müttern, deren Kind oder Kinder noch zu Hause lebten, nur rund 5 Prozent an, nach der Geburt mit dem Trinken aufgehört zu haben, wohingegen ganze 45 Prozent mitteilten, dass sie nach der Geburt mehr Alkohol getrunken haben als vorher.

Gut zu wissen
Um kritischen Alkoholkonsum innerhalb einer Bevölkerung abzubilden, gibt es verschiedene Indikatoren. Alle davon zeigen, dass Frauen in Sachen Alkoholkonsum auf- und die Männer zum Teil auch schon überholen.

EINSTIEGSALTER: Lange fingen Männer früher an zu trinken. Die heute über 50-Jährigen begannen im Schnitt mit 15 Jahren, die heute über 50-jährigen Frauen etwa ein Jahr später. Mittlerweile starten Mädchen im Schnitt mit 13 Jahren, Jungs mit 14.

RISKANTES TRINKEN: Dieser Begriff beschreibt bei Frauen einen Durchschnittskonsum von mehr als 12 Gramm Reinalkohol pro Tag, also mehr als ein 0,1-Liter-Glas Wein. Bei Männern beschreibt er das Doppelte. Der riskante Konsum von Frauen steigt an, in der Gruppe der 18- bis 29-Jährigen haben sie die Männer mittlerweile sogar überholt.

EPISODISCHES RAUSCHTRINKEN: Das Rauschtrinken, auch *binge drinking*, steht für den Konsum von fünf oder mehr alkoholischen Getränken an mindestens einem der letzten 30 Tage. Lange kam das bei Männern im Schnitt doppelt so häufig vor wie bei Frauen. Aber auch hier sehen wir eine Angleichung. Bei den 18- bis 20-Jährigen betrinken sich 34,3 Prozent der Frauen inzwischen mindestens einmal im Monat, bei den Männern sind es 35,4 Prozent.

ALKOHOLBEZOGENE STÖRUNGEN: Fragebögen wie der AUDIT dienen ebenso dazu, die Bevölkerung auf problematischen Alkoholkonsum hin zu screenen. Neben Fragen zu Trinkmenge und -häufigkeit umfasst er aber auch welche zu Trinkfolgen und -mustern. Die Ergebnisse zeigen ebenfalls eine deutliche Verschiebung. Bei den über 60-Jährigen liegen die Männer noch haushoch vorn: Nur circa 4 Prozent der Frauen über 60 trinken gemäß der AUDIT-Kriterien problematisch, im Vergleich zu über 15 Prozent der Männer. Diese Zahlen gleichen sich von Generation zu Generation stärker an, die Problemtrinkerinnen werden immer mehr. Bei den unter 21-Jährigen trinken 31 Prozent der Männer problematisch, junge Frauen zu circa 28 Prozent. Damit trinken junge Männer im Vergleich zu über 60-jährigen Männern ungefähr doppelt so häufig problematisch. Junge Frauen aber trinken mehr als sechsmal so oft problematisch wie Frauen aus älteren Generationen.

Elena, 23 | Gen Z | Zwischen Selbstverwirklichung und Selbstinszenierung

»So, Freunde.« Elena checkt noch mal das Ringlicht, in dem ihr iPhone klemmt. Irgendwie sieht sie heute fertig aus, obwohl eigentlich alles stimmt. Sie trägt cremefarbene Leggins mit einem weißen Sportsbra, so kommt ihr leichtes Sixpack gut zur Geltung. Ihre langen braunen Haare hat sie in der Mitte gescheitelt. Sie wird sich jetzt vor der Kamera einen Flechtzopf binden, bevor sie ins Gym geht, das sie immer »Schümm« ausspricht und dabei eine Schnute zieht. Reale und ausgedachte Dialekte zu mixen, ist eines ihrer Markenzeichen, ihre Follower feiern das ab. In dem Video heute erzählt sie beim Haaremachen, was sie aktuell so treibt. Auch das kommt gerade gut an, also tagebuchmäßig berichten und dabei alltägliche Tätigkeiten ausführen wie Kochen, Augenbrauen-Zupfen oder Sich-zurecht-Machen. Die Community so richtig mitnehmen ins Leben. Elena arbeitet als Fitnessinfluencerin. Auf Instagram hat sie mittlerweile 95.000 Follower. Ihr Ziel: Bis Ende des Monats sollen es 100.000 werden, sie will endlich so richtig gut davon leben können. Aber mit dem Licht wird das nichts. Sie verdreht die Augen, dreht das Licht heller und stellt die Farbtemperatur auf wärmer. Etwas besser.

»Moin, ihr Lieben.« Sie legt den Kopf schief und fängt an zu flechten. »Mache mir gerade die Haare fürs ›Schümm‹. Bin etwas erledigt heute, war mit Lulu feiern gestern, viel getanzt, vielleicht einen Drink zu viel gehabt, aber habe gut geschlafen und gehe jetzt zum Sport, um meinen Bobbes zu trainieren, schön den Booty aufbauen. Von nichts kommt ja nichts.« Sie zwinkert, als würde sie mit einer lieben Freundin sprechen. »Aber an solchen Tagen muss man ja auch nicht alles geben. Hauptsache, ein bisschen am Start sein. Außer natürlich, du hast gar keinen Spaß daran, ins ›Schümm‹ zu gehen, dann lass es und schau, ob du etwas anderes findest, das dich in Bewegung hält. Mir hilft das einfach total gut, um abzuschalten und den Kopf frei zu kriegen. Sogar an Tagen wie heute, wo ich mich ein bisschen aus meiner Komfortzone pushen muss, um hinzugehen. Ich weiß aber, danach geht's mir besser. Aufs Sofa lege ich mich später. So, Zopfi is fertig, jetzt mach ich mir noch mein Müsli, schnibbel euch daraus noch ein Rezeptvideo, das geht dann gleich online, und dann geht et los.«

Sie schaut sich den Take kurz an und legt einen Filter drüber. Geht klar. In der Küche biegt sie ihr Ringlicht über ihre Müslischüssel und füllt nacheinander Haferflocken, Leinsamen, Super-Glow-Proteinpulver, Blaubeeren und Magerquark rein. Am Handy schneidet sie die Aufnahmen zackig zusammen und unterlegt sie mit »There She Goes« von Taio Cruz. Noch eben den Link zum Proteinpulver draufsetzen, fertig. Danach zieht sie sich ihr Cappie und ihre Sporttasche an und posiert seitlich vor dem Spiegel, ein Bein nach hinten, damit sich ihr Po schön formt. Das Smartphone hält sie vors Gesicht, mit dem anderen Arm umarmt sie sich selbst und schießt ein Selfie. Folgenden Spruch tippt sie aufs Bild: »Immer wieder die eigene Komfortzone verlassen, um sich selbst zu überraschen und sein bestes Leben zu leben.«

Sie isst ihr Müsli, während sie das Selfie postet und die ersten Herzchen für Kommentare verteilt. Eigentlich wollte sie nur noch bewusst essen, damit sie nicht so schlingt und weniger Hunger hat, aber dazu fehlt ihr heute echt die Zeit. Sie hat länger geschlafen als sonst, und ihre Morgenroutine ist dadurch ausgefallen. Normalerweise schaut sie die ersten 60 Minuten nicht aufs Handy, meditiert nach dem Aufwachen, schreibt ein paar Dinge in ihr Dankbarkeitstagebuch, genießt die Ruhe am Morgen und kommt erst mal bei sich an. Heute brummt ihr Kopf, seit sie aufgestanden ist. Und als sie die leere Müslischüssel in die Spülmaschine räumt, knurrt ihr Magen. Sie hat Hunger. Dieser dritte Drink gestern ärgert sie jetzt. Das mit dem Muskelaufbau kann sie heute vergessen, das letzte Workout war für die Katz.

Aber es war so schön. Luisa und sie auf der Tanzfläche der Rooftop-Bar, den Kopf voll mit Musik. Den ersten Sprudelwodka mit Himbeeraroma haben sie noch gepostet, mit Partygesicht und nach oben gestreckten Händen. Beim zweiten Drink verblassten die Gedanken an Algorithmen und Filter und Business und Selbstverwirklichung. Und der dritte verdrängte sogar diesen omnipräsenten Druck, alles in den 20ern schon erledigen zu müssen: Berufung finden und das beste Leben leben. Auf die Kacke hauen, den Moment genießen, die Welt bereisen und tun, worauf du Bock hast, aber bitte auch etwas Großes aufbauen, erfolgreich sein und Geld verdienen mit dem, was du liebst und das dich erfüllt. Außerdem musst du ja noch jemanden kennenlernen, der dir Herzklopfen bereitet und dich supportet in dem, was du tust. Ob dein Leben dir gelingt, hängt an dir, also geh raus in die Welt, challenge dich, geh Risiken ein, aber sei auch nicht so hart zu dir und achte auf dich. Es ist echt schwierig, da eine Balance zu finden.

Erst recht, wenn du jeden noch so kleinen Ausschnitt deines Lebens daraufhin überprüfst, wie du ihn auf Insta posten könntest. Wenn an jedem neuen Ort die Assoziationskette in deinem Kopf anspringt, wie du das aufnehmen, schneiden und kreativ beschriften könntest. Was du dafür umstellen, beleuchten und inszenieren müsstest, bevor du's online stellst.

Es hat sich rumgesprochen, dass ein ›Schnappschuss‹ auf Instagram eigentlich etliche Fotos plus Bearbeitung plus Reaktion auf Kommentare bedeutet, aber was für eine Wahnsinnsarbeit das ist, kann sich kaum jemand vorstellen. Soll sich ja auch kaum jemand vorstellen. Es *soll* ja alles leicht und schön aussehen. Die Wahrheit ist aber eben: Elenas Profil ist etwas, das sie immer automatisch mitdenkt. Außer wenn sie trinkt, dann ist wirklich mal kurz Ruhe.

Sie steigt in ihr Auto und spürt ein Kribbeln an ihrem Kinn. Mit dem Zeigefinger drückt sie auf die Stelle. Shit, da kommt schon wieder ein Pickel. Elena ist bewusst auf Instagram und nicht auf TikTok. Mit Instagram ist sie aufgewachsen, und sie mag, dass sie sich dort eine Community aufbauen konnte. Bei TikTok ist sie privat hin und wieder, aber da geht's echt nur um Reichweite, ums Zeittotschlagen, da sind Content Creators mit Millionen von Followern, aber auf der Straße erkennt die niemand, weil der TikTok-Algorithmus die Inhalte nach einer anderen Logik ausspielt, viel willkürlicher. Elena sind die Beiträge dort zu entkoppelt von den Menschen, die sie erstellen. Wozu dann der ganze Aufwand? Bei Insta konnte sie eine Personality aufbauen, sie kann so richtig mit den Leuten connecten. Elena mag das, weil sie Menschen mag. Allerdings hat sie auch das Gefühl, immer mehr von sich preisgeben zu müssen, um relevant zu bleiben. Die Grenzen zwischen Privatem und Öffentlichem, zwischen Realität und Inszenierung verflüssigen sich zunehmend. Und diese Nähe zu ihren Followern macht sie natürlich verwundbarer. Die Worte in Kommentarspalten gehen ihr auch viel näher, als ihr lieb ist. Sie trifft noch immer jede einzelne negative Kritik. Es können noch so viele äußern: »En, du baust mich auf und motivierst mich. DANKE!« Nur eine muss schreiben, dass sie dick oder hässlich oder unauthentisch ist, und sie denkt die ganze Woche über nichts anderes nach.

Elena war mal dick, sie weiß, wie sich das anfühlt. Wenn jeder Typ in dir nur den Kumpel sieht, wenn überhaupt. Wenn alles schwabbelt, sobald du losläufst, und du den Freibadbesuch lieber absagst, weil es ja doch keinen Spaß machen würde, weil du nur an Pommes denkst und daran, dass du sie nicht essen solltest. Wenn du bei jedem Schritt im Boden versinken möchtest und das Gefühl hast, alle schauen dich an und denken sich, boah, ist die fett. Ist die eklig. Nie wieder will sie dahin zurück. Sie würde es nicht öffentlich sagen, weil sie ihre Follower liebt und ihnen Selbstliebe vermitteln will, aber Attraktivität hält sie für die mit Abstand wichtigste Währung, um Erfolg zu haben. Und sie weiß, wovon sie spricht, weil sie ja beide Seiten kennt. Heute behandelt man sie, als sei sie eine andere Kategorie Mensch. Ihr Aussehen ist wie ein Upgrade, wie eine Rüstung, wie eine Eintrittskarte zur Teilhabe. Sie bekommt Komplimente, sogar Werbepartner bemühen sich jetzt um sie. Menschen hören ihr zu und nehmen sie ernst. Ihr ist klar, dass das ein krankes System ist, das so krass nach Äußerlichkeiten geht. Aber sie lebt nun mal in diesem System, und die Privilegien, die mit ihrem jetzigen Body einhergehen, möchte sie nicht mehr missen. An der Ampel liest sie noch ein paar Notifications.

So ein tolles Video 🤍 *du hast so recht, einfach starten ohne groß nachzudenken* 🥺💝💖

Yes girl 🥺 *so essential* 🤍✨

Superwichtig, immer auf sich selbst zu hören und es nicht nur machen, weil alle es machen! 🙏

Findest du nicht, dass du in letzter Zeit etwas oft feiern gehst? Ich finde, dass du den Alkohol auch etwas verherrlichst.

Mindful ist ja okay, aber bei dir ist das nicht mehr mindful, glaub ich … 😌😟

Der letzte Kommentar fühlt sich an wie ein Tritt in den Magen.

GEN Z

Elena ist Teil der Generation Z, geboren zwischen 1997 und 2010, oft auch Gen Z oder Generation Smartphone genannt, weil sie eine Welt ohne Internet nicht kennt. Die ältesten Vertreterinnen der Gen Z waren zehn, als Steve Jobs das iPhone vorstellte und damit revolutionierte, wie wir kommunizieren und konsumieren. Sie sind absolute Digital Natives. Laut dem Generationenforscher Rüdiger Maas greifen sie pro Tag etwa 4.000 bis 5.000 Mal zum Handy und scrollen im Zuge dessen mit ihren Daumen rund 178 Meter über den Bildschirm. Es heißt, die Gen Z hätte durch den permanenten Input eine verkürzte Aufmerksamkeitsspanne, dafür eine wahnsinnige Fähigkeit, zwischen verschiedenen Aufgaben und Plattformen zu switchen. Zudem gilt sie als die bisher offenste und inklusivste Generation, wenn es um Unterschiede in Bezug auf Ethnie, Gender, Sexualität oder Religiosität geht.

Elena repräsentiert eine Generation, deren Nachrichten- und Medienkonsum nicht mehr über Radio, Zeitung und Fernsehen läuft, sondern über Websites, Podcasts, Blogs und Social Media. Sich international zu vernetzen, zu vergleichen und online zu präsentieren, ist Teil ihrer Sozialisation. Ungefilterte Bilder von Krieg, Notstand und Krisen sind es ebenfalls. Die Reaktion darauf ist zwiegespalten, die ganze Generation ist zwiegespalten. Ganz grob gesprochen, gibt es zwei Pole. Die einen werden blitzschnell erwachsen und setzen sich derart kritisch mit sich und der Welt auseinander, dass sie bereits mit 20 so versiert und vernünftig klingen, als hätten sie ihr halbes Leben schon hinter sich. Sie sind hochpolitisch, engagieren sich für mentale Gesundheit, Geschlechtergerechtigkeit, Antirassismus und Klimaschutz. Diese Blase zieht es rein in die Welt. Die anderen ziehen sich raus. Sie schirmen sich ab von der Komplexität der Realität und den düsteren Entwicklungen unserer Zeit. Sie gehen shoppen, lassen sich Lippen, Brüste und Po vergrößern, zocken die Nächte durch, verprassen ihr Geld für Rolex-Uhren und Balenciaga-Sneaker, verbringen mehrere Stunden pro Tag auf Social Media und feiern exzessiv. Hauptsache, Konsum, Hauptsache, Eskapismus, Hauptsache, Flucht vor dieser niederschmetternden Realität. Diese zweite Blase ist der Hauptgrund dafür, dass die Aussage »Junge Menschen trinken immer weniger« so nicht stimmt. Denn nur ein Teil trinkt weniger oder gar nicht, der andere geht steil. Auch beim Alkoholkonsum ist diese Generation konsequenterweise zwiegespalten, und offenbar nehmen die Extreme hier zu.

In Deutschland ist die Zahl der alkoholbedingten Klinikaufenthalte Jugendlicher zwischen 2004 und 2019 um mehr als 80 Prozent gestiegen. Jeder fünfte 12- bis 17-jährige Jugendliche betreibt episodisches Rauschtrinken. Ihnen gegenüber stehen 40 Prozent, die noch nie Alkohol getrunken haben. Bei den jungen Erwachsenen, also den 18- bis 25-Jährigen, leben ungefähr 13 Prozent abstinent. So wahnsinnig viel, wie die aktuelle Berichterstattung glauben machen will, ist das nicht. Rund 18 Prozent der unter 25-Jährigen trinken riskant. Zum Vergleich: In den anderen Generationen sind das 13 bis 15 Prozent. Beim episodischen Rauschtrinken sieht es noch kritischer aus. Rund 34 Prozent der 18- bis 20-jährigen Frauen und rund 26 Prozent der 20- bis 25-jährigen Frauen haben sich im letzten Monat mindestens einmal so richtig betrunken. Zwischen 1995 und 2018 ist das Rauschtrinken bei unter 25-jährigen Frauen um circa 50 Prozent angestiegen. Wenn der letzte

Alkoholsurvey von 2021 nun von einem leichten Rückgang berichtet, müssen wir berücksichtigen, dass die Befragung mitten in der Pandemie erfolgte – und damit zu einer Zeit, in der das Rauschtrinken während der Lockdowns wegen der fehlenden Trinkgelegenheiten zurückging. Belastbare Daten dazu, ob es zu den Höchstständen vor der Pandemie zurückkehrt, erhalten wir also erst durch zukünftige Erhebungen. Da die Partykultur inzwischen wieder auf Hochtouren läuft, spricht vieles dafür.

Und bereits jetzt können wir sagen: So oder so sind das ernst zu nehmende Zahlen, aus mindestens drei Gründen. Erstens, weil Alkohol für Frauenkörper giftiger ist als für Männerkörper. Zweitens, weil Rauschtrinken massive soziale Risiken birgt. Betrunken passieren viel eher Dinge, die negative Konsequenzen haben: hinfallen, fürchterliche WhatsApp-Nachrichten versenden, anderen vors Auto rennen, mit Zigarette in der Hand einschlafen, vor die Haustür der Nachbarn erbrechen, mit Fremden knutschen, mit Fremden im Bett landen. Im schlimmsten Fall nicht mehr einschätzen können oder sich nicht mehr dagegen wehren können, was Fremde mit einem machen. Am nächsten Tag eh nicht mehr so genau wissen, was passiert ist, und nur noch vom Schmerz im Unterleib daran erinnert werden, dass da etwas war. Sich Sorgen machen, schwanger zu sein oder sich mit irgendwas angesteckt zu haben. Der dritte Grund, warum diese Zahlen dramatisch sind, liegt darin, dass dieser Hochkonsum in einer Lebensphase stattfindet, in der das Hirn essenzielle Entwicklungsschritte durchläuft. In diesem Alter entwickeln sich Vorlieben, Gewohnheiten, und damit wird eben auch oft die Grundlage für Suchterkrankungen gelegt. Was es bedeutet, dass ungefähr jede fünfte junge Frau regelmäßig und mehr als jede vierte junge Frau in diesem Alter regelmäßig bis zum Rausch trinkt, liegt auf der Hand: Die Zahl der Frauen mit Alkoholabhängigkeit, Alkoholproblemen und anderen Alkoholfolgeschäden wird noch weitersteigen.

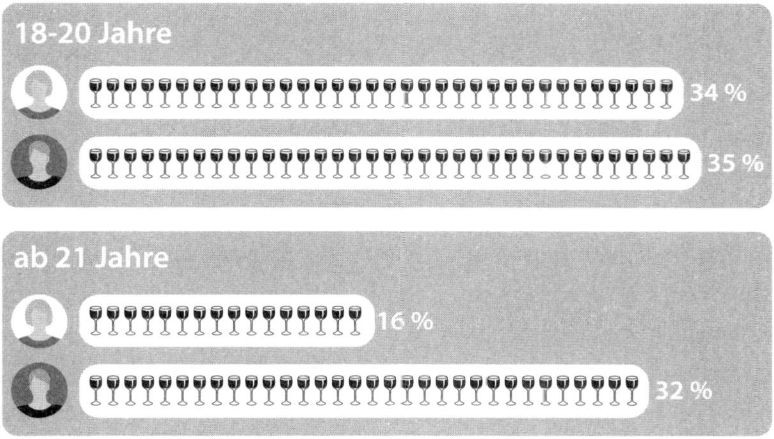

Diese Grafik zeigt, wie viel Prozent der Frauen und Männer in Deutschland sich mindestens einmal im Monat einen Rausch antrinken, also fünf oder mehr Drinks zu einer Gelegenheit konsumieren. Um zu veranschaulichen, wie stark sich das Trinkverhalten junger Frauen dem der Männer angeglichen hat und wie deutlich es sich von Frauen aus älteren Generationen unterscheidet, haben wir die Altersgruppen ab 21 Jahren zusammengefasst.

Momentan kommen in Deutschland auf eine alkoholabhängige Frau noch drei alkoholabhängige Männer. Dieses Gefälle nähert sich seit drei Jahrzehnten zunehmend an. Mit der Gen Z dürfte das bald erledigt sein. Denn die Geschlechtsunterschiede, die sich beim Alkoholkonsum in den vorherigen Generationen noch deutlich zeigen, gibt es in der Gen Z nicht mehr. Junge Frauen trinken ähnlich viel und oft wie junge Männer – und damit schädlicher. Denn dadurch, dass Frauenkörper Alkohol schlechter vertragen, setzen die toxischen Wirkungen bei ihnen früher und stärker ein. Frauen der Generation Z trinken also nur auf den ersten Blick gleichberechtigt, de facto trinken sie riskanter und folgenreicher.

Denjenigen, die zum vernünftigen Pol tendieren, sind diese Auswirkungen bekannt. Sie wissen durch Internetrecherchen, wie stark Alkohol ihre Wahrnehmung verzerrt, und auch, wie giftig er für ihre

Hirnentwicklung ist. Die für ein paar Drinks zu beeinträchtigen, ist es vielen nicht wert. Die Kenntnisse darüber, dass es sich um eine toxische Droge handelt, legt die Hemmschwelle für einige also höher. Für diese Gruppe ist Trinken daher auch kein Statussymbol mehr, zumindest exzessives Trinken nicht. Sie profilieren sich über ihre Selbstregulation, ihr Engagement, ihren Weitblick, und es käme ihnen nicht in den Sinn, ihrer geistigen Kapazität durch Alkoholexzesse zu schaden. Wenn Drogenkonsum, dann lieber mal ’nen Joint. Und wenn es wirklich mal Alkohol sein soll, dann nur in Form von »mindful drinking«, also »bewusstem« Trinken mit Maß und – vermeintlicher – Kontrolle. Überhaupt, Kontrolle. Sie ist ein Leitmotiv, das sich durch die intellektuelle Avantgarde dieser Generation zieht. Wer es ernst meint mit sich und dem Leben, kontrolliert, wie und was sie isst, trinkt, kauft, liest, sich anschaut und was davon sie nach außen hin preisgibt. Lust und Maßlosigkeit sind in diesen Kreisen nicht mehr en vogue. Hier bringt es Prestige, sich fürs Maßhalten und für körperliche, mentale und gesellschaftliche Gesundheit einzusetzen. Hier wird getrackt, optimiert und kuratiert. Wer exzessiv und unbedacht lebt, gehört zum anderen Lager. Dort zählen Reichtum, Hypersexualisierung, Verschwendung und Konsum. Dort gilt es als erstrebenswert, Geld damit zu verdienen, seinen dekadenten Lifestyle zur Schau zu stellen. Dort stylen Frauen sich derart klischeehaft aufreizend und feminin, dass Gen-Y-Frauen vor Schreck über ihre Sneaker stolpern. Und dort findet interessanterweise auch eine Retraditionalisierung statt, eine weitere Form von Eskapismus, die sich auf TikTok zum Beispiel durch den Trend der *Stay at home girlfriends* äußert, die in ihrer sogenannten weiblichen Energie sind und ihren Lebenssinn darin sehen, ihrem Boyfriend in Designerkleidern ein schönes Heim herzurichten und selbst sogar noch schöner zu sein.

Diese Entwicklungen sind zwei gegensätzliche Reaktionen auf dieselben Gegebenheiten. Laut einer Teengeist-Umfrage zu mentaler Gesundheit leiden 70 Prozent der Gen Z unter Zukunftsängsten, 62 Prozent fühlen sich vor dem Hintergrund der Weltlage hilflos. 80 Prozent machen Inflation und steigende Energiekosten Angst. Über zwei Drittel fühlen sich oft unter Druck gesetzt – durch Schule, Ausbildung und Studium. Social Media hat da sowohl Vor- als auch Nachteile. 71 Prozent finden auf Instagram, TikTok und in anderen sozialen Netzwerken Inspiration, 66 Prozent sagen, dass sie dort etwas lernen, und 60 Prozent finden dort auch Trost, weil sie sehen, anderen geht es ähnlich wie ihnen. Gleichzeitig üben die sozialen Medien zusätzlichen Stress aus. Über die Hälfte fühlt sich davon bei Themen wie Beauty, Fitness und Ernährung unter Druck gesetzt. Und hier entsteht eine Verbindung zwischen den beiden Polen: Das Körperbild von Frauen ist in beiden Gruppen wichtig.

Um zu verstehen, wie stark Algorithmen das Aussehen von Frauen in den sozialen Medien in den Mittelpunkt rücken, bietet es sich an, der Kunstagentin Marine Tanguy zuzuhören. In einem TEDx-Talk vergleicht sie die Followerzahlen vom Louvre, einem der bedeutendsten Museen der Welt, mit denen von Kim Kardashian, der erfolgreichsten Influencerin unserer Zeit. Kim Kardashian hat 70-mal mehr Follower. Das liegt unter anderem daran, dass der Algorithmus hyperindividualisierte, sexualisierte und selbstbezogene Inhalte bevorzugt. Was wiederum Einfluss nimmt auf das Verhalten der User und auf ihr Weltbild. Marine Tanguy machte daraufhin ein Selbstexperiment. Neben Bildern aus ihrem Arbeitsleben, mit ihren Künstler:innen, von Kunstwerken oder als eine der *Forbes 30 unter 30*, postete sie ein Bild, das sie von hinten zeigt, halb nackt, bekleidet nur in einer blauen Bikinihose. Ihr Po steht im Mittelpunkt des Fotos, er ist schlank und knackig, entspricht dem Schönheitsideal. Ergebnis: Das Bild erzielte 76 Prozent mehr Views als ein Durchschnittspost von ihr, ihre Community likte es 300-mal häufiger als andere Bilder, die auf ihren Intellekt und ihre Fähigkeiten als Kunstagentin schließen lassen. Tanguys Experiment verdeutlicht, dass sowohl Algorithmen als auch Communitys Frauen dazu ermutigen, selbstbezogenen, auf Aussehen ausgerichteten und sexualisierten Content zu posten – was gleichzeitig natürlich wiederum beeinflusst, wie wir ticken, wie viel Wert wir auf Erscheinung legen und dass wir abspeichern, wie wichtig Aussehen ist, nach wie vor, noch immer, vielleicht sogar mehr denn je. In einer ARTE-Doku sagt Marine Tanguy dazu: »Es ist ein unaufhörliches Bombardement, das viel Unsicherheit verursacht, auch Depressionen und mentale Probleme, speziell bei Frauen. Sie erleben: Egal, wie hart ihr arbeitet, am Ende bleibt das Wichtigste das Aussehen.«

Und das heißt leider noch immer allzu oft: Am Ende bleibt das Wichtigste, eine »gute« Figur zu haben, also eine schlanke. Dieser Anspruch an Frauenkörper erzeugt für die allermeisten einen immensen Druck. Alkoholkonsum geht mit dem Wunsch, begehrenswert zu sein, oft Hand in Hand. Diese Verzahnung ist ein Paradebeispiel dafür, wie verschiedene Faktoren in ein Alkoholproblem reinspielen können. Denn wenn der Druck, einem Schönheitsideal zu entsprechen, auf ein Umfeld trifft, in dem es gängig ist, zu trinken, um Druck abzubauen, dann ist das ein idealer Nährboden für Probleme – in dem Fall sowohl für Trink- als auch für Essprobleme. Trinkprobleme können aus der Erfahrung entstehen, zu merken, *hey, es gibt eine Möglichkeit, mal kurz zu vergessen, dass ich mit meinem Körper hadere, und die verletzenden Blicke und Kommentare auszusperren.* Essprobleme können sich zum Beispiel durch die verminderte Kontrolle ergeben, die du betrunken über dein Essverhalten hast. Trends wie die sogenannte *Drunkorexia* befeuern beides. Diese Wortschöpfung aus »betrunken« und *Anorexie*, also Magersucht, beschreibt eine Praxis, bei der vor allem junge Frauen nichts essen, bevor sie trinken. In erster Linie, um Alkohol konsumieren zu können und trotzdem nicht mehr Kalorien zu sich zu nehmen, aber wohl auch, um schneller berauscht zu sein und Geld für weitere Drinks zu sparen. Die Zahlen dazu, wie stark dieses Verhalten unter jungen Frauen verbreitet ist, sind momentan noch uneinheitlich. Sie schwanken zwischen 20 und 60 Prozent. Das heißt: Mindestens jede Fünfte macht das, vielleicht sogar mehr als jede Zweite.

Verändert hat sich in den vergangenen Jahren, dass sich neben dem extrem dünnen, zarten, verführerischen und passiven Frauenideal ein weiteres etabliert hat: das von fitten, starken und leistungsfähigen Körpern mit austrainiertem Hintern, Sixpack und definierten Armen. Diejenigen, die es anstreben, shapen sich, informieren sich und wissen, was sie zu tun haben, um so auszusehen, wie sie es für schön halten. Aber Wissen ist eben nicht gleich Umsetzen. Und das Brutale an Schönheitsidealen ist immer, und das gilt sowohl generations- als auch schönheitsidealübergreifend, dass sie für die Mehrheit kaum zu erreichen sind, ohne einen Großteil des Lebens diesem Ideal unterzuordnen. Fitnessinfluencerinnen wie Elena haben diesen Schmerzpunkt erkannt und bedienen den Wunsch danach, beides zu vereinen: Kontrolle und Loslassen, Attraktivität und Müßiggang, Drogenkonsum und Gesundheit, Alkohol und Fitness. Sie bedienen eine Illusion.

Denn Alkohol und Schönheit passen genauso wenig zusammen wie Alkohol und erfolgreiches Training, so »mindful« du auch trinkst. Das gilt für Ausdauer- genauso wie für Kraftsport. Denn Alkohol hemmt den Muskelaufbau, hemmt den Konditionsaufbau, hemmt den Fettabbau. Nehmen wir mal an, du willst durch Spinning abnehmen, hast aber am Abend vorher getrunken und Restalkohol im Blut. *Schwitz ich weg* oder *Das reinigt meinen Körper*, denkst du dir vielleicht. Beides ist weitverbreitet, aber Unsinn. Denn wenn du Sport treibst, baut dein Körper Alkohol langsamer ab, als wenn du dich ausruhen würdest. Und es kann gut sein, dass du nach einer Stunde Schwitzen trotzdem kein Gramm Fett verloren hast. Denn solange Alkohol im Körper ist, verwendet er ihn als Energiequelle. Das Fett muss also warten. Mal ganz davon abgesehen, dass du deinem Körper mit dem Training nach so einem Abend auch nichts Gutes tust. Denn eigentlich ist er gerade mit Entgiftung beschäftigt, und mit Sport kommt in dem Fall lediglich eine weitere Belastung hinzu. Außerdem führt Alkohol übers Schwitzen hinaus zu einem zusätzlichen Flüssigkeitsverlust. Das liegt daran, dass er die Freisetzung des sogenannten *antidiuretischen Hormons* (ADH) hemmt. Du verlierst über deinen Urin wichtige Elektrolyte, was zu Heißhungerattacken führen kann – vor allem in Kombination damit, dass Alkohol die sogenannten *AgRP-Neuronen* im Hirn zu aktivieren scheint, also Nervenzellen, die bei der Regulation des Hungergefühls beteiligt sind. Dehydration führt zudem zu verminderter Ausdauerleistung, weil du ausreichend Flüssigkeit im Körper benötigst, damit deine Temperaturregulation und dein Herz-Kreislauf-System funktionieren. Es kann also sein, dass du nach dem Training umkippst oder dich total schlapp fühlst. Hinzu kommt, dass Alkohol deine Kreislaufregulation stört, was deine Ausdauerleistung noch mal zusätzlich senkt und das Risiko erhöht, dass du bei Überlastung zusammenbrichst. Auch deshalb ist es keine gute Idee, dich verkatert auszupowern – und erst recht nicht, mit ein paar Drinks intus zu trainieren. Mal ganz davon abgesehen, dass du so wahrscheinlich eben auch nicht abnehmen wirst. Und auch nach dem Sport schränken Drinks den Trainingseffekt ein.

Beim Muskelaufbau führt Alkohol beispielsweise dazu, dass du zwar Gewichte stemmst, deine Muskeln sich aber nicht so entwickeln, wie sie es könnten. Muskeln wachsen, indem du sie überdurchschnittlich stark beanspruchst. Dadurch entstehen kleine Muskelfaserrisse, die dein Körper nach dem Training wieder auffüllt, also in der Regenerationsphase. Dazu bildet er vermehrt Proteine, ein komplexer biochemischer Prozess, der sich *Proteinbiosynthese* nennt. Alkohol behindert diesen Stoffwechselvorgang, dein Körper ist nicht in der Lage, ausreichend Muskelprotein zu synthetisieren, was auch daran liegt, dass Alkohol deinen Hormonhaushalt stört. Er drosselt sowohl die Produktion vom Wachstumshormon (*somatotropes Hormon*) als auch von

Testosteron, beide sind zentral beim Muskelaufbau und gelten nicht umsonst auch als Doping-Hormone. Im Grunde ist Alkoholtrinken das Gegenteil von Doping. Wenn du dich also so richtig frustrieren willst, dann trainiere viel und trink dabei. Deine Leistung vermindert sich, dein Fortschritt erlahmt, und dein Verletzungsrisiko steigt.

Die Regel, nicht die Ausnahme

Um welchen Aspekt es sich auch handelt, weder Elena noch Jamila noch Helga noch Sabine noch Carmen sind die Ausnahme, sie sind die Regel, denn die meisten Frauen in Deutschland trinken Alkohol, und viele von ihnen tun das in bedenklichem Maße. Tendenz: leider steigend, seit Jahrzehnten immer stärker. Diese Entwicklung sollte unsere Politik alarmieren, zumal mittlerweile klar ist, dass etablierte Kategorien wie »episodisches Rauschtrinken«, »riskanter Konsum« oder »problematisches Trinken« den eigentlichen Schaden, den Alkohol auf unsere Körper hat, unterschätzen. Was genau wir damit meinen und wie der aktuelle Stand der Forschung aussieht, erfährst du in den kommenden Kapiteln.

2

Halbwissen und Verharmlosung

So wirken sich politische und kulturelle Rahmenbedingungen auf dein Leben aus

Ein bisschen Rauchen ist gesund. | Rauchen steht für Genuss und Lebensqualität. | Feiern ohne Rauchen? Das geht doch nicht. | Jugendliche sollten lernen, verantwortungsvoll zu rauchen. | Wenn jemand süchtig nach Zigaretten wird, liegt das nicht am Nikotin – da stecken ganz andere Probleme hinter.

Diese Sätze würden wir nie (wieder) über Zigaretten sagen, über Alkohol fallen sie noch immer, andauernd. Sie verdeutlichen die Auswirkungen einer industriefreundlichen und gesundheitsfeindlichen Alkoholpolitik. Zudem sind sie Spiegel der Tatsache, dass die Wissenschaft in puncto Kommunikation bei Weitem nicht so gut aufgestellt ist wie die Alkohollobby. Die investiert allein in Deutschland rund eine halbe Milliarde Euro pro Jahr, um für ihre Produkte zu werben, um sie in unseren Köpfen als gesund, unabkömmlich, gemeinschaftsstiftend und mehrwertig zu verankern. Stünden der Wissenschaft solche Summen zur Verfügung, um ihre Erkenntnisse zu verbreiten – das Land sähe anders aus.

Dann wäre klar, dass es sich bei Schnaps, Bier und Wein nicht um Genussmittel handelt, sondern um hochgiftige, abhängig machende Drogen. Dann wäre auch klar, dass wir nicht frei darüber entscheiden, wie und ob wir sie konsumieren, sondern dass politische Maßnahmen das Verhalten und den Konsum einer Bevölkerung steuern. Wie viel sie trinkt, hängt nicht von Individuen ab. Der Druck auf die Politik würde endlich wachsen, auch Alkoholika mit Gesetzen zu flankieren, die Menschen anders denken und handeln lassen. Noch ist das alles nicht klar, der Status quo ist ein anderer. Er sieht so düster aus, dass Deutschland in Bezug auf seine Alkoholpolitik international als Entwicklungsland gilt.

Das zeigt sich zum Beispiel, wenn wir uns die Preise für alkoholische Getränke anschauen. Sie sind im Verhältnis zum Einkommen in den letzten zwei Jahrzehnten immer günstiger geworden. Die Steuern mögen in anderen Ländern niedriger sein, aber im Verhältnis zu dem, was wir in Deutschland durchschnittlich verdienen, ist Alkohol hierzulande so billig wie nirgendwo sonst in Europa. Für 0,5 Liter Bier zahlst du aktuell 5 Cent Alkoholsteuer. Ein Liter Bier kostet im Schnitt 34,4 Prozent weniger als in anderen EU-Ländern, der Durchschnittspreis für Schnaps liegt hierzulande 36,8 Prozent unter dem EU-Durchschnitt. Am heftigsten aber profitieren Winzerinnen und Winzer von unserer laxen Alkoholsteuerpolitik. Für Wein zahlst du nämlich 0 Cent Alkoholsteuer. 0 Cent? Zero? Ja, offiziell gibt es in Deutschland fünf Alkoholsteuern, eigentlich aber nur vier, weil die Weinsteuer bei 0 Euro liegt und daher de facto keine Steuer ist. Wein ist dadurch im Schnitt ganze 47,6 Prozent billiger als in anderen EU-Ländern. All das zeigen Berechnungen des Leipziger Epidemiologen Jakob Manthey und Kolleg:innen. Sie schlussfolgern in ihrem Artikel »Besteuerung von Alkohol in Deutschland«:

»Vor diesem Hintergrund erstaunt nicht, dass sich Deutschland in den letzten Jahren zu einem der Länder in Europa – und global – mit dem höchsten Pro-Kopf-Konsum und hoher Krankheitslast entwickelt hat.«

Helga, 81 | Stille Generation | Es tut mir leid, Frau von Skopnik

Die kalten Finger sausen routiniert über ihre Brüste, kneten, krabbeln, rasten. Die Augen ihrer Ärztin verengen sich einen Millimeter. Sie trägt noch immer ihr Pokerface, aber Helga erkennt die Sorge darin.

»Ist das der Knoten, den Sie unter der Dusche selbst ertastet haben, Frau von Skopnik?«

»Ja.«

Er fiel ihr beim Einseifen auf, durch Zufall. Sie dachte sich nicht viel dabei. Es fühlte sich an wie eine Tiefkühlerbse, wird schon nichts sein, immerhin lebt sie gesund. Irgendwann hat sie es Heidemarie gegenüber dann aber doch mal beiläufig erwähnt. Und die hat sie dazu verdonnert, es untersuchen zu lassen.

Die Finger krabbeln weiter Richtung Achsel, kneten, tasten, rasten, fühlen konzentrierter. Nun flackern die Augen kurz.

»Da sind noch zwei weitere Verhärtungen, die liegen tiefer.«

Die Augen der Ärztin passen nicht zu Helgas Gefühl. Sie gucken viel zu besorgt.

»Was bedeutet das?«, fragt Helga.

»Das lassen wir jetzt abklären, Frau von Skopnik.«

Die Helferinnen schieben Helga von Apparat zu Apparat, quetschen routiniert die eine Brust ins Röntgengerät, dann die andere, sagen freundliche Dinge, die nicht mehr bei ihr ankommen. Auch das kalte Gel vom Ultraschall nimmt sie kaum wahr, sogar die langen Nadeln nicht, mit denen sie in ihre Knoten stechen, um Gewebe zu entnehmen, das sie später unter dem Mikroskop untersuchen.

Ein paar Tage später sitzt Helga wieder vor der Ärztin.

»Es handelt sich bei allen drei Knoten um Karzinome, Frau von Skopnik.«

Aha, aha, also tatsächlich Krebs, denkt Helga, aber die Bedeutung dieser Aussage kommt noch nicht bei ihr an. *Was heißt das? Chemotherapie? Heutzutage ist so etwas doch heilbar, oder nicht?*

Die Ärztin spricht ruhig und bestimmt weiter. »Karzinome sind leider immer bösartig, was bedeutet, dass wir alle drei operativ entfernen müssen, bevor sich die Krebszellen weiter vermehren.«

Operation also, denkt Helga, ohne etwas zu fühlen.

Die Ärztin räuspert sich. »Es tut mir sehr leid, aber so, wie es bei Ihnen aussieht, werden wir die linke Brust nicht erhalten können. Der Krebs hat schon zu weit gestreut.«

In Helgas Kopf fängt es an zu rauschen, im Hintergrund ein leises Piepen.

»Ihre Brustwarze werden wir nicht retten können, aber auch da gibt es Möglichkeiten.«

Es kommt ihr vor, als würde die Ärztin über jemand anderen reden. *Aha, aha, die Brustwarze.*

»Vor der OP müssen wir eine Chemotherapie machen, damit sich die Knoten nicht noch weiter vergrößern.«

Deshalb macht man also eine Chemotherapie.

»Nächste Woche geht es damit los. Es sind starke Medikamente, die die Zellteilung unterbinden. Leider auch die Zellteilung der guten Zellen. Ihnen wird übel werden, Sie bekommen Durchfall, Ihre Gelenke und Muskeln werden schmerzen, Hände und Fußsohlen hingegen werden Sie weniger spüren, weil sie taub werden können. Die Haare fallen Ihnen wahrscheinlich aus. Gibt es jemanden, der Sie begleiten kann?«

Nächste Woche, aha, so schnell geht das dann.

»Frau von Skopnik?«

Das Rauschen wird lauter, das Piepen kreischt jetzt.

»Frau von Skopnik?«

»Sie meinen mich?«, fragt Helga.

»Kann Sie jemand begleiten?«

Helga fasst sich unter die Achseln, aber sie spürt nichts. Es muss um jemand anderen gehen.

»Frau von Skopnik, hören Sie mich?«

Schlagartig kehrt Helga zurück in den Raum, das Rauschen im Kopf verstummt, nur das Piepen ist noch da.

»Der Hund ist zu Hause. Jemand muss nach dem Hund sehen.«

»Vielleicht kann Ihre Freundin Sie unterstützen.«

»Ja, ich frag sie mal.«

Helga verlässt das Behandlungszimmer und sieht, wie Heidemarie aufspringt mit ihren zackigen Bewegungen, die immer voranzupreschen scheinen.

»Und, Helgalein?«

Dann bricht die Dunkelheit herein, begleitet von einer tobenden, klebrigen, stinkenden Angst. Helgas Knie versagen, sie fällt in Heidemaries Arme. Der Schock verwandelt sich in Schluchzen. Kaum haben die Laute ihren Mund verlassen, überrollt sie schon die nächste Welle. Sie will so viel sagen, wie leid es ihr tut, hier in aller Öffentlichkeit zu weinen, dass sie nicht versteht, was gerade passiert, wieso ausgerechnet sie? Was für einen Streich spielt ihr das Schicksal?

Sie hat doch nie geraucht! Sich immer bewegt! Sie ist doch ein Wunder!

»Aber ich bin doch ein …«

»Schhhh. Schhhh. Ruhig, Helgalein. Ich bin da. Ich bin da. Ich bin da.«

Helgas Schreie werden zum Wimmern. Sie jault leise. Der Hund!

»Was ist mit Lexa? Heidemarie, was wird denn nun aus Lexa?«

»Lexa wird dein Hund bleiben. Ich kümmere mich um sie, solange du dich um dich kümmern musst.«

Und wie immer hält sie Wort. Als Helga nach der ersten Chemo ins Bad tappt, um sich zu übergeben, entdeckt sie beim Händewaschen vier neue Tuben Feuchtigkeitscreme und Lippenpflegestifte im Badezimmerschrank. Als Lexa apathisch wird und nur noch dasitzt, mit ihrem Kopf auf Helgas Fuß und ihren besorgten Augen, die zu ihr raufschauen, schenkt Heidemarie ihr ein Gummihuhn. Als Helga die letzten Haare ausfallen, zückt Heidemarie eine Perücke aus der Handtasche. Und als sie schließlich ihre Brust verliert und Helga ihr mit Tränen in den Augen die waagerechte Narbe zeigt, verzieht ihre Freundin keine Miene. Sie verkündet schlicht: »Du bist eine Frau, Helga. Daran kann keine Narbe dieser Welt etwas ändern.«

Danach trinken die beiden ein kleines Bier. Nichts wissen sie über den Zusammenhang zwischen diesen kleinen Gläsern und den Wunden, die sie schlagen. Und damit sind sie nicht allein.

Ein bisschen Trinken ist gesund. | Trinken steht für Genuss und Lebensqualität. | Feiern ohne Trinken? Das geht doch nicht. | Jugendliche sollten lernen, verantwortungsvoll zu trinken. | Wenn jemand alkoholsüchtig wird, liegt das nicht am Alkohol – da stecken ganz andere Probleme hinter.

Liest sich ganz anders als beim Rauchen, oder? Deutlich weniger sperrig, vielleicht bleibst du sogar an keinem einzigen dieser Sätze hängen. Auch das ist ein Spiegel. In dem Fall Spiegel eines erheblichen Wissensdefizits, das in puncto Alkohol besonders auffällig ist. Die Kenntnisse um die Risiken und Folgen von Alkoholkonsum sind selbst in gebildeten Schichten, ja sogar unter Fachleuten nach wie vor erschreckend gering. Noch immer gibt es Ärzte, die besorgte Patientinnen mit dem Satz nach Hause schicken: »Ihre Leberwerte sind unauffällig, machen Sie sich nicht verrückt.« Noch immer gibt es Hebammen, die Müttern ein Glas Sekt empfehlen, um den Milcheinschuss nach der Geburt in Schwung zu bringen. Leberzirrhose haben in unseren Köpfen ausschließlich alte Männer, unsere Pickel kommen bestimmt vom Zucker, die Demenzerkrankungen unserer Lieben sind Folgen des Alterns, der Herzinfarkt war stressbedingt, und unser Bluthochdruck kann nur am Übergewicht liegen. Wie stark Alkohol bei sämtlichen Zivilisationskrankheiten mitmischt, sickert nur langsam ins kollektive Allgemeinwissen.

Einer Onlineumfrage in 14 europäischen Ländern zufolge ist sich zum Beispiel nur ungefähr jede zweite Person darüber bewusst, dass Alkoholkonsum Krebs verursacht. Noch geringer ist der Wissensstand, wenn man nach einzelnen Krebsarten fragt. Von den 50 Prozent, die um den generellen Zusammenhang wissen, ist es bei Leberkrebs nur jedem Zweiten klar, bei Brustkrebs sogar nur 15 Prozent. Manche denken, verschiedene alkoholische Getränke würden unterschiedliche Krebsrisiken bergen. Generell scheint Schnaps in den meisten Köpfen als gefährlich abgespeichert zu sein, Wein aber nicht. Manche denken, die Gefahr, an Krebs zu erkranken, bestehe nur bei Hochkonsum. Die große Mehrheit ist sich zum Beispiel nicht darüber im Klaren, dass bereits ein kleines Glas Wein pro Tag ausreichen kann, um das Risiko, an Brustkrebs zu erkranken, deutlich zu erhöhen. Solche Mengen sind in den meisten Köpfen noch als »moderat« und ungefährlich abgespeichert. Dabei sind sie bereits so giftig, dass sie die Schleimhäute schädigen und den Östrogenspiegel durcheinanderbringen können. So giftig, dass sich Zellen in der Brustdrüse bösartig verändern, weil bei der Zellteilung Fehler im Erbgut entstehen. Angefeuert durch Alkohol und sein hochgiftiges Abbauprodukt Acetaldehyd, passieren diese Fehler häufiger, und allzu häufig eben so oft, dass die körpereigenen Reparaturmechanismen nicht mehr greifen können. Die fehlerhaften Zellen vermehren sich und mutieren im schlimmsten Fall zum Tumor. Bei Brustkrebs heißen diese Tumore *Mammakarzinome*. Sie sind die häufigste Krebserkrankung bei Frauen. Vor diesem Hintergrund ist es schier unglaublich, dass Millionen von gut situierten, gut ausgebildeten Frauen vor ihrem »gepflegten« Glas Wein oder Bier sitzen und nicht wissen, dass sie damit ihr Brustkrebsrisiko in die Höhe treiben. Es ist ein Public-Health-Desaster. Dieses Wissen muss dringend in die Köpfe.

Gut zu wissen

Public Health (zu Deutsch: öffentliche Gesundheit) nennt sich die Wissenschaft vom Schutz und der Förderung der Gesundheit von Menschen und Gemeinschaften wie Bevölkerungen. Um Erkenntnisse darüber zu gewinnen, welche Lebensweisen gesund sind und durch welche Maßnahmen sich Krankheiten verhindern oder lindern lassen, integriert sie Methoden und Erkenntnisse verschiedener wissenschaftlicher

Disziplinen, darunter zum Beispiel Wirtschafts- und Sozialwissenschaften, Medizin, Psychologie oder auch Epidemiologie, also die Wissenschaft darüber, welche Krankheiten in Bevölkerungen vorkommen und wie sie verteilt sind.

Hier also kommt es, das fehlende Wissen: Jede Form von Alkoholkonsum ist in irgendeiner Weise schädlich, wenn auch auf unterschiedliche Weise. Es gibt eine einzige hypothetische Ausnahme. Auf die bezog sich der SPD-Politiker Karl Lauterbach im Dezember 2022, zu dem Zeitpunkt Bundesgesundheitsminister, in einem *Bild am Sonntag*-Interview, als er sagte: »Für den Menschen, der keine Krankheiten hat, die dagegensprechen, ist ein Glas Rotwein sogar gesund.« Und rein hypothetisch scheint sich eine kleine Menge Alkohol pro Tag auf manche Herz-Kreislauf-Erkrankungen positiv auszuwirken, allerdings nur, wenn du alle anderen gefährlichen Konsequenzen ausblendest, die sich aus diesem kleinen Glas ergeben. Daraus zu schlussfolgern, dass »ein Glas Rotwein sogar gesund« ist, lässt auf ein fragwürdiges Wissenschaftsverständnis schließen – oder auf den starken Wunsch, die eigene Alkoholpolitik zu verteidigen, vielleicht sogar den eigenen Konsum. Denn was Karl Lauterbach da gemacht hat, nennt sich »cherry picking«. Er reißt einen einzigen positiven Befund aus einer Masse an negativen. Er isoliert ihn also vom Kontext und missbraucht ihn dazu, eine allgemeingültige Aussage zu treffen. Und das ist schlicht nicht haltbar.

Denn du kannst dir nicht aussuchen, welchen Effekt dein Alkoholkonsum auf deinen Körper hat. Du kannst dem Alkohol nicht sagen: Bitte sorg für diesen einen kleinen, positiven Effekt auf die Blutviskosität, aber lass das mit den Zellmutationen, lass das mit der DNA-Verstümmelung, lass das mit dem Krebs, lass das mit den Depressionen, den Pickeln, dem Übergewicht, der Gereiztheit und dem Knochenschwund. Vielleicht hilft es, dir den Sachverhalt als Mosaik vorzustellen. Möglicherweise sind da ein, zwei grüne Steinchen, aber Hunderte andere drum herum sind dunkelorange bis rot. Das ganze Bild signalisiert: Stopp, hier besteht Gefahr. Die vermeintlich positiven Auswirkungen besitzen für die Realität keinerlei Relevanz. Nicht umsonst haben Herzspezialistinnen und -spezialisten der Europäischen Kardiologischen Gesellschaft das Krankheitsrisiko, das bereits durch geringe bis »moderate« Alkoholmengen entsteht, in ihre offizielle Leitlinie zur Prävention von Herz-Kreislauf-Krankheiten aufgenommen. Mittlerweile gilt als gesichert: Es gibt keinen gesundheitsfördernden Alkoholkonsum, auch nicht in Kleinstmengen. Es gibt noch nicht einmal eine risikofreie Menge.

Zuletzt sprachen offizielle Stellen in Deutschland davon, dass riskanter Konsum bei Frauen erst beginne, sobald sie im Schnitt mehr als zwölf Gramm Reinalkohol pro Tag trinken, also mehr als ein kleines Glas Wein oder ein kleines Bier. Du kannst das ab heute ignorieren, denn es gilt als überholt. Im letzten Jahrzehnt sind zahlreiche Studien erschienen, die belegen: Trinken ohne Risiko gibt es nicht. Alkoholkonsum führt in jeder Menge zum Verlust gesunder Lebensjahre. Das klingt in einem Land wie unserem noch ungewohnt und womöglich radikal, aber die wissenschaftliche Evidenz spricht eine deutliche Sprache: Am gesündesten ist die Abstinenz. Kanada war das erste Land, das seine Empfehlungen dem aktuellen Forschungsstand anpasste und sagte: Nur null Gläser Alkohol sind wirklich sicher. In Deutschland korrigierte die Deutsche Hauptstelle für Suchtfragen ihre Position im Herbst 2023, die Deutsche Gesellschaft für Ernährung folgte im Sommer 2024. Wer Alkohol trinkt, riskiert, dadurch krank zu werden. Ja, danach verläuft das Verhältnis von Menge und Sterbe- beziehungsweise Krankheitswahrscheinlichkeit exponentiell – also je mehr Alkohol, desto giftiger. Dieser Graph sollte allerdings nicht darüber hinwegtäuschen, wie schädlich bereits geringe Mengen sind. Bei Brustkrebs zeigt die Risikokurve eben zum Beispiel schon bei Durchschnittswerten von einem kleinen Glas pro Tag nach oben und damit bei Mengen, die lange – und fälschlicherweise – als »risikoarmer Konsum« galten. So erstaunt es nicht, dass die Hälfte aller alkoholbedingten Krebsfälle in Europa auf »moderates» bis »riskantes« Trinken zurückgehen – und nur die andere Hälfte auf Hochkonsum. Denn Alkohol verursacht nicht nur Brustkrebs. Mit jedem Schluck förderst du auch Zellmutationen im Mund-Rachen-Raum, im Kehlkopf, in der Speiseröhre, im Darm und in der Leber. Diese sechs Krebsarten stehen gesichert in Zusammenhang mit Alkoholkonsum. Bei Magen- und Bauchspeicheldrüsenkrebs vermuten Forschende ebenfalls einen Zusammenhang.

Erstaunlich ist, dass die Verbindung zwischen Alkoholkonsum und Krebserkrankungen in der Wissenschaft schon seit Jahrzehnten bekannt ist. Bereits vor über 30 Jahren gab es eine starke Evidenz dafür, dass Alkohol ein Karzinogen erster Klasse ist, also dass er beim Menschen Krebs *verursacht*. Es gibt demnach nicht nur einen losen Zusammenhang zwischen Alkoholkonsum und Krebs, sondern einen kausalen. 1988 machte die Internationale Agentur für Krebsforschung (IARC) das offiziell, indem sie eine ihrer Monografien zu dem Thema veröffentlichte und Alkohol darin als krebserregenden Stoff mit höchster Risikostufe einordnete. Nur zwei Jahre zuvor tat sie dasselbe beim Tabak. Der Vergleich verblüfft auch hier. Was hat sich seit 1986 beim Tabak alles getan? Europaweit ausgerollte Richtlinien und Maßnahmenpakete zur Eindämmung des Tabakkonsums führten zu Werbeverboten, Preiserhöhungen, Einschränkung der Verfügbarkeit, Rauchverboten in Restaurants und vielem mehr. Das wiederum führte dazu, dass die Bevölkerung Zigaretten in ihren Köpfen neu einstufte. Heute gelten sie als abstoßend, und allen ist klar, die sind krebserregend, machen alt, krank und süchtig. Beim Alkohol ist das nicht passiert. Hier suggerieren uns die Gegebenheiten noch immer, dass es sich um ein Genussmittel handelt. Wie kann das sein?

Warum gibt es keine europaweit ausgerollten Richtlinien und Maßnahmenpakete zur Eindämmung des Alkoholkonsums? Und warum tut sich gerade Deutschland so schwer? Warum muss jeder Mineralwasserhersteller und jede Olivenölproduzentin sämtliche Inhaltsstoffe auf ihren Etiketten angeben, Alkoholherstellende aber nicht oder nur zum Teil? Warum dürfen ausgerechnet sie ihre Etiketten stärker für Marketingzwecke nutzen als andere? Warum sehen wir auf Wein-, Bier- und Schnapsetiketten keine vernarbten Lebern, abgenommenen Brüste und deformierten Babys? Warum dürfen Erwachsene mit 0,49 Promille Alkohol im Blut Auto fahren, obwohl das ihr Reaktionsvermögen nachweislich einschränkt? Warum fragen Hausärztinnen ihre Patient:innen standardmäßig, ob sie rauchen, aber meist noch immer nicht, ob sie trinken? Und wie kann es sein, dass die Weinlobby offizielle Ärztefortbildungen zum Thema »Alkohol und Krebs« sponsert und darin längst widerlegten Unfug verbreiten darf von »gesundheitlich unbedenklichen Höchstmengen« und »günstigen Effekten« in Bezug auf Tumorentitäten, »wenn ein ›mediterranes Trinkmuster‹ gepflegt wird«, welches gekennzeichnet sei »durch einen regelmäßigen moderaten Konsum, insbesondere von Wein, zum Essen«? Das ist tatsächlich der Fall gewesen. Eine gut informierte Pathologin und ehemalige Teilnehmerin der *Ohne Alkohol mit Nathalie*-Onlineprogramme hat damals darauf aufmerksam gemacht, auf dem OAMN Blog lässt sich das im Detail nachlesen, unter dem Titel »Alkohollobby sponsert Ärzte-Fortbildung«. Darin kommt auch Ulrich John zu Wort, ehemaliger Direktor des Instituts für Sozialmedizin und Prävention der Universitätsmedizin Greifswald und eine der Public-Health-Größen in Deutschland. Seine Einschätzung: »Die Alkoholhersteller werden sich vor Freude auf die Schulter klopfen, dass sie es schaffen, Ärztefortbildungen zu fördern.«

Massenmörder Alkohol

Weltweit sterben pro Jahr drei Millionen Menschen an den Folgen ihres Alkoholkonsums – alle zehn Sekunden einer. Von diesen drei Millionen Menschen sterben allein eine Million in Europa. Der Kontinent gilt als Hochkonsumregion mit dem niedrigsten Prozentsatz an Nichttrinkenden. Was Folgen hat: Jeder zehnte Todesfall steht hier in Zusammenhang mit Alkoholkonsum. In der Gruppe der 20- bis 24-Jährigen ist es sogar jeder vierte Todesfall.

Ältere Menschen sterben vor allem an den mittel- und langfristigen Folgen ihres Alkoholkonsums, also an kardiovaskulären Erkrankungen wie Herzinfarkten und Schlaganfällen sowie an Krebserkrankungen. Unbeteiligte und junge Menschen sterben eher an den kurzfristigen Folgen, also an Verkehrsunfällen, Ertrinken, Stürzen, Vergiftungen. Hinzu kommen noch Gewaltverbrechen, fahrlässige Tötungen, Morde und Selbstmorde, die in Verbindung mit Alkohol stehen. Heißt also: Zu diesen drei Millionen Menschen, die jährlich an den Folgen ihres Alkoholkonsums sterben, kommen noch etliche hinzu, die ihr Leben durch das sogenannte Passivtrinken verlieren: dadurch, dass alkoholisierte Menschen sie töten oder tödlich verletzen.

Wir wissen also seit Jahrzehnten, dass Alkohol Krebs erzeugt. Ebenfalls seit Jahrzehnten wissen wir, welche Maßnahmen wir einführen könnten, um den gesamtgesellschaftlichen Konsum zu reduzieren und damit Zehntausende von Leben zu schützen und die Lebensqualität von Hunderttausenden zu verbessern. Es ist längst bekannt, was wirkt. Es hat bei Zigaretten funktioniert, in anderen Ländern hat es auch schon beim Alkohol funktioniert. Die Weltgesundheitsorganisation (WHO, von Englisch *World Health Organisation*) spricht in diesem Zusammenhang von drei *Best Buys*, was sich am ehesten mit »die drei kosteneffizientesten Maßnahmen« übersetzen lässt. Es geht also um die Schritte, mit denen wir mit verhältnismäßig wenig Aufwand verhältnismäßig viele Leben retten könnten. Den durchschlagendsten Erfolg beim Blick auf die gesamte Bevölkerung haben laut WHO Preiserhöhungen, eingeschränkte Verfügbarkeit und Marketingverbote. Ein gutes Beispiel dafür liefert Litauen. Lange führte der baltische Staat im Nordosten Europas die Liste der Länder mit dem stärksten Alkoholkonsum an. Seit den 90ern und vor allem in den letzten zehn Jahren aber setzt das Land um, was die WHO an alkoholpolitischen Maßnahmen empfiehlt. Litauen hat die Alkoholsteuer deutlich erhöht, es hat Verkaufsorte und Verkaufszeiten begrenzt, und es hat Werbeverbote eingeführt. Parallel dazu haben Forschende wissenschaftlich ausgewertet, welche Veränderungen diese Maßnahmen in der Bevölkerung bewirkten. Die Ergebnisse zeigen: Der Alkoholkonsum geht stark zurück und damit automatisch auch Krankheitslast und Todesfälle aufgrund von Alkohol.

Vielleicht denkst du jetzt: *Aber* ich *entscheide doch, ob und wie viel ich trinke*. Oder du sagst: *Besser Bescheid wissen schützt nicht unbedingt davor, zu trinken. Es schützt ja auch nicht davor, zu viel Zucker zu essen, und es führt nicht zwangsläufig dazu, dass ich meinen Stress reduziere.* Beide Einwände sind im ersten Moment valide. Denn ja, es stimmt, Menschen neigen dazu, langfristige Schäden auszublenden, wenn es um kurzfristige Glücksgefühle geht. Kurzfristige Belohnung kostet weniger Energie, als uns vorzustellen, was für Folgen unser Verhalten auf lange Sicht hat. Umso wichtiger ist es, dass du in einer Umgebung lebst, die es dir erleichtert, Entscheidungen zu treffen, mit denen es dir auch mittel- und langfristig gut geht. In der Fachsprache nennt sich das *Verhältnisprävention*. Wenn es gut läuft, dann sorgt Verhältnisprävention zum Beispiel dafür, dass sich Kindergartenkinder täglich draußen bewegen und mittags eine gesunde Mahlzeit bekommen. Wenn es schlecht läuft, dann gehen sie auf dem Weg nach Hause an Werbeplakaten vorbei, die vermeintlich glückliche Erwachsene mit Bier in der Hand zeigen.

Es hat einen Einfluss auf dich und dein Verhalten, wie du aufwächst und wie sich die Menschen um dich herum verhalten. Das wiederum wird gesamtgesellschaftlich betrachtet immer bis zu einem gewissen Grad gesteuert, zum Beispiel durch Politik. Durch Gesetze. Es ist eine zentrale Aufgabe von Gesetzen, bestimmte Verhaltensweisen zu belohnen und andere zu bestrafen. Beispiel: Wer heiratet, wird durch steuerliche Vorteile belohnt, die Zahl der Ehen steigt. Wer sich nicht anschnallt, muss Strafe zahlen: Die Zahl der Todesopfer durch Autounfälle sinkt. Oder Beispiel Kinderbetreuung: Wenn es genügend Kita-Plätze gibt, steigen Frauen schneller wieder in den Beruf ein. Und genauso hat unsere Politik Auswirkungen auf die Art und Weise, wie wir Alkohol konsumieren. In unserem Fall führt sie dazu, dass wir hierzulande früh anfangen zu trinken. Dass wir im internationalen Vergleich absurd viel trinken, dass wir einen überdurchschnittlich hohen Anteil an Rauschkonsum haben – und dass uns all das auch noch normal erscheint. Die aktuelle Gesetzgebung ist auf die Interessen der Alkoholindustrie ausgerichtet, nicht auf die öffentliche Gesundheit. So darf die Alkohollobby für ihre gefährlichen Produkte zum Beispiel nahezu ungehindert Werbung machen. Wo wir bei einem weiteren wichtigen Aspekt wären, der unser Verhalten steuert: Marketing.

Gut zu wissen

Die Werbeausgaben der Alkoholherstellenden lagen 2022 bei rund 600 Millionen Euro. Im selben Jahr gaben das Bundesministerium für Gesundheit (BMG) und die Bundeszentrale für gesundheitliche Aufklärung (BZgA) drei Millionen Euro für Aufklärung und Präventionsarbeit aus. Die Industrie investiert also rund 200-mal mehr Geld in Alkoholwerbung und Marketing als der Staat in Präventionskampagnen.

Auf Frauen ausgerichtetes Alkoholmarketing ist ein maßgeblicher Faktor, um den steigenden Konsum unter ihnen zu erklären. Konkret zeigen sich diese Marketingmaßnahmen zum Beispiel durch pinke, rosafarbene, glitzernde Etiketten oder kleinere, schlankere Flaschen und Dosen. Aber darunter fallen auch Produktentwicklungen wie kalorienreduzierte oder kohlenhydratarme Drinks, die aktuell zum Beispiel unter dem Namen *Hard Seltzer* firmieren, also sinngemäß übersetzt mit »hartes Mineralwasser«, das meist aus Wodka, Fruchtaroma und Sprudelwasser besteht. Diese Produkte richten sich an Frauen, die sich nach Schlankheit und Schönheit sehnen. Solche Lifestyle-Botschaften sind jedoch austauschbar. Für die Zielgruppe der Mütter kreieren Hersteller Weinflaschen, auf denen »Mummy Juice« steht. Frauen mit Freude an Ästhetik und Design werden durch geschickte Produktplatzierung in Zeitschriften, Filmen und Plakaten dazu ermutigt, ihren Cocktail als Accessoire zu betrachten, mit dem sie ihre Persönlichkeit unterstreichen können. Sogar auf feministische Ziele ist die Alkohollobby marketingtechnisch aufgesprungen. Die Soziologin Amanda Marie Atkinson vom Institute of Alcohol Studies der Liverpool John Moores University berichtet zum Beispiel davon, dass der Wodkahersteller Smirnoff eine Reihe von Musikveranstaltungen mit weiblichen Headlinern durchführte und eine Spotify-Playlist mit weiblichen Künstlerinnen erstellte, wodurch sich die Marke mit der Gleichstellung der Geschlechter in Verbindung bringen konnte. Smirnoffs Mutterkonzern Diageo, ein multinationales Unternehmen für alkoholische Getränke, war zudem ein offizieller Unterstützer des Internationalen Frauentags. Das sind nur zwei Beispiele von vielen. Die Alkohollobby hat einiges von der Tabaklobby gelernt. Carol Emslie, Professorin für Substanzkonsum und -missbrauch in Glasgow, fasste das im Fachartikel »The Feminisation of Alcohol Marketing« folgendermaßen zusammen: »Der Trend geht weg von der Sexualisierung von Frauen, um Alkohol an Männer zu verkaufen, und hin zu Alkoholmarken, die versuchen, ihre Produkte mit Kultiviertheit und weiblichem Empowerment in Einklang zu bringen. Das ist direkt aus dem Drehbuch der Tabakindustrie, die in den 60er-Jahren Frauen mit Slogans wie ›You've come a long way, baby‹ ansprach.«

Sie bezieht sich hier auf den böse-genialen Marketingstrategen Edward Bernays, der schon Mitte des vergangenen Jahrhunderts begriff: Richtig gut verkaufen sich Produkte, wenn sie für etwas stehen, nach dem Menschen sich sehnen und mit dem sie sich identifizieren wollen. Er war der Erste, der die Zigarette fortan nicht mehr nur als Produkt platzierte, sondern als Symbol. Bernays nutzte die Sehnsucht nach Gleichberechtigung und Fortschritt dazu, Zigarettenrauchen als Symbol für die Frauenbewegung zu etablieren. Diese Form von Marketing ist so effektiv, dass sie uns noch immer und ständig begegnet – genau das Gleiche macht die Alkohollobby schließlich auch, denn auch sie hat erkannt, dass Frauen eine zahlungskräftige Zielgruppe sind. Unsere Politik bietet den idealen Nährboden für solche Machenschaften und begünstigt dadurch einen Industriezweig, der Frauen Alkohol als Möglichkeit verkauft, gleichberechtigt zu sein. Dabei geht es bei Gleichberechtigung ja eigentlich um eine faire Verteilung von Arbeit, Bezahlung und Chancen. Das mit Alkohol zu verknüpfen, ist perfide. Es erweist sich als Falle, weil Trinken nicht zu Empowerment und Gleichberechtigung führt, sondern zu verstärkter Krankheitslast und weniger Energie. Allzu oft startet es eine Abwärtsspirale aus Flucht, Betäubung, Scham und Abhängigkeit. In der Konsequenz führt Trinken also nicht dazu, dass Frauen sich emanzipieren, sondern dass sie sich zurückziehen, gefügig werden und ihre Kraft verlieren.

Bereiche wie Politik und Marketing liefern Erklärungen auf der sogenannten *Metaebene*, also auf einer übergeordneten Ebene, die Rahmenbedingungen schafft, in denen sich individuelle Lebensgeschichten entwickeln. Zwei weitere entscheidende Aspekte auf dieser Metaebene sind Stigmatisierung sowie die Sex-und-Gender-Thematik. Auch sie liefern Erklärungen dafür, warum immer mehr Frauen problematisch trinken.

Elena, 23 | Gen Z | Trink nicht so viel 😉 🤪

Sie wacht auf und streckt sich. Ihr erster Griff geht zum Nachttisch, sie nimmt ihr Smartphone von der Lädematte, öffnet Instagram und bekommt einen Kick: 100.000 Follower. *O mein Gott, o mein Gott, o mein Gott.* Sie springt auf und hüpft auf ihrem Bett herum wie ein kleines Mädchen. Dann lässt sie sich fallen und schließt die Augen. Sie hat es geschafft, das nächste große Etappenziel auf dem Weg zum Influencerinnen-Olymp. All die Drehtage, all die Stunden auf Social Media, all die Disziplin, all die Liebe, die sie da reinsteckt. Und natürlich all die Workouts, die sie abends noch todmüde im Gym absolviert, weil zu drehen und dabei wirklich zu trainieren, noch anstrengender ist, als es einfach in Ruhe nacheinander zu machen. Sie steht auf und stellt sich auf die Waage, sie hat ein halbes Kilo abgenommen. Der perfekte Tag, sie schwebt in die Küche.

Beim Frühstück öffnet sie ihre Mails. Da ist eine Nachricht von einem Geschäftsmann, der schon in andere Fitnessgrößen investiert hat. Er wäre gern ihr Partner auf dem Weg nach ganz oben. Im ersten Schritt möchte er einen kleinen Fitnesskurs mit ihr drehen und spezielle Elena-Proteinprodukte auf den Markt bringen. Für die Produktion und die Social-Media-Inhalte bekommt sie ein eigenes Team zur Seite gestellt. Wenn das gut läuft, könnte ein Kochbuch folgen, eine eigene Kollektion, vielleicht sogar ein eigenes Onlineportal. Damit sie die Zeit dafür hat, übernimmt seine Agentur alles Operative, die Kooperationen, die Abrechnung und das Marketing. Sie könne sich aufs Training und ihre Community konzentrieren. Ihre Brand habe das Potenzial zur Millionenmarke. *Sie* habe das Potenzial zum Superstar. Er will es gemeinsam mit ihr heben, auf Augenhöhe und partnerschaftlich. »Elena, du siehst es vielleicht noch nicht, aber du hast das Zeug, eine von den ganz Großen zu werden.« Sie sollten sich am besten mal persönlich treffen, übermorgen ginge gut.

Elena traut ihren Augen nicht. Sie ruft Luisa an. »Süße, wir müssen heute Abend feiern, ich lad dich ein.« Sie schminkt sich, platziert ihr Handy vorm Bett und stellt ihren Glücksausbruch von eben nach. Dann postet sie das Video mit einem Elektrosong namens »You & Me« in ihrer Story, »so dankbar für 100k Follower ✨ ✨ 😳 «. Danach geht sie ein Stündchen laufen und verabredet das Treffen mit dem Investor. Noch zwei Stunden Krafttraining, dann steigt Elena unter die Dusche, schlüpft in einen schulterfreien schwarzen Samtoverall und streift sich einen breiten goldenen Armreif um. Ihre Augen verziert sie mit einem golden schimmernden Lidstrich und vielen Lagen schwarzer Wimperntusche. Als sie in den Spiegel schaut, kommen ihr die Tränen. All die harte Arbeit lohnt sich. Ihr Weg führt zum Ziel, ihre Disziplin macht sie erfolgreich. Und fuck, fühlt es sich gut an, erfolgreich zu sein. Sie wirft sich im Spiegel einen Kuss zu und läuft los ins neue Szenelokal, wo sie doch wahrhaftig einen Tisch bekommen hat, als sie sagte, wer sie ist.

»Du siehst Bombe aus, Elli«, sagt Luisa. Ihre schöne Freundin Lulu, die sie schon aus dem Sandkasten kennt und die sie als Einzige noch *Elli* nennt. Sofort muss Elena an all die Jahre denken, in denen die Jungs immer nur zu Luisa schauten. Luisa bekam die Schaufeln im Sandkasten, die Süßigkeiten im Bus, die Liebesbriefe in der Schule, und natürlich hatte Luisa zuerst einen total süßen Freund. Seit Elena denken kann, stand sie in ihrem Schatten, und darunter hat sie ein Leben lang gelitten. Obwohl Lulu das nie raushängen ließ und ihr immer zu verstehen gab, dass zumindest *sie* Elena wunderschön findet. Sie kann gar nicht sagen, wie hoch sie ihrer Freundin das anrechnet. Aber ja, es tat weh, immer das dicke Anhängsel zu sein. Elenas Mutter versuchte oft, sie zu trösten, machte es dadurch aber nur noch schlimmer: »Luisa ist vielleicht hübscher und dünner als du, aber dafür bist du klüger. Das mögen die Jungs gerade noch nicht so sehen, aber spätestens im Studium ziehst du an ihr vorbei.« Als ginge es um Luisa. Als ginge es um Konkurrenz. Als ginge es nicht um diese himmelschreiende Ungerechtigkeit, dass Aussehen eine so entscheidende Rolle spielt. Es war so präsent, dass es sich sogar zwischen zwei Freundinnen stellte, die einander so sehr lieben wie Lulu und sie. Aber nicht mehr. Elena fühlt sich jetzt mindestens so schön wie Luisa. Vielleicht sogar schöner. Das beruhigt sie – und ein bisschen Genugtuung verschafft es ihr auch.

»Danke, Süße. Lass uns feeeeeiiiern!« Sie bestellen sich ein Glas Champagner und stoßen an. Die Kellnerin will ein Selfie mit Elena machen. Solche Momente überraschen sie nach wie vor. Auf offiziellen Events oder Shootings ist klar, dass sie im Mittelpunkt steht. Aber privat fühlt sie sich oft unsichtbar. Wenn sie in der Stadt unterwegs ist oder in Restaurants sitzt, hat sie nach wie vor das Gefühl, Beobachterin zu sein, nicht wahrgenommen zu werden. Als wäre ihr System noch nicht im Jetzt angekommen. Deshalb ist sie immer kurz irritiert, wenn sie jemand anspricht und sie zur Akteurin macht, ihr Bedeutung verschafft. Klick. »Danke, dass du mir folgst. Tagge mich mal, dann teil ich das.« Sie umarmt die Kellnerin und haucht ihr ein Küsschen zu.

Danach beschließen die beiden Freundinnen, einfach alles zu bestellen, worauf sie Lust haben: gedämpfte Teigtaschen, frittiertes Hähnchen, Tempura-Garnelen, Reisbällchen und Udon-Nudeln mit Erdnusssauce. Elena filmt einmal quer durchs Restaurant und übers Essen, filmt sich und Lulu, wie sie mit dem Schampus anstoßen. Sie lächelt und versucht, ihr bestes Leben zu genießen, doch im Kopf beginnt sie schon damit, den nächsten Post zu planen: morgen früh schneiden, dann texten, könnte so in die Richtung gehen: »Wenn du was zu feiern hast, dann feiere es. Es ist überhaupt nicht schlimm, wenn du mal nicht auf deine Makros kommst und Pasta oder so geile frittierte Garnelen isst. Du musst deine Routinen nicht jeden Tag sklavisch einhalten, das mach ich auch nicht.« Ja, so in der Art, sie macht sich schnell ein paar Stichpunkte in ihre Notes-App, dann schaut sie endlich ihre Freundin an.

»Lass uns essen, Lulu.«

Schon ein bisschen kalt, aber so unfassbar lecker. Elena isst schnell, sie trinkt schnell. Nach dem ersten Glas Schampus hat sie Lust auf ein zweites. Ist ja immerhin ein ziemlich besonderer Tag. Nach dem zweiten Glas lässt sie sich ein drittes kommen, danach wirft sie noch mal einen Blick in die Karte, um sich die Desserts anzuschauen. Nur anschauen. Wobei – komm, jetzt ist es eh schon egal. Sie bestellt Schokoladenkuchen, Crème brûlée und Brotpudding. Als die Süßigkeiten kommen, nippt Luisa noch immer an ihrem ersten Glas Champagner, Elena ist beim vierten und isst den Nachtisch fast allein auf, weil Luisa längst satt ist. Elena ist schlecht, als die beiden das Restaurant verlassen. Aber sie wollen ja noch tanzen gehen. Also rein ins Taxi, rein in den Club, noch ein paar Shots, ab zum Dönerladen, weil jetzt wirklich *alles* egal ist, rein ins Taxi, rein ins Bett.

Am nächsten Morgen fühlt sie sich besiegt. Die Waage zeigt zwei Kilo mehr an als gestern, ihr Kinn kribbelt nicht nur, es zwickt richtig. Da ist ein neuer Monsterpickel im Anmarsch. Noch ist er unterirdisch, aber im Laufe des Tages wird der Eiter zu sehen sein. Morgen ist das Treffen mit dem Investor. *Fuck*. Sie prügelt sich an die Luft und läuft eine Stunde. Es ist eine Tortur. Eigentlich liebt sie Ausdauertraining mindestens genauso sehr, wie sie Kraftsport liebt, aber mit Kater macht das alles keinen Spaß. Zu Hause wird ihr schwindelig, und sie muss sich kurz hinsetzen. *Diggi, jetzt reiß dich mal zusammen. Wer so abgehen kann, der kann jetzt auch durchziehen*. Sie zwingt sich auf die Beine, geht eiskalt duschen und postet danach eins von den Meal-Prep-Videos, das sie für alle Fälle aufgenommen hat. Eine alte Gym-Sequenz findet sie auch noch. Für genau solche Tage waren die gedacht, an denen sie sich einfach nicht filmen könnte, weil sie so fertig aussieht. Sie lässt ihren Kopf auf den Tisch sinken. Was war das gestern? Was ist das für ein Biest in ihr? Sie weiß es nicht, aber ganz offensichtlich muss sie es zügeln. Muss das mit dem Trinken reduzieren. Kommt der Alkohol, geht die Kontrolle. Und manchmal soll die ja sogar gehen. Manchmal will sie sie verlieren. Kurz mal alles nicht so ernst nehmen müssen.

Aber nicht so. Nicht so maßlos. Auf dem Handy erscheint eine Nachricht von Luisa:

Noch mal herzlichen Glückwunsch, Elli. Ich wünsche dir allen Erfolg dieser Erde. Aber pass auf dich auf, okay? Der Druck ist jetzt schon hoch, und ich fürchte, mit diesem Investor steigt er noch mal an. 🦈🦈 😬

Elena sieht, wie Luisa noch etwas schreibt.

Und trink nicht so viel, sonst laufen dir deine Fans noch davon. 😉🤪

Elena zögert kurz, dann markiert sie die Nachricht mit einem lachenden Smiley.

Stigma und das Märchen von »selbst schuld«

Es gibt kaum eine medizinische Angelegenheit, die Betroffene so lange leugnen wie Alkoholprobleme. Und wenn sie sie nicht mehr leugnen können, verheimlichen sie sie meistens noch ziemlich lange. »Alkoholproblem«, das klingt nach Ausschluss und Versagen, dieses Wort bringt Scham mit sich. Die Gründe hierfür sind vielschichtig. Zum einen schämen Betroffene sich für all die Dinge, die sie tun und lassen, weil sie ein Alkoholproblem haben. Zum anderen, und hierum wird es nun gehen, schämen sie sich dafür, überhaupt ein Problem entwickelt zu haben. Sie denken, das sei ihre Schuld. Das ist auch das, was die Mehrheit der Bevölkerung aktuell noch denkt: Rund 80 Prozent gehen davon aus, dass Menschen mit Alkoholabhängigkeit für ihre Erkrankung selbst verantwortlich sind. Nur etwa 20 Prozent meinen das bei Depressionen, nur etwa 10 Prozent bei Schizophrenie. Dies ist einer von vielen Befunden des Sozialpsychiaters Georg Schomerus von der Universität Leipzig.

Diese Schieflage geht vor allem auf das sogenannte *Eigenverantwortungsnarrativ* zurück. Also auf die Annahme, dass wir lernen müssten, »verantwortungsvoll« mit Alkohol umzugehen. Narrative sind Erzählungen, die sich ins kulturelle Gedächtnis eingebrannt haben. Bilder und Leitsätze, an denen sich Bevölkerungen orientieren. Sie dienen dazu, ein Interpretationsmuster dafür vorzugeben, wie wir bestimmte Tatsachen verstehen sollen. Der Wahrheitsgehalt steht bei Narrativen nicht im Vordergrund. Es handelt sich immer um Konstruktionen, die allerdings so gängig sind, dass wir sie lange nicht hinterfragen. Das Narrativ vom »verantwortungsvollen Trinken« klingt harmlos, klingt nach Selbstbestimmung und Ratio. Aber starke Verbreitung und allgemeine Akzeptanz machen Parolen wie diese eben noch lange nicht richtig.

Im Gegenteil. Die starke Verbreitung von Alkohol in der westlichen Welt führt dazu, dass verhältnismäßig viele Menschen ein Problem damit entwickeln. Allein in Deutschland haben gemäß den AUDIT-Kriterien neun Millionen Erwachsene im Alter zwischen 18 und 64 Jahren ein Alkoholproblem, also mindestens jeder Fünfte. Statistisch betrachtet sind das sechs pro Schulklasse, zwei pro Fußballmannschaft, eine pro Zugabteil. Eine repräsentative Befragung aus den USA zeigt zudem: Wenn wir den Blick auf die Gesamtdauer des Lebens richten, dann entwickelt etwa jede vierte Frau zumindest zeitweise ein Problem mit Alkohol, bei Männern ist es gut jeder Dritte. Alkoholprobleme sind ein Massenphänomen, und diese Zahlen offenbaren, wie falsch die Annahme ist, Menschen trügen selbst Schuld daran. Das Eigenverantwortungskonstrukt hält einer näheren Prüfung nicht stand, weil es das Abhängigkeitspotenzial der Droge einfach ausklammert – und die Tatsache, dass die Wirkung von Alkohol ja genau jene ist, Kontrolle und Eigenverantwortung zu schwächen. Die einzige Möglichkeit, Alkohol verantwortungsvoll zu konsumieren, liegt darin, gar nicht erst damit anzufangen, erst recht nicht mit 12, 13, 14 oder 15 Jahren, wo niemand von uns die volle Verantwortung für seine Handlungen übernehmen kann. Trinken bedeutet immer das Risiko, abhängig zu werden, weil Alkohol mit jedem Konsum unsere Motivation steigert, wieder Alkohol zu konsumieren. Wer einmal anfängt, verliert von Drink zu Drink ganz langsam die Kontrollfähigkeit über den Konsum. So läuft das bei abhängig machenden Drogen. Bei der einen geht es schneller, bei dem anderen langsamer. Schützen kann sich davor niemand, auch nicht durch die Illusion von Verantwortungsbewusstsein.

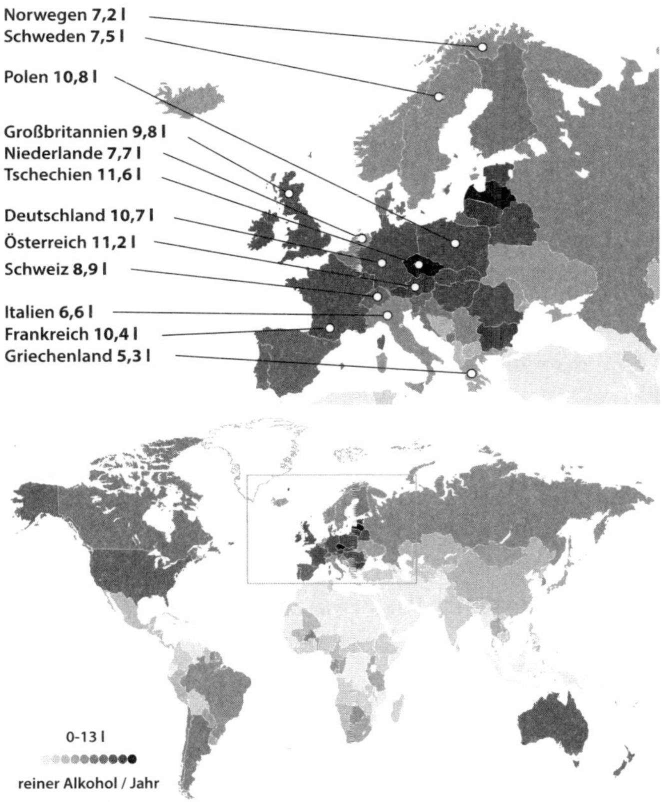

Diese Grafik zeigt, wie viel Reinalkohol Menschen ab 15 Jahren im Durchschnitt pro Jahr trinken. Sogar innerhalb der Hochkonsumregion Europa zählen Deutschland und Österreich zu den Hochkonsumländern. Der weltweite Durchschnittskonsum liegt bei 5,5 Litern.

Wenn du Glück hattest, hat dich deine Lebenssituation davor bewahrt, regelmäßiges Trinken als Normalität zu betrachten, zum Beispiel, weil du Hobbys hattest, zu denen Trinken nicht passt. Oder weil du Freundinnen hattest, die wenig oder Vorbilder, die gar nicht getrunken haben. Oder weil dir das Gefühl, betrunken zu sein, nicht gefiel. Den meisten Kindern und Jugendlichen in Deutschland ging und geht es allerdings anders. Sie beobachten und lernen, dass es wichtig ist, Alkohol zu konsumieren, um dazuzugehören, etwas zu zelebrieren, Party zu machen, sich zu entspannen, Spaß zu haben, sich etwas zu gönnen, abzuschalten. Sie bekommen also beigebracht, diese Droge regelmäßig zu nehmen, sollen dann aber selbst schuld daran sein, wenn sie ein Problem damit entwickeln. Diese Logik geht nicht auf. Und in der Folge führt sie dazu, dass Betroffene, die Menschen um sie herum und unsere komplette Gesellschaft Alkoholprobleme verdrängen und verleugnen. Was wiederum zur Folge hat, dass sich aus leichten Alkoholproblemen häufiger als nötig schwere Alkoholprobleme entwickeln. Und die will wirklich niemand haben. Denn dann beginnt die Ausgrenzung.

Der Fachbegriff, der dahintersteht, lautet *Stigmatisierung*. Darunter verstehen Fachleute einen Prozess, an dessen Ende die Ächtung von gewissen Gruppen steht. Am Anfang bilden sich Stereotype, also Vorstellungen davon, wie bestimmte Menschen sind. Bei Menschen mit Alkoholproblem lautet dieser Stereotyp: charakterschwach, willensschwach, unzuverlässig, gewalttätig, verwahrlost und, natürlich, selbst schuld. Aus diesen Zuschreibungen entwickeln sich Vorurteile, aus denen wiederum emotionale Reaktionen entstehen wie Ablehnung, Abwertung oder Angst. Daraus wiederum können sich konkrete Handlungen ergeben. Am Ende dieses Prozesses steht Diskriminierung, also die Benachteiligung einer Gruppe aufgrund bestimmter Merkmale. So funktioniert Stigmatisierung. Für die Alkohollobby rechnet sie sich. Warum das so ist, erklärte der oben bereits erwähnte Sozialpsychiater Georg Schomerus in einem Interview im Nüchternheits-Podcast *SodaKlub*. Schomerus beschäftigt sich seit vielen Jahren mit der Stigmatisierung psychischer Erkrankungen und gilt hierzulande als *der* Stigmaforscher. In dem Interview sagt er zum Zusammenhang zwischen Stigma und dem gebetsmühlenartig vorgetragenen Narrativ der Alkohollobby vom »verantwortungsvollen Konsum«:

»Alle, die trinken und meinen, sie hätten kein Problem damit, die werden gestärkt. Die bauchpinselt man, dass sie ja so verantwortungsvoll sind und voll die Kontrolle haben. Dass das ja Genuss ist und Lebensqualität und Kultur. Da wird alles genutzt, von der Obstbaumwiese bis zum Grundnahrungsmittel, um Alkohol zu verharmlosen. Und dann wird schamlos die gar nicht so kleine Minderheit derjenigen, die ein Problem hat, einfach vor den Bus geschmissen, ohne mit der Wimper zu zucken. Dass man das machen kann, ist ein Ergebnis von Stigmatisierung.«

Die Ausgrenzung, die am Ende von Stigmatisierung steht, ist für Betroffene qualvoll, weil Zugehörigkeit zu den Grundbedürfnissen von uns Menschen zählt. Vor diesem Hintergrund ist es verständlich, dass du erst einmal sämtliche Register ziehst, bevor du dir deinen Alkoholkonsum anschaust.

Vielleicht bestückst du deinen Terminkalender mit Yoga, Persönlichkeitsentwicklungsseminaren, dem Gang zum Wochenmarkt und Sport – und verzweifelst, weil sich nichts Grundlegendes verbessert. Du ahnst, dass du dir die eine Sache anschauen müsstest, die du dir abends ins Glas gießt, aber die Konsequenzen jagen dir zu viel Angst ein. Vielleicht sagst du auch Sätze wie:

»Ich behandle mit Alkohol meine Depression«, weil das noch immer besser klingt als: »Ich trinke, deswegen bin ich depressiv.« Vielleicht rümpfst du die Nase über betrunkene Obdachlose oder lästerst ab über Bekannte, die sich offensichtlich schon nicht mehr »im Griff« haben – und verschaffst dir damit zwei Sekunden Erleichterung, bevor deine innere Stimme wieder fragt: und du?

Sabine, 63 | Babyboomer | Von schlechter Gewohnheit zum Problem

Sabine parkt ihren SUV vor dem Supermarkt. Sie riecht, wie sie den Alkohol ausdünstet. Sie weiß, dass sie stinkt und dass sie jämmerlich aussieht. Alles an ihr ist angeschwollen und überdimensioniert, wie eine entzündete Beule fühlt sie sich. Alles ist zu viel. Und doch fühlt es sich nach so wenig an. Gott sei Dank ist ihr das meistens egal. Im Grunde fühlt sie kaum noch etwas, als hätte jemand das Leben aus ihr herausgesaugt. Heute Nacht hat Werner zum ersten Mal im Gästezimmer geschlafen. Er sagte, sie würde schnarchen, und das störe seinen Schlaf zu sehr. Und Schlaf sei ja so unheimlich wichtig für die Gesundheit.

Sie kann es echt nicht mehr hören.

Mit schweren Schritten schlurft sie zum Eingang. Davor sitzen ein paar Jugendliche und trinken Bier. Sie sind laut und lachen. Einer der Jungen sieht Sabine und steht auf. Er torkelt.

»Hey, gnädige Frau, haben Sie vielleicht ein paar Euro für uns? Wir wollen noch ein bisschen Nachschub holen.« Er wackelt mit der Bierflasche in seiner Hand.

Sabine verengt die Augen und mustert den Jungen mit Abscheu. So ein Pack. Arbeiten gehen sollten die, stattdessen lungern die herum.

»Schämt ihr euch nicht? Euch mitten am Tag schon so zu besaufen? Kein Wunder, dass eure Generation nichts auf die Reihe kriegt.«

Der Junge lacht. »Ach ja, und was ist mit dir? Warum bist du denn so oft hier? Weiß doch jeder, dass du nicht nur Haferflocken kaufst.«

Sabine erstarrt. Ihre Wangen röten sich vor Zorn und Scham. Sie reißt ihre Handtasche auf, kramt hektisch nach ihrem Geldbeutel und wirft den Jugendlichen ein paar Münzen vor die Füße.

»Nehmt das verdammte Geld und haut ab.« Dann dreht sie sich um und läuft zurück zum Auto. Heute fährt sie zum Einkaufen woanders hin.

Warum stigmatisieren wir?

Ist es der Versuch, Menschen durch moralischen Druck wieder zu integrieren? In manchen Köpfen geistert dieses Argument herum, dass Scham und Stigma ja auch etwas Gutes hätten. Dass ausgestoßen zu werden, fallen gelassen und bestraft zu werden, ja etwas Disziplinierendes hätte. Die Datenlage bestätigt das nicht. Wenn Stigmatisierung wirksam wäre, müssten wir in Gesellschaften, die stärker stigmatisieren, weniger Problemkonsumierende und Alkoholabhängige vorfinden, aber das Gegenteil ist der Fall. So geht in Skandinavien die geringste Stigmatisierung von Menschen mit Alkoholproblemen mit weniger Alkoholproblemen einher. Pseudopädagogische Drohszenarien führen bei Betroffenen nicht dazu, dass sie an ihrem Konsum etwas verändern. Sie führen vielmehr in die Heimlichkeit, zu Selbstabwertung und dazu, dass Alkoholprobleme sich verlängern und verschlimmern.

Vielleicht stigmatisieren wir auch, weil es zu schmerzhaft wäre, anzuerkennen, dass wir mit unseren kulturellen Gepflogenheiten Mitglieder unserer Gesellschaft in die Sucht treiben – durch den Gruppendruck, der dadurch entsteht. Denn leugnen und Betroffene zu beschuldigen, ist natürlich einfacher und weniger schmerzhaft, als sich empathisch einzufühlen und die Not wahrzunehmen. Einfacher im Sinne von: um sich unbewusst selbst zu schützen vor diesen intensiven, negativen Emotionen. Es spart Energie, zu sagen, »aber es hat dich ja niemand gezwungen, die Flasche zu kaufen, den Wein zu trinken, den Sport zu vernachlässigen«. Zack, negative Gefühle und Verantwortung abgewälzt. So brauchen wir uns nicht die große Frage zu stellen – wie falsch gehen wir eigentlich mit Alkohol um? Womit wir zur dritten Hypothese kommen.

Denn Stigmatisierung kann auch der Versuch sein, die eigenen und kollektiven Trinkgewohnheiten zu schützen. Und vielleicht sogar das eigene Alkoholproblem. Wegschauen und stigmatisieren ermöglicht es, dich zu beruhigen und dir vorzumachen, du seist sicher. Wenn du damit aufhören würdest, diejenigen auszugrenzen, die augenscheinlich ein Problem haben, und damit anfangen, den Alkoholkonsum an sich zu hinterfragen, dann müsstest du dich mit deinem eigenen Konsum beschäftigen. Wenn Abhängige keine charakterschwachen Kreaturen sind, wenn wir anerkennen, dass Sucht nicht zwischen starken und schwachen, guten und schlechten Menschen unterscheidet und es tatsächlich jeden treffen kann, dann trinkt sich der Rotwein natürlich auch nicht mehr ganz so bedenkenlos.

Folgen der Stigmatisierung

Was wichtig ist zu verstehen: Stigmatisierung schadet nicht nur den Betroffenen, sie schadet der ganzen Gesellschaft.

Bei Betroffenen führt sie dazu, dass sich ihr Alkoholproblem unnötig in die Länge zieht und verschlimmert. Dabei gilt: Je früher wir Menschen helfen können, je früher sie sich helfen lassen, desto besser – und desto günstiger für die Solidargemeinschaft. Zudem fangen Betroffene durch Stigmatisierung an, sich selbst abzuwerten und zu hassen.

Zum einen natürlich, weil ihr Alkoholkonsum sie Dinge tun lässt, die sie nicht tun wollen. Zum anderen aber eben auch, weil sie denken, sie selbst trügen Schuld an ihrem Schicksal. Stigmatisierung schafft somit eine zusätzliche Leidensebene, die den Selbstwert zerschmettert und den Behandlungserfolg behindert. Wer sich selbst für inkompetent und charakterschwach hält, gibt auch eher auf, traut sich wenig zu, zieht sich zurück. Wer es hingegen schafft, aus der Selbstabwertung herauszufinden, hat größere Chancen, abstinent zu werden und zu bleiben. Das ist möglich, erfordert aber zusätzliche Ressourcen.

Und das ist noch nicht alles. Stigmatisierung trifft auch vermeintlich Unbeteiligte. Auf einer Kooperationstagung der Bundesärztekammer und der Deutschen Hauptstelle für Suchtfragen erzählte eine Ärztin vom Ehemann einer ihrer Freundinnen. Der sackte nach einem Volksfest wegen einer Hirnblutung an einer Bushaltestelle bewusstlos in sich zusammen. Niemand half, weil die meisten Passanten automatisch dachten, *selbst schuld, der hat halt zu viel getrunken*. Erst Stunden später rief jemand den Rettungswagen. Aber die Hilfe kam viel zu spät. Der Mann überlebte noch zwei Wochen auf der Intensivstation, dann starb er.

Jamila, 38 | Gen Y | Erst half er ihr dazuzugehören – dann isolierte er sie

Ihr Schwiegervater scherzt gern: »Das Rezept beginnt mit einem Glas Wein für den Koch.« Jamilas Rezept beginnt mit einem Glas Gin für die Köchin, seit ein paar Monaten zumindest. Heute beginnt das Rezept mit den unausgepackten Einkaufstüten im Flur und Jamila noch im Mantel vorm Kühlschrank. Sie trinkt den ersten Schluck und fühlt sich ruhiger. Alkohol schien lange ihr Schmiermittel zu sein. Er erleichterte ihr die Rollenwechsel von unterbezahlter Fachkraft zu Mutter einer kleinen Tochter zu Ehefrau eines patriarchalen

Mannes zu Frau mit tunesischen und deutschen Vorfahren zu Tochter eines muslimischen Vaters. Er glättete die inneren und äußeren Konflikte, die sich aus alldem ergeben. Im Physikunterricht hat sie gelernt, dass Schmierstoffe dazu da sind, maximale Kraftübertragung bei minimaler Reibung zu ermöglichen. Dieses Bild gefiel ihr. Nur in letzter Zeit scheint der Vergleich zu hinken. Denn der Zweck von Schmiermitteln liegt darin, Maschinen zu pflegen und sie vor dem Verschleiß zu schützen. Jamila fühlt sich aber nicht gepflegt, sie fühlt sich verschlissen, aufgerieben. Noch fremdbestimmter als ohnehin schon. Wann ist das passiert? Vielleicht war es der Tag, an dem sie schon beim Kochen mit Gin anfing, vielleicht war es der Abend, an dem sie drei Gläser trank, obwohl es ein Dienstag war. Vielleicht ist es heute. Sie trinkt noch einen Schluck. Sie liebt dieses Gefühl, betrunken zu sein. Und sie hasst es. Das war von Anfang an so.

Bei Männern duldet ihre muslimische Community, wenn sie Alkohol trinken. Da ist das okay. Streng genommen natürlich nicht, aber da schauen sie weg. Bei Frauen ist das anders. Da werden sie hart: »Die hat sich nicht im Griff, die trinkt Alkohol, was für eine Schande!« Auch diese Doppelmoral macht sie wütend. Jamila geriet in ihrer Pubertät in einen Zwiespalt aus Rebellion und Schuldgefühl. Auf der einen Seite verbrachte sie Zeit mit ihren muslimischen Freundinnen, die ähnlich strenge Eltern hatten, gar keinen Alkohol tranken und um 18 Uhr zu Hause sein mussten. Auf der anderen Seite zog es sie zu ihren »coolen« Freundinnen, die mit 14 wie selbstverständlich Alkopops und Marlboro lights vor ihren Eltern auspackten. Sie wollte so gern eine von ihnen sein, so gern auch cool sein. Und ihr Vater wollte doch, dass sie sich integrierte! So rechtfertigte sie den ersten Schluck bei Melanie zu Hause. Die Hassliebe begann. Denn ja, die Wut kühlte ab, und Jamila wurde Teil der Clique. Doch schon während sie betrunken war, fühlte sie sich auch schlecht. Sie hat sich nie komplett wohl damit gefühlt. Bereits auf den Partys donnerte die Stimme ihres Vaters durch ihren Kopf: »Du machst gerade etwas ganz, ganz Böses.« Wenn sie am nächsten Morgen aufwachte, wurde seine Stimme noch lauter: »Sieh dich an! Nur Schlampen trinken, das ist ekelhaft. Frauen müssen sich unter Kontrolle haben.« Nirgendwo gehörte sie so richtig hin.

Als ihre coolen Freundinnen in Australien Work and Travel machten und Chrissi anfing, BWL zu studieren, begann sie ihre Lehre als Notarfachangestellte. Ihr Vater war stolz auf sie. Nun stand sie da in ihrem Blazer und ihren Pumps, genauso steif wie ihr Umfeld, war freundlich und fleißig. Fromm war sie nicht. Zumindest glaubte sie nicht so richtig an Gott. Fürchten tat sie ihn dennoch. Als ihre Lehre vorbei war, studierte Chrissi noch immer. Er hatte es nicht eilig, und Jamila beschlich das Gefühl, dass ein Studium für ihn gar nicht so passend ist. Sie ging einkaufen von ihrem Lohn, stellte ihm morgens sein Frühstück hin und kochte abends etwas Frisches. Sie putzte die Wohnung und reparierte, was kaputtging. Er ging aus, machte Party.

Eines Nachts kippte er sturzbetrunken in die Wohnung und kotzte in die frisch gewischte Diele. Als sie ihn am nächsten Morgen darauf ansprach, dass er mal lieber lernen sollte, anstatt zu feiern, entgegnete er: »Das ist wichtig fürs Netzwerk, Jamila.«

»Weil Leistung nicht so dein Ding ist, ne, Chrissi?«

»Ruhig, Brauner.«

»Wie bitte?!«

»Das ist ein Zitat aus einer Wagner-Oper, beruhig dich.«

»Es klingt rassistisch.«

»Nicht das schon wieder, Jamila. Es nervt.«

Sie hatte das Gefühl, innerlich zu verbrennen. Diese Mikroaggressionen, dieser Mann mit seinen Privilegien, seinen Ansprüchen und seinem Gehabe, diese Wand, gegen die sie tagtäglich rannte und die er noch nicht mal sah. Ihre Wut brodelte. Wortlos ging sie in die Küche und schenkte sich ein Glas ein. Dann ging's. So ging es lange. So ging es, dass sie ihn nach außen hin als den großen Versorger dastehen ließ, obwohl sie das Geld verdiente. So ging es, dass sie für ihn ein weißes Brautkleid anzog und sich unter ein Kreuz kniete, bevor sie ihm das Jawort gab. So ging es, dass sie sich dazu überreden ließ, ihre Tochter auf den Namen Amalie taufen zu lassen – nicht französisch ausgesprochen, sondern so wie Dahlie. Deutscher geht es kaum, aber mit ihrem Schmierstoff ging sogar das.

Wobei sich mit der anstehenden Taufe etwas in ihr verschob. Ein paar Wochen davor fing Jamila an, Amalie heimlich Amela zu nennen, das arabische Wort für Sehnsucht. Und für Hoffnung. Es war das erste Mal, dass sie ihren inneren Widerstand artikulierte. Und seitdem fällt es ihr schwer, ihn zu unterdrücken. Beim Taufgespräch warf sie ein, sie würde als Taufspruch gern nehmen: »Mit 14 kannst du wieder austreten.« Als sie mit dem Baby schließlich zum Taufbecken schritt, verzog sie ihr Lächeln zu einer Fratze mit weit aufgerissenen Augen. Sie wusste, dass sie Chrissi damit den Moment versaute, und genau das wollte sie erreichen. Er rächte sich, indem er seine konservativen Wertvorstellungen immer stärker durchsetzte. Dass sie wieder arbeiten gehen darf, ficht sie in endlosen Diskussionen durch, aber sie muss Amalie um

Punkt 13 Uhr vom Kindergarten abholen. Sie darf sie nicht in die Nachmittagsbetreuung bringen, weil eine gute Mutter das in Chrissis Augen nicht macht. Jamila regt das auf. Sie mag die Erzieherinnen, hält viel von ihnen. Mit Sicherheit sind es bessere Pädagoginnen als sie, die ständig rumbrüllt und weint. Es würde ihr so viel Stress ersparen, wenn sie zwei, drei Stunden länger Zeit hätte, vielleicht ja sogar mal eine Stunde nur für sich. Aber Tradition ist der Status quo. Will sie etwas anders haben, muss sie bis zur Erschöpfung kämpfen. Ihre Sicht der Dinge zählt erst dann etwas, wenn sie Chrissi die Pistole auf die Brust setzt. Dafür fehlt ihr mittlerweile die Kraft. Außerdem hätte diese Nachmittagsbetreuungsfrage das Zeug, ihre Ehe zu zerstören. Dann hätte sie Schwarz auf Weiß, dass sie als Mensch gescheitert ist. Dass sie wirklich nicht dazugehört. Sie ist noch nicht bereit, diesen Traum zu verlieren.

Als Chrissi nach Hause kommt, versteckt sie das Ginglas im Kühlschrank. Sie kann zwar nicht mehr scharf sehen, aber sie erkennt es sofort in seinem Blick. Er will Sex. O nein. Er umarmt sie und begrapscht ihre Brüste. Sie ekelt sich so sehr vor ihm.

»Ich muss noch aufräumen, Chrissi.«

»Ist die Kleine schon im Bett?«

»Ja.«

Er grinst. Dann fasst er in ihre Locken und dreht sie um.

»Chrissi, nein, bitte …«

»Ruhig, ruhig, mein Schatz.«

Er presst ihren Oberkörper auf die Ablagefläche, während er ihre Leggins runterreißt. Sie wehrt sich kurz, dann hat sie sich wieder im Griff und lässt ihren Kopf auf die Kunststofffläche sinken. Da, wo sie eben noch Paprika für Amalie geschnitten hat, liegen noch ein paar Kerne. Es bringt nichts, sich zu wehren. Dann käme er heute Nacht, dann käme er morgen früh, dann käme er morgen Abend, dann ließe er sie nicht in Ruhe, würde ständig ihre Nähe suchen, sie anstarren, betatschen und befummeln. Lieber einfach hinter sich bringen. Lautlos tropfen die Tränen von ihrer Wange. Als er schneller wird, donnert ihr Kopf gegen die Steckdosenleiste. Aber sie spürt es nicht. Sie ist nicht mehr da.

Geschlecht und sexuelle Übergriffe

Die einen peitscht Alkohol auf, die anderen lähmt er. Aggressive Menschen macht er noch gefährlicher. Sie können Informationen nicht mehr korrekt verarbeiten und verlieren die Fähigkeit, Situationen richtig zu lesen. Daher empfinden sie Worte, Blicke und Handlungen oft völlig unbegründet als provozierend oder beleidigend. Gleichzeitig geraten sie in eine Art Tunnelblick, der die Gefühle anderer und mögliche Konsequenzen ihrer Handlungen ausklammert. Sie reagieren über, weil Alkohol ihre Emotionsregulation stört. Das tut er auch bei eher defensiven Menschen, aber da hat das andere Folgen. Die fehlende Informationsverarbeitung führt auch hier dazu, dass du Situationen nicht richtig lesen kannst. Deine Gefahrenanalyse funktioniert nicht mehr, und die angstlösende Wirkung vom Alkohol wird dir zum Verhängnis. Angst warnt dich, Angst schlägt dich in die Flucht, Angst lässt dich kämpfen. Diese Schutzmechanismen verlierst du unter Alkoholeinfluss. Triffst du auf gewalttätige Gegenspieler, erhöht sich die Wahrscheinlichkeit, dass du Opfer von Übergriffen wirst. Statistisch betrachtet lassen sich bei diesem Sachverhalt grob zwei Gruppen unterscheiden: Männer und Frauen. In unserer Gesellschaft werden Frauen eher zu Opfern, Männer eher zu Tätern. Auch Männer werden Opfer enthemmter alkoholisierter Täter. Aber selten enthemmter alkoholisierter Täterinnen. Die soziale Last des Alkohols ist nicht geschlechtergerecht verteilt. Frauen müssen auf vielen Ebenen ungleich größere Folgen tragen.

Das biologische Geschlecht

Aber wie können wir »Mann« und »Frau« eigentlich definieren? Wenn du jetzt aus deiner Haustür gehst und dir die Menschen anschaust, die dir begegnen, dann kannst du Frauen und Männer anhand einer erlernten physiologischen und sozialen Mustererkennung relativ zielsicher voneinander unterscheiden. Wichtig zu verstehen ist dabei, dass es sich hier nicht um einen kategorialen Unterschied handelt, sondern um einen dimensionalen. Also es geht nicht um Apfel oder Birne, sondern um mehlig oder knackig, süß oder sauer, groß oder klein, symmetrisch oder krumm, feminin oder maskulin. Im Durchschnitt beobachten wir, dass gewisse Merkmale bei Männern etwas anders ausgeprägt sind als bei Frauen:

Statistisch betrachtet wiegen Frauen weniger, haben einen höheren Fett- und geringeren Wasseranteil im Körper. Männer haben statistisch betrachtet einen höheren Testosteronspiegel, eine höhere Impulsivität und Risikobereitschaft, einen dickeren Bauch, dünnere Haare und eine kürzere Lebenserwartung. Aber dabei handelt es sich eben nicht um einen grundsätzlichen Unterschied, sondern um Durchschnittswerte mit zahlreichen Überschneidungen. Menschen in *weiblich* und *männlich* zu unterteilen, ist daher ein grobes Raster, innerhalb dessen es sowohl harte als auch fließende Übergänge gibt. Das gilt sowohl fürs biologische als auch fürs soziale Geschlecht. Das biologische Geschlecht, in der Fachwelt auch als *Sex* bezeichnet, bezieht sich auf die Merkmale, die die Natur dir mitgegeben hat. Das soziale Geschlecht, *Gender*, ist erlernt.

Die harten Übergänge beim biologischen Geschlecht betreffen in erster Linie die *Chromosomen*, also die Erbanlagen unserer Körperzellen, die aus stark komprimierter DNA bestehen. Frauen haben üblicherweise zwei X-Geschlechtschromosomen (XX), Männer ein X- und ein Y-Chromosom (XY). Aber bereits hier gibt es mehr Möglichkeiten als diese beiden, zum Beispiel Frauen mit einem Turner-Syndrom, die nur ein X-Chromosom (X0), oder Männer mit einem Klinefelter-Syndrom, die zwei X- und ein Y-Chromosom (XXY) tragen. In beiden Fällen ist insbesondere ab der Pubertät die Produktion der Geschlechtshormone stark eingeschränkt, weil die Eierstöcke beziehungsweise die Hoden nicht voll funktionsfähig sind. Sowohl im Erscheinungsbild als auch in der Selbstwahrnehmung empfinden sich *Turner-Frauen* meist als weiblich und *Klinefelter-Männer* als männlich. In der Pubertät wird oft eine Behandlung mit Geschlechtshormonen durchgeführt.

Diese chromosomale Ebene ist eine kategoriale. Je nach Anzahl deiner X- und Y-Chromosomen fällst du also in eine dieser vier chromosomalen Kategorien. Interessanterweise definieren wir unsere Geschlechtsidentität aber nur bedingt aufgrund unseres Chromosomensatzes, denn wer kennt den schon? Es kommt also noch eine weitere biologische Ebene zum Tragen, die über unsere Geschlechtsidentität entscheidet: der sogenannte *Phänotyp*, also die von der Natur aus mitgegebenen, äußerlich erkennbaren Beschaffenheiten von Menschen. Phänotypen sind nicht kategorial, sondern dimensional, weil dein Hormonspiegel über die Ausprägung von primären und sekundären Geschlechtsmerkmalen entscheidet, also vereinfacht gesagt darüber, ob du aussiehst wie ein Mann oder wie eine Frau. Hier spielt eine Rolle, wie du mit Geschlechtshormonen wie Östrogen oder Testosteron ausgestattet bist – und hier sind die Übergänge fließend, deshalb *dimensional*. Das kann sich darin äußern, dass manche Frauen »männlicher« aussehen als andere oder manche Männer »weiblicher«. Im Extremfall zeigt sich das zum Beispiel in der sogenannten *Andro-*

genresistenz. Androgene ist der Überbegriff für männliche Geschlechtshormone wie Testosteron. Eine Resistenz kann schließlich dazu führen, dass ein Körper verschiedene biologische Geschlechtsmerkmale ausbildet, zum Beispiel sowohl Brüste als auch Hoden.

Das soziale Geschlecht

Die primären Geschlechtsmerkmale wie Vulva oder Penis entscheiden in den meisten Fällen darüber, wie andere dich von Geburt an behandeln, später die Brust, die Stimmlage, die Behaarung oder der Körperbau. Daraus wiederum geht in den meisten Fällen hervor, welchem Geschlecht wir uns zugehörig fühlen. Aber auch hier sind die Übergänge fließend. Denn auch beim sozialen Geschlecht gilt: Die binäre Unterteilung in *weiblich* und *männlich* ist eine oberflächliche, vielmehr sind *weiblich* und *männlich* Dimensionen. Drum herum und dazwischen gesellen sich diverse, undifferenzierte und androgyne Geschlechtsidentitäten. *Divers* ist dabei zunächst einmal ein Sammelbegriff für alle Menschen, die sich nicht dem binären Geschlechtsmodell zugehörig fühlen. Als *undifferenziert* beschreiben sich Menschen, die sich weder mit dem männlichen noch mit dem weiblichen Geschlecht groß identifizieren können. Als *androgyn* bezeichnen sich Menschen, die sich sowohl männlich als auch weiblich fühlen.

Und um das Ganze noch etwas komplexer zu machen: Was für einen Chromosomensatz und Hormonspiegel du hast, was für ein Geschlecht dein Umfeld dir zuweist und ob du das als stimmig empfindest, sagt alles noch nicht zwangsläufig etwas darüber aus, mit welchen Geschlechter*rollen* du dich identifizierst und ob du dich ihnen gemäß verhältst, verhalten willst oder kannst. Auch hier verschwimmen die Übergänge. Und auch hier gibt es statistische Normwerte, also typische Ausprägungen, die sich bei groß angelegten Studien zeigen. Bei Frauen läuft es meistens so ab wie bei Jamila. Ihre Mutter hörte beim

Ultraschall von der Frauenärztin, dass ihr Kind ein Mädchen wird, weil es keinen Penis hat. Als Jamila zur Welt kam, nahm ihre Mutter ihr Mädchen in den Arm und strich über das rosafarbene Neugeborenenarmband. Die Schnullis glitzerten, und die Röckchen flatterten. Jamila hörte von da an ständig: »Du bist aber hübsch geworden«, die Jungs in ihrer Umgebung: »Du bist groß und stark geworden«. Sie wurden von ihren Eltern dazu animiert, mutig zu sein, zu beschützen, zu entscheiden, zu führen und etwas zu wagen – und wenn sie weinten, wurde das abgetan. Für Jamila gab es einen auf den Deckel, wenn sie Dinge bestimmen wollte oder vor Wut tobte. Lob bekam sie, wenn sie sich um andere kümmerte, bezaubernd und brav war. Unkompliziert und schön. Mittlerweile bemühen sich viele Eltern, ihre Kinder von diesen gendertypischen Vorstellungen freizuhalten, ihren Mädchen zu sagen, dass sie stark sind, und ihren Jungs zu vermitteln, dass Weinen eine natürliche Stressreaktion und damit total okay ist. Ganz entkommen können aber auch sie der Stereotypisierung nicht.

Als Jamila in die Pubertät kam, fing sie an, sich als Frau zu definieren. Ihre Umwelt behandelte sie wie eine, gleichzeitig schaute sie sich von anderen Frauen unbewusst ab, welche Muster sie für diese Rolle anzuwenden hat. Ihr Verhalten, ihr Denken und ihre Gefühle richteten sich nach dem gesellschaftlichen Normwert aus. Sie fing an, sich ständig zu entschuldigen, obwohl es keinen Grund dafür gab. Wenn sie etwas sagte, relativierte sie es durch Füllwörter wie *irgendwie*, *eigentlich* und *vielleicht*. Wenn sie sich setzte, blieb sie immer im Bereich ihres Stuhls, und wenn sie abends fluchte, weil ihre Füße so schmerzten von Tagen auf Sieben-Zentimeter-Absätzen, dann fragte sie sich nicht, warum sie sich das antat, sondern googelte nach Gelsohlen und Blasenpflastern.

Gut zu wissen

Wenn Menschen sich mit ihrem biologischen Geschlecht identifizieren können, nennt sich das *cis*. Wenn sie sich einem anderen Geschlecht zugehörig fühlen, nennt sich das *trans*. Wenn Frauen Männer lieben – oder Männer Frauen –, dann nennt sich das *hetero*. Wenn eine Frau mit einem Mann eine Beziehung führt, dann nennt sich das *heteronormativ*, weil diese Form der Partnerschaft der aktuell gültigen Norm entspricht.

In Jamilas Fall stimmt das biologische Geschlecht mit dem sozialen überein. Das ist aber eben nicht zwangsläufig der Fall. Dieses Grundverständnis spiegelt sich leider noch nicht ausreichend in der Forschungspraxis wider. Seit einigen Jahren gibt es vermehrt Bemühungen, die inklusive Erfassung von Geschlecht zum Standard zu erheben, um alle Menschen angemessen zu repräsentieren und auch in der medizinischen Forschung sichtbar machen zu können. Solche Veränderungsprozesse sind allerdings langwierig, und aktuell definieren die meisten Studien die Kategorie »Geschlecht« noch ausschließlich auf Basis der biologischen Merkmale, die bei der Geburt erfasst wurden. So zum Beispiel bei einer recht bekannten Metaanalyse, die eine große Gesamtmenge von Menschen mit Alkoholabhängigkeit untersuchte. Hier bildeten sich zwei sogenannte *Cluster*, also Gruppen. Bei den einen begann die Alkoholabhängigkeit vor dem 25. Lebensjahr, bei den anderen danach. Als die Forschenden schauten, was diese beiden Gruppen voneinander unterscheidet, zeigten sich Muster, also Zusammenhänge, die so oft auftraten, dass sie sich nicht mehr mit Zufall erklären lassen. Bei der Gruppe, die vor dem 25. Lebensjahr erkrankte, war der Zusammenhang zwischen genetischer Vorbelastung durch trinkende Vorfahren und männlichem biologischen Geschlecht auffällig. Bei der Gruppe, deren Abhängigkeit später begann, waren die Zusammenhänge zwischen psychosozialen Konflikten und weiblichem biologischen Geschlecht auffällig. Das heißt nicht, dass trinkende Eltern bei Frauen keine Rolle spielen. Es heißt vor allem: Bei Alkoholproblemen spielt deutlich mehr rein als das biologische Geschlecht.

Carmen, 50 | Gen X | »Auf dich, Mama«, auf ex

Carmens Prosecco ist leer. Sie hat nur noch eine Flasche Rotwein, die ihr der Konzern zum 50. Geburtstag geschenkt hat, mit großem Dank für ihre Treue und ihren Einsatz. Draußen ist es Herbst geworden, bunte Blätter segeln zu Boden, und Carmen kuschelt sich in ihre Cashmere-Jacke. Dann holt sie die edle Flasche aus der Holzkiste und schenkt die dunkelrote Flüssigkeit in ein bauchiges Glas. Der staubige Geruch beißt ihr in die Nase und lässt eine Erinnerung aufsteigen:

Carmen sitzt in der Küche und macht Hausaufgaben. Sie ist zwölf Jahre alt. Ihre Mutter arbeitet als PTA in einer Apotheke. Die beiden wohnen in einer schönen Erdgeschosswohnung in München-Schwabing, die ihrem Vater gehört. Der hat sich von Carmens Mutter getrennt und ist mit einer zehn Jahre jüngeren Frau ins Obergeschoss gezogen. Ihm gehört das ganze Haus, und er hat Carmens Mutter angeboten, dass sie mit Carmen so lange in der Wohnung bleiben darf, bis sie etwas Neues gefunden haben. Das ist mittlerweile drei Jahre her. Carmen hofft, dass es so bleibt, denn obwohl ihre Mutter täglich über ihn herzieht, mag sie ihren Vater. Und vor allem mag sie ihre kleine Halbschwester Anna, dieses zweijährige Energiebündel, das Carmens Herz schon erobert hatte, als sie sie zum ersten Mal sah. Oft holt Carmen Anna nach der Schule zu sich runter und spielt mit ihr Memory und Fangen, malt mit ihr, tobt mit ihr, zeigt der Kleinen ihre Klarinette und spielt ihr darauf vor. Die neue Frau ihres Vaters dankt es ihr. Carmen bringt die Kleine rechtzeitig wieder nach oben, um noch Hausaufgaben zu machen und damit fertig zu sein, wenn ihre Mutter heimkommt.

Das passiert immer damit, dass es zweimal knallt. Zuerst knallt sie den Haustürschlüssel auf die Kommode, dann knallt sie die Tür ins Schloss.

»Carmen, bin zu Hause!«, brüllt sie. Carmen wittert den Stress. Sie erkennt jede feine Nuance in der Stimme ihrer Mutter. Durch den Türspalt beobachtet sie ihre stürmischen, etwas furchterregenden Bewegungen. Ihre Mutter hängt ihre Jacke an die übervolle Garderobe. Sie rutscht wieder runter.

»Mann! Musst du deine Jacken immer mit den Kapuzen an die Haken hängen?«

Carmen reagiert nicht. Das ist am klügsten. Noch eine Minute, dann kehrt Ruhe ein. Die Tür fliegt auf, ihre Mutter fegt in die Küche, greift nach einer Rotweinflasche, lässt den Korken ploppen und Wein ins Glas gluckern. Noch 20 Sekunden. Ihre Mutter nimmt einen großen Schluck, atmet aus und macht dabei »Ahhhhh«. Carmen sieht, wie sich ihre Schultern entspannen, wie ihre Mundwinkel sich leicht nach oben ziehen. Jetzt. »Hallo, Mama.« Ihre Mutter schaut sie an. »Hallo, mein Herz, wie war's in der Schule?«

Jetzt ist Carmen dran. Wenn Mama ihren Rotwein hat, dann hört sie zu. Dann kann Carmen ihr erzählen, wie gut sie in Mathe ist und dass alle von ihr abschreiben wollen. Wie sehr sie sich auf den Unterricht freut und dass sie sich zu Weihnachten nicht nur die Klarinetten-Etüden, sondern auch einen Elektronikbaukasten wünscht. Ihre Mutter lacht dann immer laut auf: »Mein kleines Superhirn, pass bloß auf, dass du dir das bewahrst und immer schön unabhängig bleibst von den Männern. Männern kann man nicht trauen.«

Dann holt sie eines ihrer Bücher und liest Carmen vor. Das hat sie schon immer getan, und es ist das einzige Ritual, das von ihrer Kindheit geblieben ist. Immer sind es Bücher von weiblichen Autorinnen. An diesem Abend schlägt sie *Das Urteil* von Hildegard Knef auf.

»Das musst du dir anhören, Carmita-Bonita. Hildegard Knef schreibt darin an ihre Tochter.«

Carmen kuschelt sich an ihre Mutter, und die beginnt vorzulesen: *»Da wir bei den Warnungen sind: Ich habe Dir etwas Gefahrvolles vererbt: die Fähigkeit der absoluten Konzentration und Hingabe an einen einzigen Menschen. Da bitte ich, nein, da flehe ich Dich nahezu an, halte die Zügel Deiner bedingungslosen Liebe, fürchte sie ein wenig, denn in der Liebe bist Du ungeschützt und verletzbar wie nie zuvor. Deine unverkennbare Neigung, bedingungslos zu lieben, wird Dir heftig blutende Wunden schlagen; sei's drum, nur verbluten darfst Du mir nie.«*

Carmen stellt sich vor, ihre Mutter hätte diesen Text für sie geschrieben. Aber Mama hat schon ewig nichts mehr selbst verfasst, und jetzt muss sie auch schon wieder ein Auge zukneifen, um überhaupt noch lesen zu können. Dann stellt Carmen sich vor, wie es wäre, wenn Mama zu Elternsprechtagen ginge und Carmen nicht lügen müsste, weil ihre Mutter zu dem Zeitpunkt meist einfach schon zu blau ist. Sie stellt sich vor, wie es wäre, wenn Mama Versprechen hielte, wenn sie wirklich mal ins Deutsche Museum gehen würden am Wochenende. Oder wenn sie wirklich mal einen Sonntag mit ihr im Englischen Garten verbrächte, anstatt im Bett zu bleiben und ihren Rausch auszuschlafen. Wenn Carmen mal Freundinnen mit nach Hause bringen könnte, ohne Angst zu haben, dass Mama betrunken hinfällt.

»Suche, zögere, warte, prüfe. Du bist schön. Ich sage laut und deutlich: Du bist schön. Kein rotznasig-pubertäres Jungvieh, kein faltig-jugendsuchendes Alttier darf Dich eines Tages mittels dieser banalen Feststellung beglücken oder gar überraschen. Die Feststellung ist keines Geschenkes würdig, schon gar nicht das Deines Körpers, außer: Du willst es so. Dann merke: Du wählst. Du läßt nie wählen. Und noch eins: Sage nie vor Erschöpfung ›Ja‹, was immer es auch sei.«

Carmen schaut ins Gesicht ihrer Mutter. Der Rotwein hat ihr Lächeln blauschwarz eingefärbt. Mit entrücktem Blick schenkt sie sich das nächste Glas ein. Und Carmen weiß: Ab jetzt ist Mama zwar noch da, aber die Zeit mit ihr ist um.

Immer hat ihre Mutter gesagt, dass Männer ungesund und Rotweine gesund sind. Wenn Carmen sie so beobachtete, Abend für Abend, dann konnte sie das nicht so richtig glauben. Heute kann sie's noch immer nicht glauben. Aber sie kann nachempfinden, warum ihre Mutter es glauben wollte. Sie gießt sich das nächste Glas ein und prostet in Richtung Himmel. »Auf dich, Mama«, auf ex.

Positive und negative Diskriminierung

Auf den ersten Blick steht Frauen heute alles offen, unter Sexismus haben sie allerdings noch immer zu leiden. Mal internalisiert, was sich in Verhaltensweisen wie denen von Jamila äußert. Mal strukturell, was sich an Carmens Karriere zeigt. Der Begriff *Sexismus* beschreibt die Diskriminierung von Menschen aufgrund ihres Geschlechts. Sexismus ist, wenn Frauen in handwerklichen Berufen trotz besserer Noten keine Jobangebote bekommen, zum Beispiel, weil es keine Umkleide für sie gibt. Sexismus ist, einer Frau zu unterstellen, sie hätte sich hochgeschlafen, wenn sie eine Beförderung bekommt. Sexismus ist, Männern mehr zu bezahlen, weil die schließlich eine Familie zu ernähren haben. Es ist, einer Frau zu raten, weitere Kleider zu tragen, weil sie sonst zu dick wirke – oder eine Brille aufzusetzen, weil sie so intelligenter aussehe. Es ist, die junge Frau am Konferenztisch automatisch für die Sekretärin zu halten. Sexismus kann also eine ungerechte Ungleichbehandlung bedeuten, er kann aber auch fürsorgliche Ausprägungen annehmen. Beides lässt sich gut anhand unserer aktuell geltenden Trinknormen aufzeigen, also anhand der unausgesprochenen, wie selbstverständlich wirkenden Regeln, wie wir uns in Sachen Alkohol verhalten und miteinander umgehen. Sie haben sich über Jahrhunderte entwickelt, geprägt durch ständige Verfügbarkeit, Preispolitik, Werbung, Popkultur, Trinkrituale, Rauschzustände und alle Gefahren, die damit einhergehen. Noch im letzten Jahrhundert war es nicht üblich, dass Freundinnen miteinander ausgehen, geschweige denn Alkohol trinken. Mittlerweile bestellen sie sich Bier in der Kneipe, gießen sich beim Frühstück den Sekt ein, nehmen Teil an der vorher männlich geprägten Trinkkultur. Auch hier haben wir oberflächlich betrachtet Gleichberechtigung erreicht. Bei genauerem Hinsehen offenbaren sich die Doppelstandards, die für Frauen gelten. Trinken? Ja, bitte. Betrunken sein? Bitte nicht. Eine Frau, die ein großes Bier ordert, gilt als cool, entspannt und unkompliziert. Eine, die sich nach dem sechsten großen Bier übergeben muss, als grässlich. Eine Frau, die in einem eleganten Kleid an der Bar sitzt und sich einen Martini bestellt, gilt als sexy und mysteriös. Eine, die nach x weiteren Martinis vom Barhocker fällt, als traurig und peinlich.

Wir belohnen Frauen dafür, ihr Trinken zu inszenieren, aber sobald sie vorherrschende weibliche Rollenvorstellungen von Anstand und Kontrolle nicht mehr erfüllen, strafen wir sie ab. Entlang dieser gesteckten Normen gilt es für Frauen, das richtige Maß zwischen selbstbewusster Draufgängerin und inspirierender Dekoration zu finden, also zwischen den uralten Stereotypen »Heilige« und »Hure«. Wer das nicht hinbekommt, erfährt Abwertung, ist entweder eine Schlampe oder prüde, hat entweder die Kontrolle verloren oder sollte sich mal lockermachen. Während Männer nach Alkoholeskapaden gefeiert werden oder höchstens Sticheleien erfahren, kriegt eine Frau am nächsten Morgen besorgte Nachrichten, ob alles okay und ob sie gut zu Hause angekommen sei. Trinkende Frauen achten aufeinander, behalten die betrunkene Freundin im Auge, die nicht mehr zu bemerken scheint, wie sehr ihr der Typ hinter ihr beim Tanzen auf die Pelle rückt. Und das aus guten Gründen: Das Risiko, sexuelle Übergriffe zu erleben, steigt mit starkem Alkoholkonsum. Das heißt nicht, dass Frauen für diese Übergriffe verantwortlich sind, weil sie getrunken haben. Verantwortlich ist *immer* der Täter oder die Täterin, auch wenn er oder sie alkoholisiert ist. Keine Frau trägt Schuld, wenn sie berauscht nicht mehr in der Lage ist, gefährliche Situationen zu erkennen und darauf zu reagieren. Und keine trägt Schuld, wenn sie sexuelle Gewalt erleben musste und daraufhin mehr trinkt. Den Zusammenhang zu kennen, ist aber wichtig. Denn auf diese Art kann ein Teufelskreis entstehen, bei dem Alkoholkonsum das Risiko für Übergriffe erhöht, was wiederum zu verstärktem Alkoholkonsum, zur Bewältigung von negativen Gefühlen, Scham oder Traumasymptomen führen kann, was wiederum das Risiko für weitere Übergriffe erhöht, weil du dich immer häufiger und heftiger aus deinem Ist-Zustand verabschiedest.

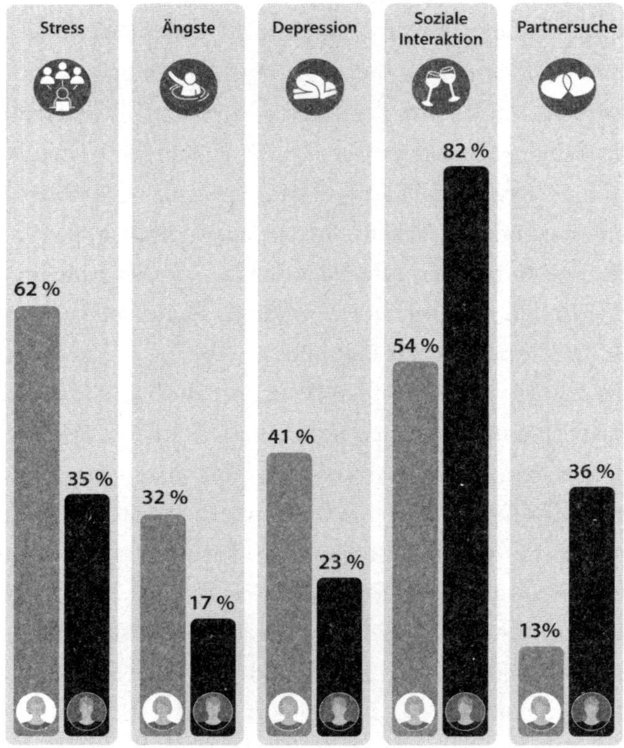

Bei den Gründen, aus denen Menschen Alkohol trinken, steht bei den Männern eindeutig die soziale Interaktion im Vordergrund. Die spielt bei Frauen auch eine Rolle, aber keine derart eindeutige. Viele von ihnen trinken auch, um Stress, Ängste oder depressive Symptome zu betäuben.

Die Trauma-Brille und ihre Folgen

Auf Social Media kursiert *Trauma* als allgemeingültige Erklärung dafür, warum Frauen ein Alkoholproblem entwickeln. Und bevor wir hierzu unsere Einschätzung abgeben, einmal vorneweg: Sollte diese Erklärung für dich passen, sollte sie deiner Alkoholgeschichte einen Anfang geben, der für dich Sinn ergibt, dann ist das so – vollkommen egal, ob deine Erfahrungen in ein Diagnosemanual passen oder nicht. Vielleicht zählst du aber auch zu jenen, die dieser Ansatz nicht weiterbringt – oder zumindest nicht in der Absolutheit, in der er in den sozialen Medien oft vertreten wird. Vielleicht sehnst du dich nach mehr Differenzierung und sprachlicher Präzision. Dann können dir die folgenden Absätze weiterhelfen.

So wie jeder einzelne Mensch auf dieser Erde haben auch alle unsere Protagonistinnen schmerzhafte Erfahrungen gemacht. Elena musste ertragen, wie andere sie aufgrund ihres Körpers abwerten. Jamila durchlebte Armut und Rassismus. Sie presste sich in eine unterwürfige Rolle, um die Anerkennung ihres Vaters zu erhalten, und wird in ihrer Ehe vergewaltigt. Carmen verausgabt sich für berufliche Anerkennung und verbrachte ihre Kindheit in Obhut einer alkoholabhängigen, unberechenbaren Mutter. Sabine versuchte jahrelang vergebens, Mutter zu werden, und verlor ihre Identität, als ihr lang ersehntes Kind das Haus wieder verließ. Helga verbrachte einen großen Teil ihrer ersten Lebensjahre in stickigen Luftschutzbunkern, mit Bombenalarm und gefährlichen Flugzeugen, die über ihre Stadt hinwegdonnerten und all ihre Bezugspersonen in Panik versetzten. Was davon ist traumatisch? Alles?

Der Begriff *Trauma* kommt aus dem Altgriechischen und bedeutet Wunde. Medizinisch betrachtet ist ein Nadelstich ein *Mikrotrauma*, Brüche und Quetschungen nach einem Autounfall sind ein *Polytrauma*, also eine lebensbedrohliche Mehrfachverletzung. Psychologisch betrachtet können schwerwiegende Lebensereignisse, Krieg und Gewalt psychische Traumata auslösen. Auf dieser Ebene unterscheiden Fachleute zwischen *Monotrauma*, *multiplen Traumata* und *sequenziellen Traumata*. Ein klassisches Monotrauma kann aus einem Banküberfall oder einer Vergewaltigung nach dem Discobesuch entstehen. Ein multiples Trauma können Menschen wie Helga und ihre Familie entwickeln, wenn ihre Städte immer wieder unter Bombenbeschuss stehen. Eine sequenzielle Traumatisierung müssen beispielsweise Kinder erleben, die bei gewalttätigen Eltern aufwachsen. Ein entscheidendes

Kriterium dafür, ob es sich um ein traumatisches Erlebnis handelt, ist die Lebensgefahr. Wenn du eine Situation als lebensbedrohlich, als überwältigend erlebst und das Gefühl hast, nichts tun zu können, um deine körperliche oder psychische Integrität zu schützen, dann ist sie traumatisch. »Wenn die Worte ›hilflos‹, ›ausgeliefert‹ oder ›ohnmächtig‹ fallen, dann fange ich an, nach Trauma zu screenen. Das sind für mich die Indikatoren«, sagt der Sucht- und Traumatherapeut Sebastian Müller von der Caritas in Traunstein. Manche Personen erleben nach traumatischen Ereignissen eine akute Belastungsreaktion, eine Vorform der *posttraumatischen Belastungsstörung*. Bei vielen von ihnen klingen die Symptome der akuten Belastungsreaktion nach einer Weile wieder ab, andere entwickeln jedoch eine posttraumatische Belastungsstörung, kurz PTBS. Wie das passiert, erklären wir jetzt.

In traumatischen Situationen gerät dein System unter absolute Hochspannung, die dazu führen kann, dass sich deine Psyche vom Körper löst, damit sie nicht allzu großen Schaden nimmt – wohl ein hirnphysiologischer Schutzmechanismus. In diesem Zustand ist dein Gehirn nicht mehr in der Lage dazu, all die Eindrücke, die du jetzt noch aufnimmst, richtig einzusortieren. Der Hippocampus, also ein Teil deines Gehirns, der unter anderem für die Informationsablage zuständig ist, setzt unter Hochspannung aus. Dein Hirn kann das, was du erlebst, nicht mehr aufräumen, weder zeitlich noch örtlich einordnen. Auch die verschiedenen Sinneseindrücke kann es nicht mehr sinnvoll miteinander verbinden und verarbeiten. Du kannst dir das so vorstellen wie umherfliegende Puzzleteile. Wenn es gut läuft, können Menschen diese erlebten Traumata im Anschluss integrieren, die Puzzleteile ordnen und zusammensetzen. Das funktioniert zum Beispiel durch Gespräche, durch Psychotherapie oder durch Freund- und Partnerschaften, in denen du sichere Bindungserfahrungen machst. Geschieht das nicht, kann sich deine Psyche nicht ordentlich reintegrieren, und das kann dann zu einer PTBS führen. Das typische

Symptom einer PTBS ist, dass betroffene Menschen Ausschnitte des ursprünglichen Traumas immer wieder erleben müssen, mit all den schmerzhaften Gerüchen, Geräuschen, Bildern und Gefühlen. Das kann in Albträumen passieren oder mitten im Alltag. Diese Erfahrungen sind mitunter so intensiv, dass die Betroffenen auch dann wieder wie in Trance sind und *dissoziieren*, also ihre Psyche von ihrem Körper abspalten. Die Auslöser für solche Flashbacks sind manchmal offensichtlich: Das Silvesterfeuerwerk versetzt Kriegsüberlebende zurück in Bombennächte; der Anblick einer Bankfiliale versetzt Überfallopfer zurück in die Überfallsituation. Manchmal sind die Auslöser aber auch weniger augenscheinlich: ein Hauch des Täterparfüms, das in die Nase weht. Ein Song, der während des Missbrauchs lief. Eine Hand, die dich an der Schulter berührt.

Für Betroffene führt dieser erneute Kontrollverlust, also nicht in der Lage zu sein, die Flashbacks zu kontrollieren, zu einer zusätzlichen Belastung und zu einem zweiten typischen Symptom der PTBS: dem Vermeidungsverhalten. Das betrifft natürlich die Orte, die Personen oder die Situationen, die an das Trauma erinnern könnten. Es betrifft aber auch die Gedanken, was zur nächsten Belastung führt. Versuch jetzt mal, nicht an einen Banküberfall zu denken. Je mehr du dich darum bemühst, den Gedanken aus deinem Bewusstsein zu schieben, desto schlechter wird es dir gelingen. Denn Gedanken, gegen die wir ankämpfen, haben leider die Eigenschaft, mächtiger zu werden. In ihrer Not suchen Betroffene daher nach Möglichkeiten, im Alltag zu bleiben, nicht nachdenken zu müssen, funktionieren zu können, sich abzulenken. Trinken scheint dabei zu helfen. Auch Rückzug, Interessensverlust und soziale Isolation fühlen sich wie eine funktionierende Strategie an, um der Ohnmacht etwas entgegenzusetzen. Wenn du Auto fährst und die Landschaften, die du durch die Windschutzscheibe siehst, nicht ertragen kannst, hast du zwei Alternativen: Vollgas, alles rauscht vorbei, und dein Blick kommt nicht mehr hinterher, oder das nächste Mal gleich in der Garage bleiben, Tor zu, Licht aus, Schotten dicht. Die Flashbacks, dein erhöhtes Erregungsniveau, das Vermeidungsverhalten, das Ablenken, das Abschotten, hält eine ständige Alarmsituation aufrecht. Puls und Blutdruck stehen unter Stress, deine Konzentration und dein Schlaf sind gestört, deine Schreckhaftigkeit steigt ins Unermessliche, deine Angst vorm Leben auch. Die Wucht eines unverarbeiteten Traumas ist so groß, dass es sich tief in die Emotionsverarbeitung und kognitiven Funktionen eines Menschen eingräbt. Alkohol kann das im ersten Moment deckeln und ein Gefühl von Sicherheit vermitteln, eine Pause verschaffen. Wenn Menschen mit PTBS Alkohol trinken, ist ihr Alkoholproblem daher oft Folge einer vorangegangenen schweren seelischen Verletzung, die noch nicht integriert werden konnte.

Die sprachliche Unschärfe entsteht, wenn Erfahrungen wie diese mit Kränkungen und Selbstwertverletzungen gleichgesetzt werden. Denn die sind im Sinne der vorangegangenen Definition in der Regel nicht »traumatisch«. Natürlich ist es unfassbar schmerzhaft, ein Kind zu wollen und nicht schwanger zu werden, da zerbrechen Lebensträume, aber traumatisch ist es wahrscheinlich nicht. Natürlich ist es unfassbar schmerzhaft, aufgrund deines Körpers benachteiligt zu werden und mit dem Druck zu leben, schön sein zu wollen, zu sollen, zu müssen, traumatisch im medizinisch-psychologischen Sinne ist es aber wahrscheinlich nicht. Natürlich tut es Kindern weh, von Eltern angebrüllt zu werden oder Sätze zu hören wie: »Jetzt stell dich nicht so an, es ist doch gar nichts passiert, deswegen muss man doch nicht weinen.« Oder: »Träum bitte nicht zu groß, Schatz«, aber traumatisch ist auch das wahrscheinlich nicht. Traumatisch wird es, wenn du Angst hast, dass deine Eltern gehen und nicht wiederkommen. Wenn sie dich in den Keller sperren, deinen Körper mit Schlägen bedrohen und dich im Ungewissen darüber lassen, ob sie sich um dich kümmern. Traumatisch kann es auch werden, wenn Armuts- und Rassismuserfahrungen bei Menschen das permanente Gefühl auslösen, bedroht zu sein – in dem Fall davon, nicht Teil einer Gesellschaft zu sein, auf die sie aber angewiesen sind, um zu überleben. Dazu braucht es gar nicht mal Rechtsextreme, die Jamila mit Schal über dem Kopf begegnen, die Lebensgefahr kann sich auch subtil äußern. Solche Erfahrungen können durch sichere Bindung abgepuffert werden, indem Betroffene zum Beispiel innerhalb ihrer Familie merken, hier gehöre ich hin, hier bin ich sicher. Wenn sie Menschen, denen sie vertrauen, vom Erlebten erzählen können. Wenn sie sich verletzlich zeigen und sich auffangen und trösten lassen können, erhöht sich die Wahrscheinlichkeit, dass ihr Hirn das Puzzle zusammensetzen kann. So können Betroffene das Erlebte in ihr Selbst- und Weltbild integrieren. Dann lösen solche Erfahrungen zwar nach wie vor extremen Stress aus, aber der lebensbedrohliche Aspekt fällt weg.

Der Vorteil sprachlicher Präzision

Alkoholprobleme können zu Trauma, Stress und Selbstwertverletzungen führen. Und gleichzeitig können sowohl Trauma als auch Stress als auch Selbstwertverletzungen in eine Suchtproblematik mit reinspielen. Was zuerst da war, ist schlussendlich zweitrangig. Und das eine nimmt dem anderen auch nicht die subjektiv empfundene Härte. Es wäre allerdings wünschenswert, den Traumabegriff nicht allzu sehr aufzuweichen, weil es sich um unterschiedliche Sachverhalte handelt. Rein fachlich betrachtet behandeln Fachleute eine PTBS auch völlig anders als verletzten Selbstwert. An dieser Stelle wieder präziser zu unterscheiden, hätte zum einen den Vorteil, PTBS-Betroffenen ihren Therapieraum zu lassen. Zum anderen würde es verdeutlichen, dass bereits alltägliche Belastungen, Stress und Kränkungen das Zeug haben, in eine Alkoholproblematik zu führen – erst recht in einer Gesellschaft, in der Alkohol als anerkanntes Mittel gilt, um die schwierigen Aspekte des Lebens weichzuzeichnen.

Zudem kann das Ausfransen des Trauma-Begriffs in eine Falle führen. Und zwar dann, wenn dieses Wort dir suggeriert, dass du gar nicht anders kannst, als zu trinken, um dein Leben und die Welt zu ertragen. Sollte die Trauma-Brille zu solchen Schlussfolgerungen führen, dann hindert sie dich daran, Verantwortung für dich zu übernehmen. Dann hält sie dich passiv. Dann hält sie dich im Konsum, weil sie dir eine Erklärung dafür zu liefern scheint, warum du trinken *musst*. Dieser Fehlschluss lässt sich auch auf andere psychische Erkrankungen übertragen. Der Satz »Alkohol ist nicht mein eigentliches Problem« entpuppt sich häufig als Barriere, die Menschen im Konsum hält. Ist ja klar. Wenn du denkst, es geht eigentlich gar nicht ums Trinken, du müsstest dich eigentlich um ein anderes, um das Grundproblem kümmern, dann klingt es auch nicht logisch, mit dem Trinken aufzuhören. Wobei das immer sinnvoll ist. Zum einen, weil sich oft zeigt: Das Grundproblem ist das Trinken. Und selbst wenn du ein anderes Grundproblem hast: Alkohol verschärft das nur, immer.

3

Alkohol und weibliche Gesundheit

Auch diese Zusammenhänge sind wissenswert

Carmen, 50 | Gen X | Gefangen in einem Leben, das sie so nie wollte

Bin in Frankfurt im Hotel. Kommste vorbei?

Carmens Herz stolpert. Er.

Aber bitte nur Zimmer, meine Frau macht gerade wieder einen auf argwöhnisch.

Ein Ziehen im Magen. Das wieder.

Sie wollte das nicht mehr. Aber es ist immerhin *er*. Sie will ihn so sehr. Doch sie will nicht nur aufs Zimmer. Sie will mit ihm durch die Stadt laufen und seinen brillanten Gedanken zuhören. Sie will über seine Witze lachen und zu so vielem seine Meinung wissen. Sie will mit ihm essen gehen und ihm von ihrem Tag erzählen. Von den strategischen Überlegungen, die sie erarbeitet. Vom Chef, der sie nervt. Sie will hören, wie er Gelbe Socke verhöhnt, als Luftpumpe, als Schaumschläger, der ihr nie im Leben das Wasser reichen kann. Sie will sehen, wie seine Hand auf dem Tisch ihre ergreift, öffentlich. Will merken, wie er sich um sie bemüht, und nach dem Hauptgang noch ein Dessert bestellen. Sie will nur aufs Zimmer, wenn es etwas bedeutet.

Ich kann heute nicht. Es ist glatt draußen, und ich muss noch eine Präsentation vorbereiten.

Sie zögert. Das wird ihn ärgern. Sie will nicht kompliziert sein. Aber sie will auch nicht seine Hure sein. Sie drückt auf »Senden«, dann entkorkt sie eine Flasche Prosecco. Das erste Glas trinkt sie auf ex. Sie wollte mal heiraten und eine Familie gründen. Mit jemandem, der sich zu ihr bekennt. Sie wäre auch gern Teil eines Gefüges, Teil eines Ganzen. So wie Anna. Das Leben ihrer kleinen Halbschwester verlief so, wie Carmen es sich gewünscht hätte. Erst aufwachsen mit beiden Eltern, dann lernte Anna noch im Studium ihren supernetten Mann Konstantin kennen, die beiden bekamen zwei hinreißende Töchter, und aktuell ist Anna schwanger mit der dritten. Wenn Carmen dann auch noch von Anna hört, wie anstrengend das Muttersein ist, gärt der Groll in ihr. Sie würde sich auch gern beschweren über schwierige Nächte und pubertierende Halbstarke, würde auch gern alles unter einen Hut bekommen und sich darüber beklagen, wie erschöpfend das ist. Sie schenkt sich ihr zweites Glas Prosecco ein. Als sie es runterstürzt, kommen ihr die Tränen. Vielleicht liegt das an der Kohlensäure. Vielleicht liegt es daran, dass sie sich ohnmächtig fühlt. Emotional abhängig von einer Person, die unerreichbar für sie ist. Gefangen in einem Leben, das sie so nie führen wollte.

Ihr Handy leuchtet wieder auf.

Schnecke, komm. Ich vermisse dich. Ich hab uns auch die Suite gebucht. Champagner ist schon auf dem Weg. Ich lieb dich doch.

Normalerweise hätte sie sich jetzt vor den Spiegel gestellt und sich hübsch gemacht. Augenringe überschminken, grünen Abdeckstift auf die gerötete Nase schmieren und Wimpern tuschen. Minzpastillen einstecken, Autoschlüssel greifen und zu ihm fahren. In der Hoffnung, er sagt ihr, dass er sich getrennt hat und von nun an sein Leben mit ihr verbringen möchte. Ankommen und darauf warten, dass er ihr das nach all den Jahren endlich sagt. Sich von ihm küssen lassen, ausziehen lassen, anfassen lassen, aufs Bett werfen lassen. So tun, als fände sie das leidenschaftlich. Die Geräusche von sich geben, die er mag, um ihm zu gefallen, selbst wenn es ihr nicht gefällt. Zwischendurch noch ein Glas Champagner exen, um dieses diffuse Störgefühl in sich zu betäuben, das sich immer meldet, wenn Männer ihr nahekommen. Da war mal was. Da ist was, das nicht stimmt. Schnell trinken und innerlich verstummen, die Widersprüche verwischen. Den Wunsch nach Nähe und ihre Abneigung gegen diese Form davon. Die Tatsache, dass seine Nähe sich nie nah anfühlt. Das tiefe Bedürfnis nach Grenzen und ihre Unfähigkeit, sie zu etablieren. Sie würde es nicht ertragen, ihm eine zu setzen. Also weitermachen und noch etwas trinken. Beschickert kann sie sich wenigstens einbilden, dass er ihr Mann ist. Kann sich ihm hingeben und der Illusion, dass das dazu führt, dass er sich ihr hingibt. Auch heute hätte sie genau gewusst, was ihm gefällt. Und er hätte ihr danach den Rücken zugedreht. Sie hätte ihn gestreichelt, und er hätte gesagt: »Lass das, ich muss schlafen.« Sie hätte stumm geweint und den Champagner leer getrunken. Hätte sich noch eine Flasche bestellt, auf seine Kosten. Am nächsten Morgen wäre sie im Hotelzimmer aufgewacht, allein. Nur noch Spuren seines Geruchs wären da gewesen von ihm. Sie hätte Herzrasen bekommen und Atemnot. Hätte gedacht, *das überlebst du nicht*. Hätte es durchgestanden und sich danach in ihr Cabriolet gesetzt, um nach Hause zu fahren, zu duschen, sich die stumpfen Haare zu föhnen. Hätte in den Spiegel geschaut und sich erschreckt, wie aufgedunsen ihr Gesicht ist und dass die roten Äderchen auf ihrer Nase nun auch auf ihren Wangen wuchern. Zur Beruhigung hätte sie sich an ihren PC gesetzt und die Ordnerstruktur gepflegt. Immerhin ist niemand so organisiert wie Carmen Hampfer. Niemand ist so akkurat, effizient, geordnet.

Carmen greift nach ihrem Handy und fängt an zu tippen.

Bitte hilf mir, Sinn zu finden. Ich fühle mich wie zersplittert. Diese Unsicherheit vergiftet mich. Mein Körper ist mir fremd. Mein ganzes Wesen ist mir fremd. Ich bin so leer, Tobias, so allein. Und manchmal frage ich mich, warum ich überhaupt noch hier bin. Ich bin das personifizierte Chaos, das so tut, als sei es Ordnung. Nur du kannst mich verstehen, könntest mich aufräumen. Du könntest mir ein Fundament geben. Aber du tust es nicht. Du wirst dich nie trennen, oder? Wozu das alles?

Sie weiß, dass sie es nicht tun sollte, dass sie es bereuen wird. Aber sie klickt auf »Senden«. Ihr ist klar, dass er darauf nicht mehr antworten wird. Obwohl sie es hofft. Ihre Flasche ist leer. Sie öffnet eine zweite. Sie will nur noch weg. Weg von dieser Welt, die sie so müde macht.

Alkohol benebelt deinen Verstand, deine Gefühlswelt enthemmt er. Diese Kombination scheint manchmal wahrhaftiger zu sein als die Realität. Als würde erst der Mix aus Watte im Kopf und Sintflut im Herzen Zugang zu deinen echten Emotionen ermöglichen. Oft empfinden das besonders jene Menschen so, die ihre Gefühle sonst nicht zulassen oder sie hinter eine Fassade aus Gründlichkeit, Effizienz und

Perfektion sperren. Alkoholkonsum scheint es dir zu ermöglichen, dich fallen zu lassen in deine Sehnsüchte und Traumwelten. Betrunken kannst du dich sogar in Melancholie und Weltschmerz verlieben. Alles scheint fundamental und bedeutsam. Als wärst du die einzige Person dieser Erde, die so tief fühlen kann. Das Gemeine daran ist: Diese Empfindungen sind da, und sie sind superintensiv, aber das macht sie nicht echt. Es scheint zwar so, als würde der Alkohol etwas in dir freilegen, das sonst nicht rauskommen darf, zu dem du sonst keinen Zugang hast. Aber diese Gefühle entspringen einem vergifteten Hirn und einem vergifteten Körper. Sie sind verzerrt. Was bedeutet: Natürlich haben sie noch etwas mit dir zu tun. In gewisser Weise kommt da also etwas zum Vorschein, das in dir ist. Aber es ist eben nicht das, was dich und deine Persönlichkeit wirklich ausmacht.

Hintergrund ist folgender: Alle Menschen haben Bedürfnisse. Einige davon sind universell, was bedeutet, dass alle von uns sie haben, weil wir sie zum Leben *brauchen*. Dazu zählen zum Beispiel körperliche Grundbedürfnisse wie Schlaf, Nahrungsaufnahme oder Atemluft. Um zu verstehen, wie diese körperlichen Grundbedürfnisse funktionieren, hilft es, eine grundlegende Funktionsweise des menschlichen Körpers zu kennen: Er strebt immer nach Balance. Er reguliert deine physischen Prozesse so, dass sie im Gleichgewicht bleiben. Der Fachausdruck dafür lautet *Homöostase*. Und die betreibt dein Körper zum Beispiel, indem er deine Körpertemperatur, deinen Blutzucker oder deinen Blutdruck reguliert. Das ist wichtig, damit du überlebst. Zu diesen körperlichen Grundbedürfnissen gesellen sich psychische und soziale Grundbedürfnisse wie Sicherheit oder Zugehörigkeit. Je nach Kultur mag ihre Befriedigung etwas anders aussehen, aber auch sie sind universell, alle von uns haben sie. Individuell hingegen sind die Dinge, die wir *wollen*. Hierzu zählen Vorlieben, Wünsche oder Werteorientierungen wie Abenteuer, Neugierde, Hilfsbereitschaft, Familie, Fairness, Wohlstand, Gerechtigkeit, Ehrlichkeit, Karriere, Kreativität,

Spieltrieb, Verlässlichkeit, Verantwortung, Leichtigkeit oder soziales Engagement. Solche Präferenzen sind persönlich, zudem können sie im Beruflichen anders gelagert sein als im Privaten.

Die Ausprägung dieser Antriebe allein macht allerdings noch nicht deine Persönlichkeit aus. Was deinen Charakter prägt, ist, wie du mit diesen Mustern umgehst. Und zwar nicht in Momenten, in denen es um Leben und Tod geht, sondern in alltäglichen Situationen, in denen du individuell auf Stimmungen, Risiken, Begegnungen und Chancen reagierst. Das tust du einzigartig, weil kein anderer Mensch auf der Welt über deine Veranlagung und deine Erfahrungen verfügt. Du bist mit einem gewissen Temperament zur Welt gekommen, bist vielleicht eher introvertiert oder extravertiert, eher ängstlich oder risikobereit, eher verschlossen oder offen, eher gewissenhaft oder chaotisch. Solche Eigenschaften sind relativ stabil, wenn auch nicht unveränderbar. Unter den Stichworten *state or trait* – also stabiler Zustand oder wandelbare Eigenschaft – diskutiert die Psychologie seit Jahrzehnten, bis zu welchem Grad Menschen sich verändern können. Unbestritten ist, dass deine Persönlichkeit sich formt aus einem Wechselspiel aus Veranlagung und den Erfahrungen, die du im Laufe deines Lebens machst. Diese ganzen komplexen sozialen Situationen und Interaktionen, die du schon erlebt hast, beeinflussen, wie du fühlst, denkst und handelst. Das bist du, nur du. Und das ist das, was du auflöst, wenn du trinkst.

Alkohol entkernt deine Persönlichkeit

Dieser Zersetzungsprozess lässt sich auf biologischer Ebene erklären. Dazu ist es zunächst wichtig, eine weitere, grundlegende Tatsache zu verstehen: Alkohol ist giftig. Die chemische Bezeichnung für den Alkohol, den wir trinken, lautet Ethanol. Ethanol ist ein Zellgift und ein winzig kleines Molekül. So klein, dass es in alle Zellen des Körpers eindringen kann. Das unterscheidet Ethanol von vielen anderen Drogen, die oft »nur« an der Oberfläche von Zellen andocken. Sprich: Die meisten Drogen heften sich an sogenannte Rezeptoren und lösen dadurch bestimmte Reaktionen aus. Ethanol dockt nicht an, sondern verändert die Funktionsfähigkeit von Proteinen auf der Zellmembran. Vor allem aber dringt Ethanol auch in unsere Zellmembranen und das Zellinnere ein und sorgt dort für Stress und Schaden, weil es eben ein Zell*gift* ist. Das passiert in sämtlichen Zellen unseres Körpers, und damit auch in unserem Hirn. Alkohol und auch das, was die Leber daraus macht, beispielsweise das hochgiftige Acetaldehyd, gelangen durch unser Blut ins Hirn und überwinden dadurch, dass die Moleküle so klein sind, problemlos die Blut-Hirn-Schranke. Diese Blut-Hirn-Schranke ist eigentlich so etwas wie ein Schutzzaun, der unser Hirn umgibt. Die Gift-Moleküle sind aber so klein, dass sie durch diesen Zaun durchschlüpfen und sich in sämtlichen Hirnregionen breitmachen können. Das wirkt sich vor allem und zuerst in den sogenannten *kortikalen Strukturen* unseres Hirns aus, also im Großhirn. Kortikal kommt von Kortex, Kortex heißt Rinde, und ja, der Kortex ist die äußere Rinde unseres Hirns. Im Kortex sitzen die entwicklungsgeschichtlich jüngsten und komplexesten Hirnfunktionen, unter anderem unsere Ratio, unsere Vernunft, unser Planungsvermögen, unsere Fähigkeit, Emotionen und Impulse zu regulieren, und unser Vermögen, bewusst abzuwägen und nachzudenken. Hier sitzt unsere Kompetenz, unser Verhalten so zu steuern, dass wir nicht ausgeschlossen werden aus der Gruppe, was wichtig für uns ist, weil Zugehörigkeit ja zu unseren Grundbedürfnissen zählt. Wir sind soziale Wesen, wir brauchen die Verbindung zu anderen Menschen. Der präfrontale Kortex beeinflusst, wie du soziale Signale interpretierst und wie du dich in einer sozialen Situation verhältst, wie du denkst und wie du fühlst – er beeinflusst also, wer du bist. Nur wenn er funktioniert, bist du du. Diese Funktionen im Großhirn und damit auch im präfrontalen Kortex schaltet Alkohol zuerst ab. Du verlierst dich immer mehr, das Individuelle, Schöne und Liebenswerte geht verloren. Angehörige erleben diesen Verfall oft als »Entkernung«. Alkohol legt deine Persönlichkeit also nicht frei, sondern entstellt sie. Und was viele nicht wissen: Dieser Prozess startet bereits, wenn du – vermeintlich – gar nicht viel trinkst.

Im renommierten Fachjournal *Nature Communications* ist 2022 eine Studie erschienen, die zeigt: Auch »moderater« Konsum führt bereits dazu, dass dein Hirn schrumpft. Die Forschenden haben für die Studie Hirnscans von rund 37.000 normalgesunden, mittelalten Britinnen und Briten untersucht. Dabei schauten sie auf die graue Substanz, vereinfacht gesagt die Hirnzellen, und auf die weiße Substanz, also die Verbindungen zwischen den Hirnzellen. Das Ergebnis: Sogar Menschen, die »moderat« trinken, schaden damit ihrem Hirn. Wobei unter »moderat« für Frauen sowohl das eine Glas Rotwein am Abend fiel als auch die Party am Samstag mit einer Flasche Wein. Oder auch ein Megarausch alle zwei Wochen. Die Durchschnittsmenge war ausschlaggebend. Und im Schnitt reichte dieses eine Glas Wein am Abend, um das Hirn nachweislich zu verletzen. Hier verkümmern bestimmte Hirnbereiche schon. Dein Hirn verliert an Volumen, deine Hirnrinde wird dünner, und die Kommunikation zwischen den Hirnzellen leidet. Was zur Folge hat, dass du Dinge tust, die du nicht tun willst, und dich so verhältst, wie du dich nicht verhalten willst. Alkohol enthemmt dich, du kannst soziale Interaktionen nicht mehr so gut verarbeiten und die Folgen deines Verhaltens nicht mehr richtig abschätzen. Zugleich macht er dich starr im Denken, deine geistige Flexibilität lässt nach, also deine Fähigkeit, verschiedene Möglichkeiten in Betracht zu ziehen. Wohin das führen kann, lässt sich gut bei betrunken geführten politischen Diskussionen beobachten. Die sind dann oft keine Diskussion mehr, sondern einfach nur Streit.

Das Interessante daran ist aber eben, dass du diese Effekte nicht nur unmittelbar nach dem Konsum erlebst. Wenn du regelmäßig Alkohol trinkst, dann verändern sich diese Kreisläufe dauerhaft.

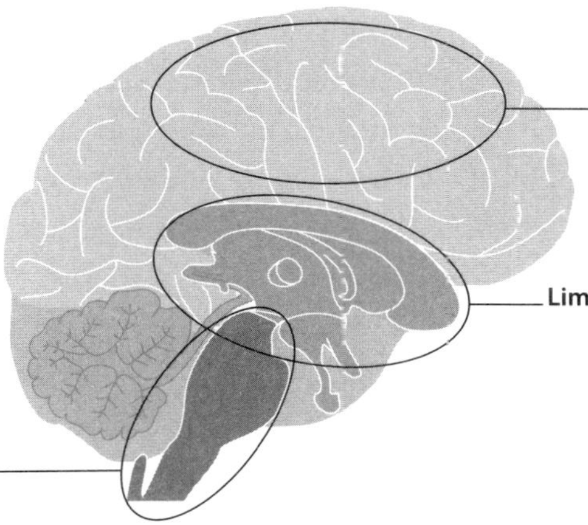

Die entwicklungsgeschichtlich jüngsten Hirnfunktionen gehen am frühesten in die Knie, wenn Alkohol im Hirn anflutet. Sie befinden sich im **Neokortex**, auch Großhirn genannt, und umfassen zum Beispiel die Handlungskontrolle, das Faktengedächtnis sowie bewusste Assoziations-, Denk- und Entscheidungsvorgänge.

Nach dem Großhirn trifft es das **limbische System**. Hier sind Instinkte wie Hunger, Schlaf und Fortpflanzungstrieb verankert, und es ist das Zentrum unserer Emotionen. Auch das sogenannte Belohnungssystem sitzt hier. Wenn Alkohol unser Großhirn schwächt, gewinnt das limbische System an Einfluss, wir handeln impulsiver und triebgesteuerter.

Der entwicklungsgeschichtlich älteste Teil unseres Gehirns, das **Stammhirn**, ist für die toxische Wirkung des Alkohols am unempfindlichsten. Wenn Menschen allerdings so viel trinken, dass sogar dieser Teil in Mitleidenschaft gezogen wird, sind die Folgen dramatisch und manchmal tödlich, weil Abwehrreflexe, Atem und Kreislauf nicht mehr funktionieren.

Je regelmäßiger du konsumierst, desto stärker macht sich das auch in Phasen deines Lebens bemerkbar, in denen du gar keinen Alkohol im Blut hast. Also im Alltag. Es reichen drei, vier Gläser am Wochenende, um diese Verschaltungen nachhaltig zu verändern, zu schädigen. Oder alle zwei Tage ein, zwei Gläser. Das allein verändert dich schon. Das allein schränkt dich geistig schon ein, verschlechtert mittel- und langfristig deine Aufmerksamkeit, deine Konzentration, dein Gedächtnis und deine Fähigkeit, Sachverhalte kritisch zu beurteilen. Neues zu lernen und Probleme zu lösen, fällt dir immer schwerer. Vom Verhalten her wirst du deutlich impulsiver, und damit ist nicht nur gemeint, dass du Dinge sagst, die du lieber nicht sagen solltest. Darunter fällt zum Beispiel auch, dass du viel mehr isst, als du eigentlich willst. Oder dass du auf die Straße rennst, ohne vorher zu gucken. Dass du deine Kinder, deinen Partner oder deine Kolleginnen anfauchst, obwohl du eigentlich weißt, dass das zu nichts führt. Oder dass du aus Mücken Elefanten machst. Dass du ständig neue Dinge anfängst, ohne mal etwas zu Ende zu bringen. Oder dass du intime Details mit Fremden teilst. So etwas ist impulsives Verhalten. Und auch »kleine« Mengen verstärken das, wenn du sie regelmäßig trinkst.

Gut zu wissen

Zwei Begriffe tauchen im Zusammenhang mit Alkoholproblemen immer wieder auf: *impulsiv* und *kompulsiv*. Bei beiden geht es um eingeschränkte Kontrolle, aber wo liegt eigentlich der Unterschied?

Impulsiv bedeutet, dass du nicht – oder nur eingeschränkt – dazu in der Lage bist, den Start einer Handlung zu stoppen. Es fällt dir also schwer, deine Impulse zu kontrollieren. Dadurch, dass Alkohol deinen präfrontalen Kortex schwächt, verstärkt sich impulsives Verhalten.

Kompulsiv hingegen bedeutet, dass du nicht in der Lage bist, eine angefangene Handlung zu stoppen. Klassischer Fall: Du kannst nicht aufhören zu trinken, sobald du einmal damit angefangen hast, es fühlt sich an, als hätte sich ein Schalter in deinem Kopf umgelegt, und nun scheinst du gezwungen, weiter und weiter zu trinken.

Die Biochemie hinter diesen Veränderungen

Neben nachlassendem Hirnvolumen führt Alkoholkonsum auch auf biochemischer Ebene zu Beeinträchtigungen. Dein Hirn funktioniert ebenfalls nach dem Prinzip der Homöostase, es strebt also immer nach Balance. Es muss im Gleichgewicht bleiben, um dein Überleben zu sichern. In der Konsequenz bedeutet das: Jeder Effekt hat einen Gegeneffekt. Das funktioniert durch Botenstoffe, die in deinem Hirn ausgeschüttet werden, also zum Beispiel Dopamin oder Noradrenalin. Ein weiterer Botenstoff heißt GABA, und anhand von GABA und der oben angesprochenen Impulsivität lässt sich beispielhaft erklären, was auf biochemischer Ebene passiert, wenn Alkohol dein Hirn außer Balance geraten lässt. GABA hat nämlich die Funktion, Emotionen und Impulse zu regulieren. Aber Alkohol verändert, wie die GABA-A-Rezeptoren funktionieren, die Andockstellen für GABA. Wenn sie deinen präfrontalen Kortex lahmlegen, hältst du es plötzlich für eine gute Idee, deinem Exfreund zu schreiben, betrunken deine Mutter anzurufen oder deinem Partner zu sagen, dass du seine Geheimratsecken unattraktiv findest – obwohl du diese Information eigentlich für irrelevant hältst und weißt, dass ihn das bis ins Mark trifft. Das sind die biochemischen Hintergründe für dein Handeln. Auf dein Fühlen wirkt sich die Stimulation der GABA-A-Rezeptoren ebenfalls aus. Es erscheint dir so, als würde Alkohol dich beruhigen und deine Ängste lindern, als würde er dich in Watte packen. Alkohol wirkt auf das GABA-Rezeptorensystem so wie Valium oder andere Beruhigungsmittel. Diese Ruhe gibt es allerdings nicht umsonst, weder durch Valium noch durch Alkohol. Du borgst sie dir nur, und zwar bei dir selbst. Sobald der Effekt nachlässt, zeigt sich der Gegeneffekt. Am Anfang passiert das in der Regel durch den Kater, der dich am nächsten Morgen heimsucht und deinen Blick auf die Welt verdüstert. Mit der Zeit breitet sich diese Düsternis aus, nimmt mehr und mehr Raum ein, dringt immer tiefer in dein Wesen. Ein anderer Botenstoff, der dabei eine Rolle spielt, ist Serotonin. Serotonin nimmt Einfluss auf diverse neuronale Netzwerke, die in Verbindung stehen mit Wohlbefinden, aber interessanterweise auch damit, wie wir uns selbst wahrnehmen, wie wir uns finden. Wenn wir Alkohol trinken, dann sind diese Netzwerke hyperaktiv – du fühlst dich plötzlich super, hast gute Laune, Lust zu reden, findest dich selbst toll und hast keinerlei Selbstzweifel. Aber ja, auch hier schlägt das Pendel zurück, und du bezahlst diese geborgten Gefühle mit doppelt schlechter Laune und noch mehr Selbstzweifeln.

Mittel- und langfristig lässt Alkohol deine Gefühlswelt aus den Fugen geraten, er destabilisiert dich und zieht dich runter. Dein Körper hängt nämlich mit deiner Gefühlswelt zusammen, physiologische und neurophysiologische Prozesse speisen deine Emotionen. Was in deinem Körper und in deinem Hirn passiert, hat Auswirkungen auf dein Befinden. Betroffene gehen in der Regel davon aus, dass ihre psychischen Belastungen der Grund sind, warum sie trinken. Oft verhält es sich aber andersherum. Ihr Alkoholkonsum führt über die Jahre hinweg zu diesen belastenden Veränderungen. Und das ist wichtig zu verstehen: Es sind oft nicht die objektiven Sorgen, die das Gefühl von Ohnmacht, Hoffnungslosigkeit und Angst erzeugen. Vielmehr kann dein destabilisiertes Inneres der Grund dafür sein. Der Gegeneffekt zum Effekt. Wenn du diese Zusammenhänge nicht kennst, erscheint es dir vielleicht logisch, deine innere Spannung mit noch mehr Alkohol zu kompensieren. Aber je regelmäßiger du trinkst, desto mehr Spannung erzeugst du. Deine GABA-A-Rezeptoren stumpfen ab, andere Hirnsysteme gewinnen an Einfluss, und zwar jene, die gegen die Dämpfung anarbeiten. So wird der Botenstoff Glutamat im sogenannten *exzitatorischen System* des Gehirns mächtiger – jener Stoff, der für die Gegenregulation der dämpfenden Wirkung zuständig ist. Denn Glutamat stimuliert Zellen und macht sie damit empfänglicher für Reize. Das passiert zum Beispiel bei Nervenzellen auf der Zunge, wenn es als Geschmacksverstärker in Imbissessen zum Einsatz kommt und dafür sorgt, dass Aromastoffe stärker wirken. Und auch im Hirn setzt es Zellen in Erregung.

Ein Bild, das das verdeutlicht: Wenn du Alkohol trinkst, bremst du (GABA). Dein Hirn registriert, dass du zu langsam wirst, es will dich schützen, also tritt es aufs Gaspedal (Glutamat). De facto gibst du also gerade gleichzeitig Gas und bremst. Nach außen hin fährst du einfach. Man sieht dir erst mal nicht an, was in deinem Inneren geschieht. Aber natürlich nutzen sich die Bremsen ab, deine GABA-A-Rezeptoren stumpfen ab. Gleichzeitig verbrauchst du deutlich mehr Treibstoff, als du müsstest, dein *glutamerterges System* – also die Glutamatproduktion – läuft immer hochtouriger. Sprich, du fährst unökonomisch und auf Verschleiß. Sobald du den Fuß vom Gas nimmst, legst du eine Vollbremsung hin – und sobald du den Fuß von der Bremse nimmst, überdrehst du. Das macht sich zum Beispiel bemerkbar, wenn dein Blutalkoholspiegel sinkt und du in den frühen Morgenstunden aufwachst mit Sorgen, Unruhe und Herzklopfen. Das liegt genau an dieser gegenregulatorischen Überstimulation vom glutamertergen System. Du musstest stärker Gas geben, weil Alkohol über GABA die Bremse reingehauen hat. Sobald diese dämpfende Wirkung von GABA nachlässt, macht sich das Glutamat bemerkbar: innere Unruhe, Nervosität, Anspannung.

Irgendwann zeigt sich das schon, wenn du dich nur in eine Situation begibst, in der du immer trinkst. Wenn du zum Beispiel nach der Arbeit immer noch auf ein Glas Wein in die Bar gehst, dann tritt dein Hirn sinnbildlich bereits beim Anblick des Eingangs oder beim Einbiegen in die Straße aufs Gas. Denn es hat gelernt, dass Alkohol gleich die Bremse betätigt, und kompensiert schon einmal vorsorglich. Die Gegenregulation startet, noch bevor du überhaupt trinkst. Wenn du dann *nicht* trinkst, tritt so etwas wie eine situative Entzugserscheinung ein. Auf Dauer führt dieser Mechanismus auch dazu, dass du immer mehr verträgst, dein Hirn passt sich ans Beruhigungsmittel an und steuert gegen.

Du »funktionierst«, obwohl du regelmäßig trinkst. Das glutamaterge System hält den Alltag am Laufen, obwohl du mit deinem Alkoholkonsum eigentlich für permanente Dämpfung sorgst. Das erledigt es ziemlich lange ziemlich gut. So gut, dass »trainierte« Konsumentinnen mit 3 Promille nicht – wie untrainierte – beatmet auf der Intensivstation liegen, sondern Party machen und sich danach noch zutrauen, Auto zu fahren. In diesem Stadium »funktionierst« du natürlich nicht mehr, du triffst lebenskritische Entscheidungen. Dein Hirn hat sich angepasst und kann dadurch lebenswichtige Funktionen noch ausführen, nur deshalb zwingt der Alkohol dich nicht unmittelbar in die Knie. Setzt du dein Mittel ab, fühlst du dich reizbar, unruhig, niedergeschlagen, depressiv und lustlos. Sämtliche Rezeptoren haben sich an deine Trinkgewohnheiten angepasst, neben den GABA-A-, Glutamat- und Serotonin- auch die Dopaminrezeptoren. Ohne Alkohol funktioniert deine Balance nicht mehr. Was erst nur akut passiert, wenn du trinkst, ist zu deiner neuen Normalität geworden. Es klingt unromantisch, aber vereinfacht gesagt ist es so: Ändern sich die Botenstoffe und damit die Funktion deiner Nervenzellen im Gehirn, ändern sich deine Emotion, deine Kognition und dein Verhalten. Damit verändert sich deine Persönlichkeit.

Sabine, 63 | Babyboomer | Werners Sicht

Liebe Sabine,

als wir versucht haben, ein Kind zu bekommen und jahrelang befürchteten, dass uns das nicht möglich sein würde, dachte ich oft: So traurig habe ich noch nie jemanden erlebt. Dieser Schmerz in Dir war so existenziell, wie ich es nie zuvor an jemandem gesehen habe. Aber was gerade mit Dir passiert, erscheint mir noch tragischer. Es ist, als würde der Wein mir meine Frau stehlen, Dich entführen in eine dunkle Welt, zu der ich keinen Zutritt erhalte.

Ich vermisse Dich. Deinen Tatendrang und Deine Freude. Du warst früher so sehr an mir interessiert, an meinem Blick auf die Welt. Wenn ich heute nach Hause komme, nimmst Du das kaum noch wahr. Du bemerkst nicht mal mehr, wenn mein Hemd falsch geknöpft ist. Und manchmal frage ich mich, ob ich Dich im Stich gelassen habe. Es tut mir unendlich leid, dass mir die Arbeit immer so wichtig erschien. Unser finanzielles Wohlergehen war meine oberste Priorität. Ich hatte manchmal auch den Eindruck, dass Deine Entscheidung für mich daran gekoppelt war.

Alexander und Du, ihr wart mir schon immer das Wichtigste, und ich wollte gewährleisten, dass ihr abgesichert seid. Dieses mit Arbeit vollgepackte Leben weg von euch, das war so normal damals, ich habe es nie infrage gestellt. Erst heute wird mir klar, was ich dadurch verpasst habe. Noch immer erinnere ich mich an den Tag, als ich nach der Arbeit spätabends zu Alexander ins Zimmer ging, ihm einen Gute-Nacht-Kuss auf die Stirn gab, er aufwachte und im Halbschlaf fragte: »Wer bist du?«

Heute frage ich Dich das, Sabinchen. Wer bist Du? Wo bist Du?

Ich vermisse Dein Lachen. Ich habe es schon so lange nicht mehr gehört. Ich vermisse Deine Umarmungen. Es fühlt sich an, als hättest Du Dich von mir getrennt. Als hättest Du einen Liebhaber, dem ich nicht das Wasser reichen kann. Seit Jahren kämpfe ich darum, dass Du aufwachst und siehst, dass ich noch hier bin, in unserem gemeinsamen Leben, aus dem Du Dich verabschiedest. Wo bist Du nur hingegangen? Und warum?

Bitte komm zurück. Wir haben noch so viele schöne Jahre vor uns. Lass sie uns nutzen. Lass uns tanzen und reisen und Alexander damit nerven, wie verliebt wir sind, auch heute noch, nach 40 Jahren Ehe.

Dein Werner

Alkohol vergiftet deine Beziehungen

Je mehr du trinkst, desto zerstörerischer ist das. In großen Mengen verletzt Alkohol dich in extremem Ausmaß. Aber in geringen Mengen schadet er eben auch schon, und zwar merklich. Natürlich bedeuten zwei Gläser für einen 120-Kilo-Mann etwas anderes als für eine 60-Kilo-Frau. Gewicht und Geschlecht spielen eine Rolle, genetische Prädisposition spielt eine Rolle. Toleranzentwicklung spielt eine Rolle. Ob du gegessen hast oder nicht, wie es dir gerade geht mit deinem Leben und wo du dich befindest, wenn du trinkst, ebenfalls. Aber die Faustregel lautet: Alkohol schadet immer – und das schneller, als du denkst.

Allein die oben beschriebenen Verzerrungen und Verschlechterungen in deinem Hirn lassen einen Strudel entstehen, der nach und nach auf dein ganzes Leben übergreift. Zum Beispiel auf deine Arbeit, deine Beziehung zu dir selbst und deine Verbindung zu anderen. Du gehst verloren, wie Sabine, die mal eine innige Ehe führte und nun regelrecht verschwindet. Oder du verlierst dich, wie Carmen, die sich in einer Beziehung verstrickt hat, die ihr nicht guttut. Das ist übrigens ein Phänomen, das oft mit regelmäßigem Alkoholkonsum einhergeht. Carmen lässt sich auf etwas ein, von dem sie rational weiß, dass es nicht das ist, was sie will. Denn sie will ja eigentlich eine Partnerschaft auf Augenhöhe und jemanden, der gern an ihrer Seite ist. Aber ihre Ratio ist beeinträchtigt, und der Alkohol ermöglicht es ihr, über diese Missstände hinwegzusehen und auszublenden, wie sehr Tobias sie erniedrigt. Mit benebeltem Hirn kann sie so tun, als wäre er derjenige, den sie sich erträumt. Um ihm nah zu sein, trinkt sie sich in eine Carmen-Version, von der sie meint, dass sie ihm gefällt. Aus einer solch alkoholgeschwängerten Konstellation entsteht keine Beziehung zwischen Menschen, sondern zwischen Zuständen.

Gut zu wissen

Deine Gene beeinflussen, wie stark Alkohol dich angreift. Sie können ein großer Risikofaktor für eine spätere Abhängigkeit sein, wobei kein einzelnes Gen entscheidend ist, sondern viele. Es gibt kein Sucht-Gen, sondern ein Zusammenspiel verschiedener Gene beeinflusst zum Beispiel, wie gut oder schlecht du Alkohol verträgst oder wie impulsiv du bist.

Wenn es um andere Folgeerkrankungen geht, spielen vor allem jene Gene eine Rolle, die darüber bestimmen, wie gewisse Stoffwechselprozesse in deinem Körper ablaufen. Manche Menschen haben zum Beispiel eine hohe Aktivität des Enzyms Alkoholdehydrogenase (ADH), das Ethanol schnell in das sehr giftige Acetaldehyd umwandelt. Andere Menschen haben ein Defizit des Enzyms Aldehyddehydrogenase (ALDH), wodurch das schädliche Acetaldehyd nicht genügend entgiftet werden kann. Dadurch, dass der Alkoholstoffwechsel bei jedem Menschen etwas unterschiedlich ist, entstehen je nach genetischer Ausstattung also mehr oder weniger gesundheitsschädliche und krebserregende Stoffe. Allerdings lässt sich nicht vorhersagen, wer nach welcher Konsummenge an welcher Erkrankung leiden wird. Du kennst deine genetische Ausstattung ja nicht und weißt somit auch nur bedingt, ob du zu einer Risikogruppe zählst. Bedingt deshalb, weil du zumindest weißt, dass du als Frau deutlich empfindlicher auf Alkohol reagierst als Männer.

Jamila, 38 | Gen Y | Was, wenn es endlich Zeit wird?

Jamila starrt auf ihre zitternden Hände. Der Schwangerschaftstest ist positiv. Und das bedeutet ihre persönliche Katastrophe. Sie kann dieses Kind nicht kriegen. Wie sollte sie? So viele Monate ohne Alkohol leben? Wie soll sie das aushalten mit Chrissi?

Aber könnte sie aushalten, es abzutreiben? Nein.

Shit. Shit!

Sie spürt, wie etwas in ihr aufbricht. Etwas, das durch Amalie schon lange Richtung Oberfläche drängt. Das Bedürfnis danach, ihre Masken abzulegen und sie selbst zu sein. Es gibt halt nur ein klitzekleines Problem. Sie hat keine Ahnung, wer sie ist. Wer hinter diesen Masken steckt. Was Maske ist und was sie. Sie hat sich ja noch nie in ihrem Leben überhaupt auch nur einmal gefragt, was sie selbst eigentlich will. Wofür sie steht. Sie hat sich das immer sagen lassen, sich formen lassen, um andere Identitäten zu stärken. Jamila war das schöne Beiwerk, und auch wenn es ihr in dieser Rolle nicht gut ging, sie verschaffte ihr Sicherheit. Und sich sozial kompatibel zu trinken, war ihr Mittel, um die Gefühle abzutöten, die dieser Sicherheit im Weg standen.

Doch sie spürt, dass sie ihrem Anspruch, eine gute Mutter zu sein, so nicht gerecht werden kann. Denn Kinder lernen doch am Modell jener, die sie lieb haben oder respektieren. Und sie weiß, dass weder Chrissi noch sie aktuell gute Vorbilder sind. Sie muss das ändern und endlich herausfinden, wer sich hinter ihrem demütigen Blick verbirgt. Aber es macht ihr Angst, sich damit auseinanderzusetzen. Was, wenn es alles sprengt? Was, wenn es alles, was sie erduldet und ertragen hat, wertlos erscheinen lässt? Wenn all die Disziplin und all das Mundhalten und all das Performen überhaupt keinen Sinn gehabt hätten?

Was, wenn es endlich Zeit wird.

Sie steckt den Schwangerschaftstest in ihre Handtasche und zieht den Reißverschluss zu. Noch ein Baby. Sie hätte das gar nicht mehr für möglich gehalten bei ihrem Konsum.

Alkohol, Sexualhormone und Zyklus

Wenn du regelmäßig zu viel trinkst, bringt das auch deinen Sexualhormonhaushalt durcheinander. Deine Eierstöcke können nicht mehr richtig arbeiten. Bemerkbar machen sich diese Störungen dadurch, dass deine Regelblutung ausbleibt, zu selten kommt oder sehr stark und lang auftritt. Das wiederum wirkt sich negativ auf deine Fruchtbarkeit aus. Aus einer Studie von Forschenden der University of Louisville in Kentucky in den USA geht zudem hervor: Trinken Frauen in ihrer zweiten Zyklushälfte auch nur mäßig Alkohol, sinkt die Chance, schwanger zu werden, auf nur 16 Prozent. Zur Erinnerung: Dein Zyklus beginnt am ersten Tag der Menstruationsblutung. Du kannst ihn grob in drei Abschnitte unterteilen: die *Follikelphase* vor dem Eisprung, die *Ovulationsphase*, in der sich der Eisprung vollzieht, und die *Lutealphase* nach dem Eisprung. In der Follikelphase sind die Östrogen- und Progesteronspiegel anfangs niedrig, während nach und nach der Spiegel des follikelstimulierenden Hormons leicht ansteigt. Das leitet in den Eierstöcken die Entwicklung von Follikeln ein. Follikel sind mit Flüssigkeit gefüllte Bläschen, die jeweils eine Eizelle enthalten. Pro Zyklus reift in der Regel eine aus. Der Follikel erzeugt Östrogen. Die Ovulationsphase beginnt mit einem Anstieg des luteinisierenden Hormons, das den Eisprung, also die Ovulation, anregt. In dieser Phase sinkt der Östrogenspiegel wieder, und der Spiegel des Hormons Progesteron steigt langsam an. Die darauffolgende Lutealphase schafft dann die Voraussetzungen dafür, dass die befruchtete Eizelle in die Gebärmutter wandert und sich dort in die Schleimhaut einnistet. Bleibt die Eizelle unbefruchtet, tritt die Menstruationsblutung ein, und der Zyklus beginnt von vorn.

Spannend ist nun, dass Alkohol nicht nur deine Hormone durcheinanderbringt, sondern dass dein Zyklus auch Auswirkungen auf dein Verlangen nach Alkohol zu haben scheint. Bernd Lenz vom Zentralinstitut für Seelische Gesundheit in Mannheim forscht seit über 15 Jahren dazu, welche Bedeutung das biologische Geschlecht für Alkoholabhängigkeit hat. Eine aktuelle Untersuchung von ihm und seiner Doktorandin Sabine Hoffmann beschäftigt sich mit der Rauschtrinkwahrscheinlichkeit im Verlauf des weiblichen Zyklus. Die Daten zeigen: Verhältnismäßig am geringsten ausgeprägt ist die Lust, zu trinken, in den Zyklustagen, in denen du weniger fruchtbar bist, also zu Beginn deiner Menstruationsblutung und kurz davor, wenn der Eisprung einige Tage zurückliegt. Am stärksten ausgeprägt ist sie während deiner fruchtbarsten Tage, also an den Tagen vor und während des Eisprungs, wenn dein Östrogenspiegel hoch und dein Progesteronspiegel relativ dazu niedrig ist. Spermien können mehrere Tage überleben, deshalb bist du auch schon an den Tagen vor deinem Eisprung fruchtbar. Nach dem Eisprung ist das Ei noch 24 Stunden empfängnisbereit. An diesen Tagen fühlen sich viele Frauen wohl und schön, haben Lust auf soziale Kontakte, und vielleicht geht diese Lust mit dem Trinken Hand in Hand. Fakt ist, dass du an diesen Tagen am wahrscheinlichsten schwanger wirst. Und auf den ersten Blick mag das wie eine clevere Entwicklung der Natur klingen. Gute Laune, Lust auf Menschen, Lust auf Trinken, Partner finden, Hemmung verlieren und schwanger werden – Reproduktion gesichert. Bei genauer Betrachtung entpuppt sich diese Kombi allerdings oft als Albtraum. Zunächst einmal, weil betrunkene Partnerwahl oft zu einem eher suboptimalen Ergebnis führt. Dann natürlich, weil du betrunken schutzloser und wehrloser bist, auch und vor allem beim Sex. Und, weil Alkohol die Entwicklung von Babys beeinträchtigt, und zwar auch schon in den ersten Tagen und Wochen. Noch immer hält sich der Mythos, dass der

Embryo in der ersten Phase keinen Schaden nimmt, wenn du trinkst. Das ist falsch. Wenn du schwanger werden möchtest, solltest du daher unbedingt aufhören zu trinken, denn jeglicher Konsum schadet deinem ungeborenen Kind.

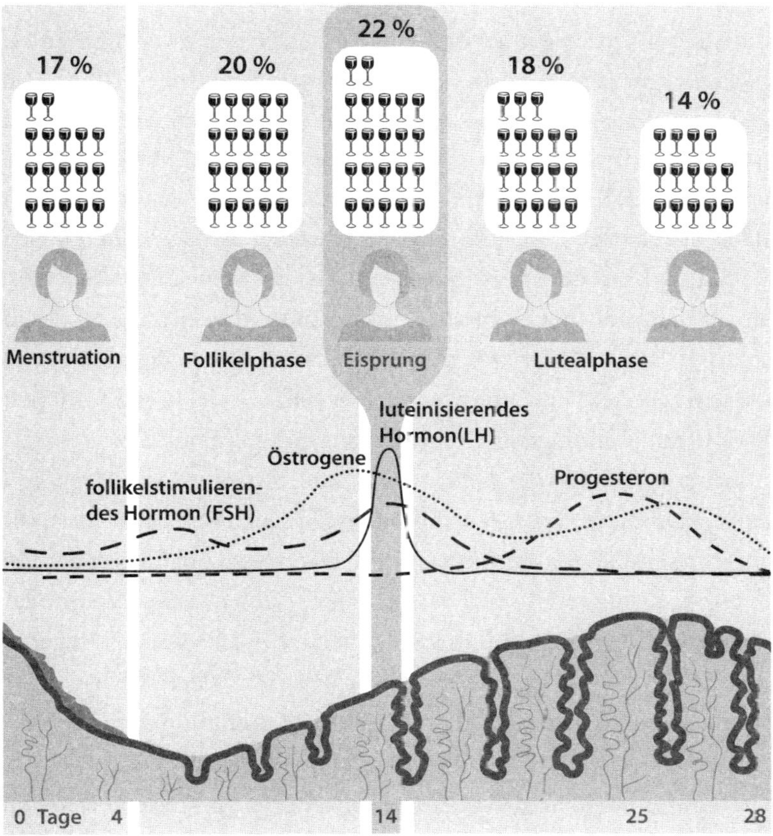

Bei Frauen, die regelmäßig Alkohol trinken, variiert die Wahrscheinlichkeit, fünf oder mehr Drinks zu einer Gelegenheit zu konsumieren, im Verlauf ihres Zyklus. Statistisch gesehen ist ihr Risiko, sich einen Rausch anzutrinken, an den fruchtbaren Tagen vor und während des Eisprungs am höchsten, wenn der Östrogenspiegel hoch und der Progesteronspiegel im Verhältnis dazu niedrig ist.

Alkohol: eine der häufigsten Ursachen für geistige Entwicklungsstörungen

Wie viele Mütter in Deutschland während der Schwangerschaft trinken, lässt sich nur schwer herausfinden. Zum einen, weil dieses Thema derart schambehaftet ist, dass Eltern die Folgen verdrängen, verharmlosen oder verschweigen. Zum anderen, weil viele auch hier einfach noch immer nicht gut genug Bescheid wissen. Im Zweifel hören sie erst nach ein paar Wochen Schwangerschaft beim ersten Ultraschall von ihrer Frauenärztin, dass Alkohol mit Kind im Bauch absolut tabu ist. Denn es ist unmöglich, vorherzusagen, wann wie viel Alkohol zu wie großen Schäden führt. Besonders hoch scheint das Risiko beim Rauschtrinken zu sein, aber auch ein einzelner Schluck zum falschen Zeitpunkt kann bereits Folgen haben. Es gibt keine Schwellendosis, ab der es schädlich wird fürs Kind. Dein ungeborener Embryo, der in späteren Entwicklungsstufen zum Fetus wird, ist so sehr mit dir und deinem Blutkreislauf verbunden, dass er genauso viel Promille im Blut hat wie du. Allerdings sind seine Organe viel empfindlicher.

Beim Embryo ist das Gehirn nicht nur das größte Organ, sondern auch jenes mit der höchsten Stoffwechselaktivität und damit das, welches am sensibelsten auf Gifte reagiert. Durch Alkohol im Blut kommt es zu Wachstumsstörungen des gesamten Gehirns, einer Verminderung der Hirnwindungen, zu kleineren Nervenzellen und geringeren Zellzahlen, einer mangelhaften Abdichtung der Nervenzellen, einer verminderten Synapsenzahl – also weniger Kommunikationspunkten – und einer veränderten Konzentration der Botenstoffe im Gehirn. Die meisten Schäden in der Gruppe der betroffenen Kinder zeigen sich in der geistigen Entwicklung, aber der Übergang von leichten kognitiven und emotionalen Beeinträchtigungen bis hin zur schweren Behinderung sind fließend. Es gibt folglich nicht das eine Symptom, nicht das eine Merkmal, anhand dessen sich zeigt, dass die Mutter während der Schwangerschaft getrunken hat. Die Liste an Einschränkungen ist lang, und leider sind sie recht weit verbreitet, obwohl jede einzelne von ihnen zu 100 Prozent vermeidbar wäre. Bevor wir nun darauf eingehen, wie sich diese Einschränkungen bemerkbar machen, möchten wir aber klarstellen: Mütter trinken nicht, weil sie ihrem Kind schaden wollen. Sie tun es entweder, weil sie nicht wissen, dass sie schwanger sind. Weil sie wirklich denken, dass ein Glas hier und da ihrem Baby schon nichts anhaben kann. Weil sie im Teufelskreis aus schlechter Gewohnheit oder aber in der Hölle einer Abhängigkeit stecken.

Es kann sein, dass dein Kind durch den Kontakt mit Alkohol während der Schwangerschaft mit Herzfehler oder Nierenschaden zur Welt kommt. Es kann sein, dass seine Feinmotorik gestört ist, dass es ständig irgendwo gegen läuft. Es kann sein, dass dein Kind kein besonders ausgeprägtes Gefühl für Wärme und Kälte hat. Dass es seinem Hirn schwerer fällt, Informationen zu filtern. Manchen werden Trubel und Lärm schnell zu viel. Es kann sein, dass das Kind sich nur sehr kurz konzentrieren kann, dass es schnell die Geduld verliert. Dass ihm logisches Denken und Schlussfolgern Schwierigkeiten bereiten. Oder die Gefühle anderer Menschen nachzuvollziehen. Dass es bei der sprachlichen Entwicklung hinterherhängt und dass ihm Rechnen und Lesen schwerfallen. Dass es schnell vergisst und dadurch beim Lernen Schwierigkeiten hat. Weil es sich Dinge so schlecht merken kann und dadurch aufeinander aufbauende Aufgaben und Zusammenhänge nicht begreift. Dann fallen häufiger Sätze wie: »Das haben wir dir schon 100-mal erklärt.« Es kann sein, dass dem Kind natürliche Angst und Vorsicht fehlen, dass es einfach so vom Baum springt, zum Beispiel. Es kann sein, dass es sich übermütig verhält, Fremden immer etwas zu nah kommt und doch Schwierigkeiten hat, Bindungen aufzubauen. Es kann sein, dass das Kind hyperaktiv ist, unruhig und unkontrolliert. Aber ja, Eltern führen diese Symptome eben allzu oft gar nicht auf den Alkoholkonsum der Mutter während der Schwangerschaft zurück – oder sie verdrängen mögliche Zusammenhänge. Die Psychologin Gela Becker sagte dazu in einem *Spektrum*-Artikel: »Keine Frau gibt gern zu, dass sie in der Schwangerschaft getrunken hat. Gerade in der Mittel- und Oberschicht heißt es dann oft, das Kind hätte ADHS.«

Wenn es ein Baby ganz hart trifft, dann entwickelt es das Vollbild, das sogenannte *Fetale Alkoholsyndrom*, kurz FAS. Diesen Kindern sieht man ihr Leiden auch an. Babys mit FAS sind oft schmächtig mit wenig Fettgewebe in der Unterhaut, sie haben einen kleinen Kopf, ein kleines Gesicht, ein nicht ganz ausgeprägtes Kinn, eine dünne Oberlippe, und die Falte zwischen Nase und Mund ist glatt. Diese äußerlichen Merkmale verwachsen sich oft. Die inneren Organschäden und die psychischen Einschränkungen verwachsen sich nicht, mit denen müssen Betroffene ihr Leben lang fertigwerden. FAS ist nicht heilbar. Und viel zu weit verbreitet. In Europa leiden zwei von 100 Menschen unter Folgeschäden, die auf den Alkoholkonsum ihrer Mutter während der Schwangerschaft zurückgehen, davon 20 Prozent unter dem Vollbild eines Fetalen Alkoholsyndroms (FAS) und circa 80 Prozent unter einer sogenannten Spektrumsstörung (FASD, das D steht für *Disorder*). Vor diesem Hintergrund ist es noch absurder, den Eindruck zu verbreiten, es handle sich bei Alkohol um ein Lebensmittel. Oder stell dir vor, es käme ein Medikament auf den Markt, das angeblich gegen Stress hilft, nicht einmal verschreibungs- oder apothekenpflichtig ist – und das Babys deformiert, das ihre Organe angreift und für immer schädigt, das ihnen ihre Intelligenz raubt und die Möglichkeit, sich voll zu entwickeln. Es würde Klagen nur so hageln. Beim Alkohol? Noch nicht einmal verpflichtende Warnhinweise auf Etiketten.

Alkohol und Menopause

Dass Alkohol deinen Hormonhaushalt durcheinanderbringt, macht sich auch in den Wechseljahren stark bemerkbar, also in der Zeit, in der dein Körper deine fruchtbaren Jahre abschließt und sich so verändert, dass du keine Regelblutung mehr bekommst. In Deutschland befinden sich aktuell rund 11 Prozent der Bevölkerung in dieser Lebensphase. Sie umspannt in der Regel mehrere Jahre, manchmal bis zu zwei Jahrzehnte. Das Thema betrifft also sehr viele Menschen relativ lange. Im Verhältnis dazu ist es in der Forschung völlig unterrepräsentiert, und bei Betroffenen herrscht dahingehend oft Unsicherheit, Unwissen und Scham. Im Deutschen bezeichnet der Begriff *Menopause* streng genommen nur den Zeitpunkt der letzten natürlichen Menstruationsblutung, der ein Jahr lang keine weitere folgt. Was sich in diesem Zusammenhang davor und danach abspielt, benennen Fachleute hierzulande als Wechseljahre oder *Klimakterium*. Wenn der Follikelvorrat sich dem Ende zuneigt, funktionieren die extrem fein aufeinander abgestimmten Zyklusmechanismen nicht mehr. Die Kommunikation zwischen deinen Eierstöcken, der *Hirnanhangdrüse* und dem *Hypothalamus* gerät durcheinander. Der Hypothalamus ist eine Art Steuerungszentrum für dein vegetatives Nervensystem und reguliert zum Beispiel deine Körpertemperatur, Blutdruck, Wasser- und Salzhaushalt. Hierzu ist er auch mit der Hirnanhangdrüse verbunden – die ist nämlich die Schnittstelle, über die dein Hirn die Freisetzung von vielen Hormonen reguliert. Wenn nun die Kommunikation zwischen deinen Eierstöcken, der Hirnanhangdrüse und dem Hypothalamus aus dem Ruder läuft, führt das zu Hormonschwankungen. Es kommt zu überstürzten Follikelreifungen, weil dein Körper versucht, den Zyklus aufrechtzuerhalten. Normalerweise befördert er pro Zyklus nur einen Follikel in die Gebärmutter. Erst wenn keine Schwangerschaft eintritt, ist der nächste an der Reihe. Nun aber schickt dein Körper gleich mehrere Follikel hintereinander auf die Reise. Die Präsidentin der Deutschen Menopause Gesellschaft, Katrin Schaudig, erklärt das in einem Interview mit dem Medizin-Podcast *Amboss* so: »Man spricht da von Rekrutierungswellen, und wir können zwei, drei Eisprünge in einem Zyklus haben, also in einem Monat. Aber es kann dann auch mal sein, dass sechs Wochen gar nichts passiert. Das wird dann begleitet von extremen Schwankungen der Hormonspiegel, mal zu viel Östrogen, dann mal wieder zu wenig Östrogen. Wie bei einem Tsunami. Erst läuft der Strand leer, und dann kommt eine Riesenwelle. Ähnlich ist es mit dem Östrogen. Und unser Gehirn mag diese Schwankungen nicht.« Hinzu kommt, dass dein Körper aufgrund der immer schlechteren Eizellqualität immer weniger Progesteron bildet. Dieses Hormon, das eher ausgleichend wirkt, nimmt in den Wechseljahren also einen immer geringeren Stellenwert ein.

Manchmal tauchen im Zusammenhang mit dieser Lebensphase auch die Begriffe *Prä-*, *Peri-* und *Postmenopause* auf. Bei der Prämenopause handelt es sich um die Zeit, in der sich erste Symptome bemerkbar machen, die Monatsblutung aber noch regelmäßig kommt. Die Perimenopause bezeichnet die Phase um die letzte Monatsblutung herum. Sie kann sich durchaus vier, fünf und manchmal auch über zehn Jahre strecken und beginnt damit, dass die Menstruationsblutung ungleichmäßig wird, sich also um ein paar Tage verschiebt, auch mal um eine Woche. Manchmal setzt sie auch einen Monat aus. Im Laufe der Perimenopause werden die Zyklen noch unregelmäßiger, bleiben auch mal drei Monate aus, bis es schließlich zur Menopause kommt. Die tritt im Schnitt im Alter von 52 ein. Es gibt aber auch Frauen beziehungsweise Transmänner oder nicht-binäre Menschen, die mit Ende 50 noch ihre Tage haben, und genauso gibt es welche, die mit Mitte 40 ihre letzte Regelblutung bekommen. In diesem Fall könnte es also theoretisch sein, dass die ersten Symptome der Perimenopause bereits mit Mitte 30 einsetzen. Typische Symptome sind neben diesen Unregelmäßigkeiten im Zyklus Ein- und vor allem Durchschlafstörungen, Vergesslichkeit, Konzentrationsstörungen, depressive Verstimmungen, Stimmungsschwankungen, Aggressivität, Reizbarkeit und Dünnhäutigkeit, also dass dir alltägliche Situationen extrem nahegehen und du zum Beispiel in Tränen ausbrichst, weil deine Yoga-Stunde ausfällt. Irgendwelche dieser Symptome merken eigentlich alle Menschen in den Wechseljahren, etwa zwei Drittel merken sie deutlich, etwa ein Drittel kaum. Auch unerklärliches Herzklopfen kann ein Symptom von Wechseljahren sein, auch wenn du deine Periode noch relativ regelmäßig bekommst. Interessanterweise sind das alles Symptome, die auch durch Alkoholkonsum entstehen können. Wichtig zu wissen ist daher vor allem: Wenn du trinkst, verstärkst du diese Symptome – vor allem die Schlafstörungen – und befeuerst die ohnehin schon starken Hormonschwankungen, die durch diese Umstellung in deinem Körper entstehen. Das gilt auch für die Postmenopause, also die Zeit nach der letzten Monatsblutung. Meistens treten durch den Östrogenmangel erst in dieser Phase die eher bekannteren Wechseljahrsymptome wie Hitzewallungen, Schweißausbrüche und Vaginaltrockenheit auf. Zur Vaginaltrockenheit kommt es in der Postmenopause übrigens tatsächlich bei 100 Prozent der Menschen, die menstruiert haben.

Gut zu wissen

Die alkoholbedingte Beeinträchtigung deiner Eierstöcke kann auch zur Folge haben, dass sich deine sekundären Geschlechtsmerkmale zurückbilden. Das macht sich äußerlich durch eine ›Vermännlichung‹ bemerkbar: Brustverkleinerung, Verlust der Vulvabehaarung, während die Behaarung im Gesicht und an anderen Körperstellen zunimmt. Zudem kann das zu einer eher männlichen Fettverteilung führen, mit einer Betonung des Bauchfetts. Diese hormonelle Dysbalance zeigt sich bei Männern übrigens auch, bei ihnen dann oft in Form einer ›Feminisierung‹. Ihnen wachsen zum Beispiel Brüste, was wahrscheinlich daran liegt, dass der Östrogenabbau in der Leber nicht mehr optimal funktioniert und sie weniger Testosteron bilden.

Alkohol stört deine Verdauung

Alkoholkonsum führt auch dazu, dass du schneller alterst und dir schneller Infektionen einfängst, weil er deinen Körper in eine Unter- und Fehlversorgung geraten lässt. Das liegt nicht nur am Chaos, für das er in deinem Hirn und in deinem Stoffwechsel sorgt. Ebenso dramatisch sind die Schäden, die er in deinem Magen-Darm-Trakt anrichtet. Denn von den wertvollen Nahrungsbestandteilen, die noch in deinem Körper landen, kann dein Darm immer weniger aufnehmen. Auch hier liegt die Hauptursache dafür darin, dass Alkohol ein Zellgift ist. Bei hochprozentigen Alkoholika merkst du schon im Mund, wie es brennt. Tatsächlich aber greift bereits eine Alkoholkonzentration ab 2 Prozent deine Schleimhäute an. Also auch ein Kölsch mit 4,5 Prozent oder ein Sekt mit 10 Prozent. Das hat Folgen. Denn die Schleimhäute sind dazu da, deinen Verdauungstrakt abzugrenzen. Streng genommen ist nämlich das, was in deinem Darm ist, nicht in deinem Körper. Ähnlich wie die Haut unser Inneres von der Außenwelt abgrenzt und schützt, macht die Darmschleimhaut das im Innern deines Körpers. Nur was durch sie hindurchkommt, landet tatsächlich in dir. Idealerweise sind das lebenswichtige Nahrungsbestandteile, während giftige Komponenten den Darm im Idealfall nicht verlassen, bis sie in der Toilette verschwinden. Diese Selektionsarbeit erledigt dein Mikrobiom, also eine Ansammlung von rund 100 Billionen Mikroben, die in deinem Darm leben und die zusammen ungefähr zwei Kilogramm wiegen. Die meisten dieser Mikroben sind Pilze, Viren und Bakterien. Dein Mikrobiom ist so einzigartig wie ein Fingerabdruck, und wenn es ihm gut geht, trägt es massiv dazu bei, dass du gesund bleibst.

Alkohol vergiftet auch dieses fein austarierte System, zum Beispiel, indem er immunfördernde Bakterien abtötet und dadurch Entzündungsprozesse in deinem Körper fördert. Aber er führt auch zu Schädigungen der Schleimhaut im Verdauungstrakt. Die sind an sich schon ein Problem und äußern sich zum Beispiel durch Magenschleimhautentzündungen, Magengeschwüre oder Tumore. Hinzu kommt, dass Alkohol deine Schleimhäute auf Dauer so massiv angreift, dass sie wichtige Körperbausteine wie Vitamine, Aminosäuren oder Spurenelemente, also Elektrolyte, nicht mehr ordentlich aufnehmen und ins Körperinnere transportieren können. Ein paar Beispiele: Bei Alkoholkonsumierenden finden wir eine ungenügende Menge an Vitamin A und an Provitamin A beziehungsweise Beta Carotin. Das macht sich zum Beispiel durch Nachtblindheit bemerkbar, also dadurch, dass Betroffene schon bei Dämmerung schlecht sehen und ab einem gewissen Grad an Dunkelheit so gut wie blind sind. Auch Vitamin E kann der Darm nicht mehr gut aufnehmen, was typischerweise Muskelschwäche und Durchblutungsstörungen zur Folge hat. Und falls du Vitamin D einnimmst, um Knochenschwund vorzubeugen, hilft das bei regelmäßigem Alkoholkonsum nicht sehr viel. Denn die Vitamin-D-Speicher entleeren sich bei Menschen, die regelmäßig Alkohol trinken. Was dazu führt, dass deine Knochenmasse schwindet und deine Knochen schneller brechen, dass dein Immunsystem nicht mehr so gut arbeiten kann und deine Anfälligkeit für Infekte steigt. Auch Vitamine, die für die kognitive, geistige und allgemeine Leistungsfähigkeit, die Blutbildung und die Blutgerinnung zuständig sind, gelangen nicht mehr richtig in deinen Körper. Du fühlst dich schlapp und siehst auch so aus.

Auf der anderen Seite führt die Schädigung deiner Darmschleimhaut dazu, dass sie große Moleküle wie zum Beispiel giftige Substanzen, vor denen sie deinen Körper eigentlich schützt, nicht mehr zurückhalten kann. Die sogenannte *Permeabilität*, also die Durchlässigkeit deiner Darmschleimhaut, erhöht sich. Dadurch gelangen diese giftigen Bestandteile in dein Blut und darüber in deine Leber. Neben der zerstörerischen Wirkung der Alkoholabbauprodukte liegt hierin der Grund, warum Leberkrebs mit Alkoholkonsum zusammenhängt.

Alkohol lässt dich ungesund aussehen

Wenn die Leber versagt, bekommt die Haut einen Gelbstich. Das ist für die meisten Konsumentinnen gefühlt sehr weit weg. Zu Recht, denn es dauert, bis die Leber versagt. Es ist allerdings hilfreich, dir zu verdeutlichen, was auf dem Weg dorthin alles schon passieren kann. Am Anfang führen die oben beschriebenen Prozesse dazu, dass du abgekämpft und fahl aussiehst. Dann fängt dein Gesicht an, aufgedunsen zu wirken. Was daran liegt, dass Alkohol auch deine Nierenfunktion und damit die Ausscheidung von Wasser und Natrium beeinträchtigt. Deshalb lagert sich Wasser in deinem Bindegewebe ein. Zudem erhöht Alkohol die Durchblutung deiner Haut und damit auch die der Talgdrüsen in deiner Haut. Dadurch produzieren sie mehr von dem öligen Talg, der eigentlich dazu da ist, deine Haut zu schützen. Sie wird fettig. Oft kommt noch eine postpubertäre Akne hinzu, weil die erhöhte Talgproduktion die Poren in deiner Haut verstopft. Im angestauten Talg sammeln sich Hautbakterien, die Entzündungen verursachen können. Und die zeigen sich in Form von Pickeln. Es kann auch sein, dass durch die Erweiterung der Blutgefäße langsam rote Äderchen auf deiner Nase oder deinen Wangen erscheinen. Langfristig kann all das zu einer grobporigen, glänzenden, unreinen Haut sowie zu rotvioletten Verfärbungen führen. Im Extremfall können sich regelrechte Wucherungen bilden, bis hin zu einer knollenförmigen Verformung der Nase. Auch an den Händen kann sich dauerhafter Alkoholmissbrauch zeigen. Es beginnt mit brüchigen oder weiß verfärbten Nägeln. Dann verfärben sich vielleicht die Handflächen, manchmal rot, manchmal rotviolett. Manchmal entstehen Pilzinfektionen an den Nägeln, und manchmal verformen sich Finger und Nägel derart krankhaft, dass die Fingerspitzen wie ein verdicktes Ende aussehen, ähnlich wie ein Trommelschlegel beim Schlagzeugspielen. Die medizinische Fachbezeichnung lautet tatsächlich auch *Trommelschlegelfinger*, bei der Verformung der Nägel spricht man von *Uhrglasnägeln*, weil sie nach oben gewölbt sind, in etwa so wie ein übertrieben dick aufgetragener Gel-Nagel.

Gut zu wissen

Betrunken sein ist nichts anderes als vergiftet sein. Diese Vergiftungserscheinungen äußern sich folgendermaßen:

Am Anfang eines Alkoholrausches fühlst du dich gelöst, euphorisiert und oft kontaktfreudig und enthemmt. Du hast subjektiv das Gefühl, leistungsfähiger zu sein, de facto aber ist dein Leistungsvermögen bereits eingeschränkt. Dein Reaktionsvermögen sinkt, Aufmerksamkeit, Koordination, Urteils- und Konzentrationsfähigkeit verringern sich, deine Fähigkeit zur Selbstkritik ebenfalls. Gleichzeitig steigt deine Risikobereitschaft. Bereits ab 0,2 Promille erhöht sich das Unfallrisiko.

Sobald du angetrunken bist, entwickelst du auch im wahrsten Sinne des Wortes einen Tunnelblick, weil dein Sichtfeld nur noch eingeschränkt funktioniert. Auch dein Hörvermögen lässt nach. Deine Reaktionszeit verlängert sich nun um 30 bis 50 Prozent. Du kannst Geschwindigkeiten und Entfernungen nicht mehr richtig einschätzen. Enthemmung, Euphorie und Selbstüberschätzung steigern sich zunehmend. Gleichzeitig steigt deine Reizbarkeit.

Sobald du betrunken bist, schätzt du Gefahren völlig falsch ein, weil du nicht mehr in der Lage bist, Situationen zu lesen und zu verarbeiten. Körperliche Beeinträchtigungen im Gleichgewicht, der Koordination, Hören und Sehen, verschlechtern sich noch mehr, du fängst an zu lallen und zu torkeln, bist verwirrt und kannst dich immer schlechter orientieren. Deine Gefühlswelt enthemmt nun so richtig, entweder bist du überdreht, oder du wirst langsam schon depressiv.

Wenn du so richtig schwer betrunken bist, näherst du dich der Betäubung. Es kann sein, dass du dich erbrechen musst. Du erleidest Bewusstseinsstörungen, kannst kaum noch reagieren, deine Muskeln erschlaffen. Es kann sein, dass du deine Ausscheidungen nicht mehr kontrollieren kannst.

Trinkst du dann noch weiter, riskierst du Unterkühlung, Lähmungen, Atemstillstand, Bewusstlosigkeit, Koma und schlussendlich dein Leben.

Elena, 23 | Gen Z | Als würden sie ihr Hantelscheiben auf die Schultern nageln

Der nächste Marketingtext. Elena stöhnt. Seit drei Monaten arbeitet sie nun mit dem Investor und dem neuen Team zusammen und kommt sich vor wie eine Verkaufsmaschine. Online gibt sie sich noch immer ausbalanciert und gut gelaunt, aber ihre Nerven liegen blank. Sie setzt Teewasser auf, öffnet das Dokument und verzieht das Gesicht. Es sind Metaphern direkt aus der Hölle:

Hey Freunde, lasst uns zusammen zu Fitness-Kriegerinnen werden. 🛡️💪

Bist du bereit, dich in die Schlacht zu stürzen und deine Muskeln wie glänzende Rüstungen zu formen? Mit meinem exklusiven Fitnesskurs wirst du zur unbesiegbaren Königin des Gyms!

Wir werden zusammen durch die raue See des Kalorienverbrennens segeln, unsere Gegner mit kettlebellgeschmiedeten Kanonenkugeln bekämpfen, durch die Wüste der Ausdauer sprinten und unsere Bauchmuskeln zu einer unüberwindbaren Festung aus Stahl schmieden!

Schließe dich noch heute meinem heldenhaften Fitnessstamm an und werde Teil dieser legendären Reise! 💥 *Klicke jetzt auf den Link in meiner Bio, um deine Mission zu beginnen und der Welt zu zeigen, was du wirklich draufhast!*

Wenn es nicht so traurig wäre, müsste sie lachen. Aber diese Scheiße bedeutet, dass sie das jetzt ewig so umschreiben muss, dass sie zumindest einigermaßen dahinterstehen kann.

»Bitte gib die Texte bis morgen frei, liebe Elena. Wir wollen die Kampagne dann starten.«

Dann schreibt gute Texte!, würde sie gern antworten, schreien will sie es.

Dann organisiert euch besser und schickt sie mir früher!

Dann beschäftigt euch mal mit meiner Zielgruppe!

Dann nehmt mal ernst, was ich an Input liefere!

Sie lässt es. Es fällt ihr schwer, sich durchzusetzen gegen diese zahlengetriebenen Alphatiere, die ihren Kanal am liebsten zukleistern würden mit Rabattcodes und marktschreierischen Versprechen. Jede Woche kommen sie mit fünf neuen Aktionen, die Elena schrecklich findet. »Geht nicht anders«, sagen sie. »Die reifen Früchte hängen manchmal höher im Baum. Da muss man sich schon mal strecken«, sagen sie und schicken ihr Links von Influencerinnen, die das auch so machen und deutlich erfolgreicher sind als sie. Das leuchtet ihr dann schon ein. Außerdem hat ihr Geschäftspartner ja Geld investiert, und anscheinend muss das so laufen. Und Elena will ja auch, dass das Ding fliegt und supererfolgreich wird. Sie hat da jetzt schon so viel reingesteckt, das darf einfach nicht scheitern. Also schreibt sie die Marketingtexte um und dreht Story um Story, in der sie irgendeinen Proteinriegel »genießt« oder irgendeine Bowl mit Proteinpulver »veredelt«. Sie hasst es so sehr. Es fühlt sich an, als würden sie ihr jeden Tag eine neue Hantelscheibe auf die Schulter nageln. Die Rede war mal von

Entlastung. De facto arbeitet Elena mehr denn je. Rennt Leuten hinterher, korrigiert ihre Fehler, badet ihre Schlampigkeit aus. Im Grunde ist sie rund um die Uhr on. Hinzu kommt die Belastung, dass sie sich so oft dafür schämen muss, wie aggressiv die ihre Inhalte promoten. Um ihr schlechtes Gewissen zu lindern, antwortet sie auf fast alle Nachrichten ihrer Follower persönlich und ziemlich ausführlich. Sie merkt, wie überstimuliert sie seit Monaten ist, sie kommt gar nicht mehr runter. Bei jeder Message, die reinkommt, zuckt sie zusammen, die ganze Zeit fühlt sie sich latent bedroht. Muss sie den nächsten Karren aus dem Dreck ziehen? Die nächste Welle an Ideen abwehren? Was kommt als Nächstes? Abführmittel? Abnehmshakes? Eigentlich will sie ihren Followern den Wert von Fitness vermitteln, wie viel Spaß Bewegung macht und wie viel sie fürs Selbstbewusstsein tun kann. Wie schön es sich anfühlt, sportlich zu sein, und natürlich auch, es in der Hand zu haben, gut auszusehen. Aber eben vor allem, dass es beim Sport nicht nur darum geht, einen Nutzen zu haben und etwas zu leisten, sondern um das schöne Gefühl, sich zu spüren und sich etwas Gutes zu tun.

Immer häufiger gönnt sie sich am Ende ihres 14-Stunden-Tags einen Drink. Auch, um zu verdrängen, dass sie eigentlich keine 14-Stunden-Tage fahren will. Es folgen immer noch mehr Drinks, und dann kommen die Fressattacken, dann noch härteres Training, jeden Tag, ohne Pause für Regeneration, gepaart mit tagelanger, noch krasserer Diät. Sie plagen Schuldgefühle, weil sie sich nicht unter Kontrolle hat und ihrer Community schon lange nicht mehr erzählt, was bei ihr wirklich los ist. Wie viel sie arbeitet, wie viel sie trinkt, wie viel sie isst, wie wenig sie noch spürt. Sie führt ein Doppelleben. O Mann, wie sehr sie Influencerinnen beneidet, die selbst über ihren Auftritt bestimmen können. Sie hält es kaum aus. Also folgt auch heute nach dem ersten Glas das zweite. Nach dem zweiten das dritte. Danach greift Elena zum Handy, ihr Daumen sucht die Seite vom Lieferservice raus, aber die Zahlung geht nicht durch. Wieder und wieder nicht. Sie muss anrufen. Ihre Stimme bestellt eine Pizza Funghi und dann noch eine Flasche Weißwein. Es passiert wie ferngesteuert.

»Va bene, 20 Minuten.«

Sie lässt das Handy sinken. Das Biest ist aufgewacht, und es hat Hunger. Es will essen. Es besteht aus einer dunklen, lauten, unendlichen Leere in ihr, die ihr unheimlich ist. Und die sie sich nicht erklären kann.

Als die Pizza kommt, fischt Elena umständlich ein paar Scheine aus ihrem Portemonnaie. Der Pizzakarton ist größer als sonst, aber sie ist nicht mehr in der Lage, diese Information zu verarbeiten. Sie schließt die Tür und fängt noch auf dem Weg in die Küche an, das erste Stück zu verschlingen. Es ist Pizza Hawaii. Eklig. Egal. Sie trinkt den Wein in großen Schlucken aus der Flasche und spürt, wie ihr Bauch langsam anfängt zu spannen. Der Schmerz beruhigt sie. Lähmt sie. Sie stopft sich das letzte Pizzastück in ihren Körper und geht zum Kühlschrank. Erdnussbutter, Mandelmus, Proteinriegel und Käsebrot. Sie trägt alles zum Küchentisch. Da klingelt ihr Handy. Der Pizzadienst.

»Wir haben Ihnen die falsche Pizza geliefert, müssten wir kurz tauschen.«

»Dieischscho weg.«

»Wie bitte?«

»Schon aufegesssen.«

»Aber das war doch eine ganz andere Pizza, das ist Ihnen nicht aufgefallen?«

»Eschuldigung.«

Elena legt auf und isst weiter. Die Gläser mit Nussmus fallen vom Tisch. Ihre Hand will sie auffangen, aber sie lässt sich nicht mehr steuern. Ihr Bauch ist so rund, dass es aussieht, als sei sie schwanger. Sie streichelt ihn, dann haut sie ihn, dann bricht sie in Tränen aus. Schon länger retuschiert das Team ihre Pickel weg. Seit Neuestem machen sie sie aber auch dünner. »Wir können dich nicht mehr zeigen, wie du bist, En«, sagen sie. »Sonst kauft ja keiner mehr Kurse von dir. Die Leute machen das ja nicht wegen des Sports, sondern weil sie gut aussehen wollen.«

Alkohol macht dick

Dass so viele durch Alkoholkonsum zunehmen, hat mehrere Gründe. Einer davon: Im Rausch entgleitet dir nicht nur die Kontrolle über deine Emotionen, sondern auch über deinen Appetit. Elena dürfte sich während ihres nächtlichen Essanfalls um die 3.500 Kalorien zugeführt haben, den Tagesbedarf einer Leistungssportlerin. Hinzu kommen die Kalorien vom Alkohol. Wobei manchmal gar nicht so leicht herauszufinden ist, wie viele Kalorien so ein Getränk überhaupt hat. Alkoholika dürfen im Supermarkt zwar zwischen Nudeln und Apfelschorle stehen, auf ihren Etiketten fehlen oft jedoch Informationen zu genauen Inhaltsstoffen oder zum Kaloriengehalt. Alkoholhersteller genießen das Privileg, freiwillig darüber entscheiden zu können, ob sie solche Angaben auf ihre Etiketten drucken. Das ändert sich nur langsam. Für Weinerzeugnisse hat die EU zum Beispiel erst kürzlich eine Kennzeichnungspflicht eingeführt: Weine, Schaum- und Obstweine, die nach dem 8. Dezember 2023 hergestellt wurden, müssen nun über eine Nährwert- und Zutatenliste verfügen. Angaben zu Zucker, Eiweiß oder Fett sowie zu häufig enthaltenen Inhaltsstoffen wie Saccharose zum Süßen, Zitronensäure zum Säuern, Gummi arabicum fürs weichere Mundgefühl oder Ascorbinsäure, unter anderem fürs Haltbarmachen, können allerdings über einen QR-Code ausgelagert werden. Es tut sich also etwas, wobei der Sonderstatus, den Alkohol einnimmt, bleibt.

Falls du also regelmäßig trinkst und dich fragst, warum du trotz gesunder Ernährung zunimmst, hier kommt eine mögliche Erklärung. Alkohol hat rund 7 Kilokalorien pro Gramm. Eiweiße und Kohlenhydrate haben circa 4 Kcal, Fett hat 9. Alkohol liegt mit seinem Kaloriengehalt also ein bisschen unter dem von Fett und deutlich über dem von Proteinen und Kohlenhydraten. Ein Liter Prosecco hat rund 700 Kalorien, das entspricht einer Portion Spaghetti Bolognese. Zwei Gläser Rotwein weisen mit gut 300 Kalorien den Energiegehalt eines Croissants auf. Grundsätzlich könntest du deinen Kalorienbedarf komplett über Alkohol stillen. Du könntest sogar dick werden, allein durch Alkohol. Aber: Alkoholkalorien eignen sich auch deshalb nicht als Nahrung, weil es »leere Kalorien« sind, die dein Körper nicht nutzen kann und hauptsächlich in Fett umbaut. Dieses Fett entsteht in der Leber. Von dort landet es dann in deinem Bauch, deinem Po, deinen Armen und an all den anderen Stellen, an denen du zunimmst. Dabei ist es völlig egal, ob du Wein, Bier oder Schnaps konsumierst. Alkohol in Champagner hat genauso viele Kalorien und genauso wenig Nährstoffe wie ein Liter Korn im Sonderangebot. Er enthält keinerlei Bestandteile, die dein Körper benötigt, um dich zu versorgen, zum Beispiel Vitamine, Mineralstoffe oder essenzielle Fettsäuren. Und es kommt als Fettpolster noch mal auf alles drauf, was du sonst noch isst.

Hinzu kommt, dass Alkohol auch im Vergleich zu den anderen drei sogenannten Makronährstoffen Eiweiß, Kohlenhydrate und Fett einen Sonderstatus hat. Dein Körper behandelt ihn bei der Verwertung nämlich bevorzugt, weil Alkohol toxisch ist und dein Körper auf Überleben programmiert. Er verarbeitet den Alkohol so schnell wie möglich, um ihn aus deiner Blutzirkulation herauszukriegen. Erst dann kümmert er sich um Aufbau und Pflege. Bis dahin müssen andere Stoffwechselreaktionen warten – oder sie fallen komplett aus. Wenn das selten passiert, kann ein gesunder Körper ohne genetische Vorbelastung so etwas mal wegstecken. Selten heißt aber eben auch hier nicht *jedes zweite Wochenende*. Es heißt nicht *abends beim Essen* oder *nach der Arbeit*. Es heißt auch nicht *ein kleines Glas pro Tag an fünf Tagen pro Woche*.

Aber solche Wahrheiten kommen in der Bevölkerung nur langsam an. Sie sind für Menschen, die meinen, »moderat«, »unbedenklich« und »unproblematisch« zu trinken, auch wirklich hart. Was sie natürlich nicht weniger wahr macht. Gleichzeitig kann dir das Wissen um solche Zusammenhänge einiges erklären. Zum Beispiel, dass das Risiko beim Trinken eben lange nicht nur darin liegt, Suchtprobleme oder Probleme mit der Leber zu entwickeln. Das sind zwar die Leiden, auf denen unser Fokus liegt, wenn wir an alkoholbedingte Krankheiten denken. Aber Alkoholgebrauchsstörungen und Leberprobleme machen unter den alkoholbedingten Krankheiten nur einen kleinen Prozentsatz aus. Das Risiko liegt eben auch darin, an Krebs oder Bluthochdruck zu erkranken, an alkoholbedingter Herzmuskelerkrankung, Typ-2-Diabetes, Übergewicht und Akne. Hinzu kommen all die seelischen Leiden, die Alkohol verursacht – und die sich ebenfalls so unbemerkt einschleichen, dass du sie wahrscheinlich gar nicht mit deinem Alkoholkonsum in Verbindung bringst. Ganz oft ist das zum Beispiel beim Stress der Fall. Es kann gut sein, dass du die Tatsache, wie gestresst du bist, mit deinen Lebensumständen erklärst und den Alkohol als Helfer wahrnimmst. Aber auch hier sprechen die medizinischen Fakten eine andere Sprache.

Regelmäßiger Konsum verändert in deinem Gehirn die Kommunikation zwischen Hypothalamus und der Hirnanhangdrüse. Diese beiden Fachbegriffe sind im Zusammenhang mit den Wechseljahren schon einmal aufgetaucht. Beim Stress spielt dieser Schaltkreis ebenfalls eine Rolle, denn er reguliert auch die Freisetzung von Cortisol, dem zentralen Stresshormon – und bestimmt somit, wie du auf Belastungen reagierst, insbesondere auf psychische. Und auch hier reicht bereits geringer oder »moderater« Konsum, damit dieser Mechanismus außer Balance gerät. Es wird mehr Cortisol ausgeschüttet als sonst. Sogar an Tagen, an denen du nicht trinkst. Du hast also dauerhaft mehr Stresshormone im Blut. Was dazu führt, dass du gestresster, sorgenvoller und ängstlicher bist, als es der Situation eigentlich angemessen wäre. Was wiederum dazu führt, dass du diese anfängliche Entspannung suchst, die der Alkohol verspricht. Was zu noch mehr gefühltem Stress und Sorgen führt. Das wiederum mündet oft in Schlaf- und Einschlafproblemen.

Alkohol beeinträchtigt deinen Schlaf

Egal, was genau zu deinen Schlafproblemen führt, ob es dein Alter ist, das dich schlechter und unregelmäßiger schlafen lässt, die Wechseljahre oder die vielen Stresshormone im Blut, häufig scheint ausgerechnet ein Glas Alkohol dabei zu helfen, in den Schlaf zu finden. Das ist ein Grund dafür, warum so viele abspeichern, dass Alkohol ein gutes Mittel ist, um besser einzuschlafen. Auch hier trügt der Schein, denn dass du dich morgens wenig erholt, eher noch angespannter und gestresster fühlst, liegt daran, dass Alkohol auch für deinen Schlaf Gift ist. Zeitlich liegen abendliche »Hilfe« und morgendliche Gereiztheit nur derart weit auseinander, dass du sie nicht miteinander verbindest. Um den Zusammenhang zu verdeutlichen, erklären wir zunächst, was normalerweise im Körper passiert, wenn du schläfst.

Ganz grob gesprochen, gibt es beim Schlaf vier unterschiedliche Phasen. Die *Einschlafphase*, *Leichtschlaf*, *Tiefschlaf* und der sogenannte *REM-Schlaf*. REM steht für *Rapid Eye Movement*, also »schnelle Bewegung der Augen«, weil sich die Augen in dieser Phase unter den Lidern mit hoher Geschwindigkeit bewegen. Jede dieser Phasen erfüllt eine bestimmte Funktion, und normalerweise durchlaufen wir die Schlafphasen mehrfach pro Nacht, immer reihum. Das nennt sich dann Schlafzyklus, und so ein Zyklus dauert ungefähr 90 Minuten. Nach dem Einschlafen beginnt die Leichtschlafphase, in der die Körpertemperatur sinkt, das Herz langsamer schlägt und die Muskeln sich entspannen. Manchmal bekommen wir in dieser Phase noch mit, wie unser Bein zuckt, denn der Leichtschlaf ist so eine Art Übergangsphase, in der wir auch noch relativ leicht aufwachen können. Wenn es gut läuft, tun wir das aber nicht, und es geht weiter in die erste Tiefschlafphase. Die ist hauptsächlich dafür da, dass unser Körper in Ruhe regenerieren kann. Den Tiefschlaf kannst du dir vorstellen wie eine Großbaustelle. Der Körper zieht neue Gebäude hoch, reißt andere ein, mauert Löcher wieder zu und transportiert den Schutt ab. Es geht also hauptsächlich ums Grobe. Heißt übersetzt: Dein Körper repariert beschädigte Zellen, baut Muskeln auf und entsorgt alle möglichen Abfallstoffe aus dem Gehirn. Also das, was offensichtlich Müll ist. Außerdem reguliert er im Tiefschlaf Dinge wie das Hormongleichgewicht und den Blutzuckerspiegel, stärkt das Immunsystem, verbessert die Koordination und vieles mehr.

So etwas Ähnliches passiert in der REM-Phase auch, aber viel feiner und noch mal ganz gezielt im Gehirn. Die REM-Phase kommt üblicherweise nach der Tiefschlafphase, also wenn der Körper die gröbsten Reparaturen abgeschlossen hat. Du kannst dir das im Gegensatz zu den groben Baustellenarbeiten so vorstellen, als ob dein Hirn nun Pläne sortiert, Regalsysteme bestückt und Materialien begutachtet. Was gehört wohin? Was ist wichtig? Was brauchen wir noch, was können wir wegwerfen? Jetzt geht es also ums Inhaltliche, um Bilder, Eindrücke und Gefühle. Oft träumen wir in der REM-Phase intensiv, unser Herz schlägt wieder schneller, und wir atmen häufiger. Jetzt verarbeiten wir, was wir tagsüber erlebt und gelernt haben. Läuft alles wie vorgesehen, können wir uns am nächsten Tag besser konzentrieren, treffen sinnvollere Entscheidungen, lösen Probleme schneller und sind kreativer.

Außerdem sind wir nicht so anfällig für Stimmungsschwankungen und fühlen uns weniger gestresst. Die REM-Phase ist also wichtig für unser psychisches und emotionales Gleichgewicht.

Trinkst du vorm Schlafen Alkohol, passiert etwas anderes. Dass du müde wirst, liegt daran, dass Alkohol auch ein sogenanntes *Sedativum* ist. Er versetzt dich nicht in einen normalen Schlaf, sondern er sediert dich. Das ist etwas anderes. Du fühlst dich zwar erst einmal angenehm ruhig und schläfrig, aber deine Schlafphasen geraten durcheinander. Mit Alkohol im Blut bemerkst du dein Muskelzucken wahrscheinlich nicht mehr, weil du recht schnell in einen Tiefschlaf fällst. Der dauert jedoch länger als normalerweise, und er läuft auch anders ab. Durch den Alkohol ist das Hirn in der Tiefschlafphase nämlich viel aktiver. Es gibt da mittlerweile einige interessante Studien aus Schlaflaboren, die zeigen, dass unser Hirn sich in dem Fall ähnlich verhält wie in einer Stresssituation. Es ist in Alarmbereitschaft. Auf deiner Baustelle heult also quasi die ganze Zeit eine Sirene. Dein Körper kann dadurch logischerweise nicht so effektiv regenerieren wie sonst. Zum einen, weil die Sirene ablenkt und nervt. Zum anderen, weil es auf deiner Baustelle auch noch viel mehr zu reparieren und abzutragen gibt als geplant. Weil Alkohol eben auch ein Zellgift ist. Du hast dir neben der supernervigen Sirene also auch noch eine Abrissbirne mitgebracht, die etwas außer Kontrolle geraten ist. Hinzu kommt, dass Alkohol – zumindest in der ersten Hälfte der Nacht – dafür sorgt, dass du fast keine REM-Phasen hast. Das liegt an dieser Alarmbereitschaft, in der dein Hirn steckt. Es denkt, dass Gefahr droht, deswegen schüttet es vorsichtshalber Hormone aus, die dafür sorgen, dass du regelmäßig aufwachst. Damit du nicht überrascht wirst von dieser »drohenden Gefahr«. Wirkliche REM-Phasen kommen dann erst, wenn die Leber schon eifrig damit beschäftigt war, den Alkohol abzubauen. Dann gibt dein Hirn alles, um noch möglichst viel REM-Schlaf aufzuholen und die Informationen vom Vortag zu verarbeiten. Wenn wir da mal im

Bild bleiben, ist das ungefähr so, als würde der Bauleiter völlig gehetzt noch Schrauben ins Regal schmeißen, Fotos vom Arbeitsfortschritt schießen, die irgendwo ablegen und die Hälfte vergessen. Mit Ach und Krach zieht er noch ein paar Planen über empfindliche Materialien, aber zu allem kommt er nicht mehr. So geht natürlich einiges kaputt und auch so manches verloren.

Und darin liegt noch ein Grund, warum Alkohol dafür sorgt, dass du dich morgens unausgeglichen und leicht gereizt fühlst. Warum du dich nicht so gut an Dinge erinnern kannst, warum dir Probleme und Ängste so groß erscheinen und es dir schwerer fällt, Entscheidungen zu treffen. Noch ein Grund dafür, warum dein Immunsystem geschwächt ist und du anfälliger für Krankheiten bist. Dein Gleichgewichtssinn kann gestört sein, vielleicht fühlst du dich etwas wacklig. Dein Blutzucker ist eventuell nicht ganz im Lot, auch dadurch neigst du dazu, zuzunehmen, und dein Risiko, an Diabetes zu erkranken, steigt. Dein Hormonhaushalt kann unausgeglichen sein, auch deshalb bekommst du schlechte Haut und stumpfe Haare. Zudem kann deine Lust auf Sexualität dadurch sinken. Es mag sich so anfühlen, als würde Alkohol beim Schlafen helfen, aber eigentlich bist du dadurch wie auf Schlafentzug – was dein ohnehin schon überreiztes Nervensystem und deine ohnehin schon angeschlagene Psyche zusätzlich destabilisiert und sich wiederum extrem negativ auf deine psychische und körperliche Gesundheit auswirkt.

Helga, 81 | Stille Generation | Woher kommen diese Schmerzen?

Sie überlegt, einen Notarzt zu rufen, so schlimm sind die Schmerzen. Alles tut ihr weh, vom Scheitel bis zur Sohle. Der Krebs ist weg, aber mittlerweile ist Helga sich sicher, dass sie an einer anderen unerforschten, sehr seltenen Krankheit leidet. Keiner kann ihr erklären, woher die Schmerzen kommen. Sie stechen in ihren Körper, strahlen überall hin aus, ziehen sie zusammen. Sie kommt sich mittlerweile bekloppt vor, in die Hausarztpraxis zu gehen, weil ja doch keiner etwas findet – oder alles noch auf die Chemotherapie und die OP schiebt.

Aber die Schmerzen sind anders, und sie sind real, ist so. Gott sei Dank werden sie nach zwei Gläsern Bier und einer Tablette Ibuprofen allmählich erträglicher. Helga medikamentiert sich selbst, seit ein paar Wochen jeden Abend. Und es stört sie. Denn sie bemerkt, wie erschöpft sie am nächsten Tag ist. Bei den Kniffelrunden mit Heidemarie würde sie sich am liebsten aufs Sofa legen, im Supermarkt nimmt sie für ihre drei Lebensmittel einen Einkaufswagen, damit sie sich abstützen kann, mit Lexa spazieren gehen erscheint ihr wie ein Marathon, und wann sie den letzten *Polizeiruf 110* mal zu Ende gesehen hat, weiß sie nicht. Sie hat kein Interesse mehr an lustigen T-Shirts, am liebsten würde sie einfach immer dasselbe tragen. Sie ist so unendlich müde.

Immer wieder will sie abends auch mal nichts trinken, aber dann überkommt sie diese grässliche innere Unruhe. Dann hat sie nicht nur Schmerzen, dann fühlt es sich auch noch so an, als hätte jemand einen flatternden Kolibri hinter ihr Brustbein gesperrt. Maximal drei Abende kann sie dieses Gefühl aushalten. Manchmal geht sie dann schon buchstäblich am Stock, also wirklich am Stock, um überhaupt noch laufen zu können. Sie! Die immer so gesund war. Zwei, drei Gläser Bier, eine Ibuprofen, ja, dann geht's.

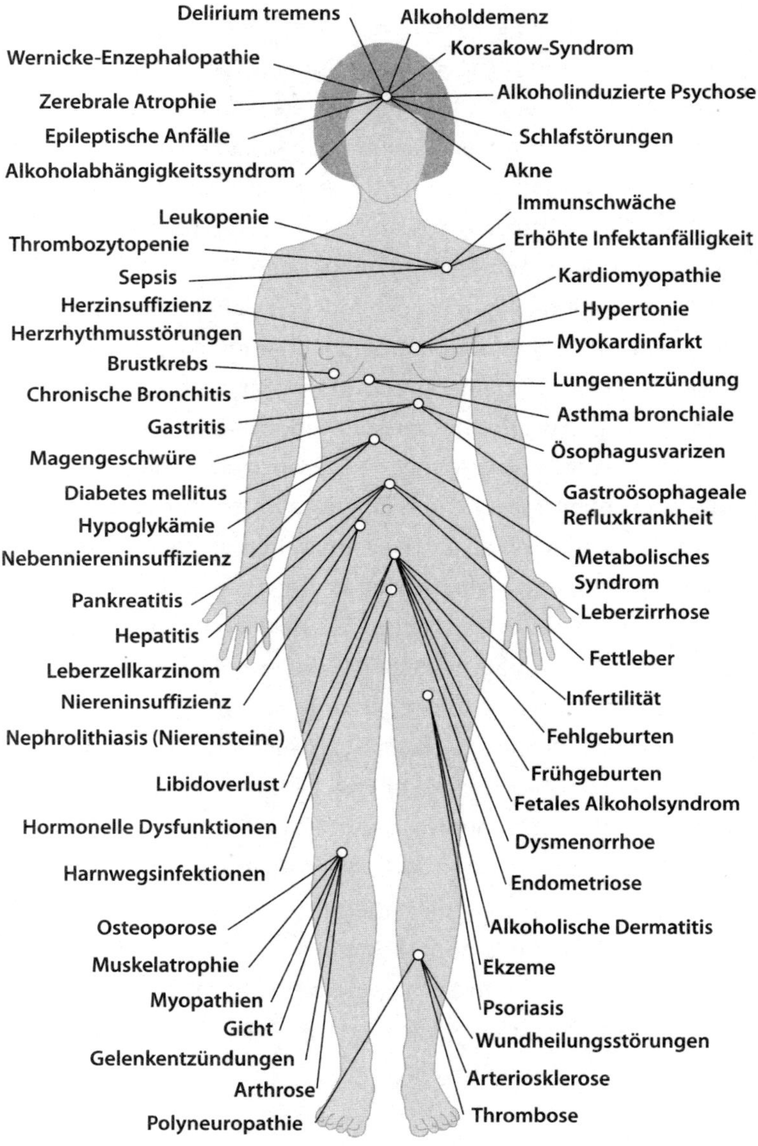

Alkohol fördert und/oder verursacht über 200 Krankheiten. Das hier ist nur eine Auswahl.

Depressionen, Ängste und Alkohol

All die oben angeführten Bereiche stehen in Wechselwirkung zueinander. Alkohol setzt eine gesundheitliche Abwärtsspirale in Gang, die nach und nach alles mit sich reißt. Von außen betrachtet macht Trinken dick, alt, träge, pickelig, müde, aufgedunsen und fahl. Von innen betrachtet beschränkt es geistig, stresst, schürt Sorgen, macht unzufrieden und weniger beziehungsfähig. Alkohol züchtet Selbstzweifel, Niedergeschlagenheit, Gefühle von Überforderung, Schuldgefühle, Ängstlichkeit, Schlafstörungen, Appetitveränderungen, Lustlosigkeit und innere Leere – die klassische Symptomkonstellation einer ausgewachsenen Depression. Und die lässt sich, solange du trinkst, noch nicht einmal behandeln, denn sie wird ja durch das Trinken aufrechterhalten. Alkohol ist ein Depressivum, und es schlägt jedes Antidepressivum.

Im allgemeinen Sprachgebrauch setzen wir Depressivität oft mit Traurigkeit gleich, aber das beschreibt die medizinischen Symptome nur unzureichend. Was eine Depression noch alles umfassen kann, lässt sich gut anhand des Beck-Depressions-Inventars aufzeigen, das Fachleute oft einsetzen, um herauszufinden, ob Menschen an einer Depression leiden. Hierzu sollen Betroffene beurteilen, inwieweit zum Beispiel Aussagen wie folgende auf sie zutreffen:

Ich bin mit allem unzufrieden oder gelangweilt.

Ich glaube, dass die Zukunft hoffnungslos ist und immer noch schlechter wird.

Ich habe ständig Schuldgefühle.

Ich bin so unruhig, dass ich mich ständig bewegen oder etwas tun muss.

Ich möchte gern weinen, aber ich kann nicht.

Es fällt mir schwer, mich überhaupt für etwas zu interessieren.

Ich habe Mühe, Entscheidungen zu treffen.

Ich habe keine Energie mehr, um überhaupt noch etwas zu tun.

Ich wache ein bis zwei Stunden früher auf als gewöhnlich und kann nicht mehr einschlafen.

Ich fühle mich oft gereizt.

Ich fühle mich völlig wertlos.

Wie jede psychische Störung sind auch depressive Verstimmungen dimensional, verlaufen also graduell abgestuft. Depressionen beginnen häufig mit Schlafstörungen und Grübeln, danach rauben sie dir das Interesse, die Motivation und die Freude, du spürst immer weniger, ziehst dich zurück, machst dir Vorwürfe, weil du überzeugt davon bist, an alldem selbst schuld zu sein. Am Ende hinterlassen dich Depressionen mit absoluter Hoffnungslosigkeit und Gleichgültigkeit für dein Leben. In diesem Stadium ergibt es für Betroffene noch nicht einmal mehr Sinn, morgens aufzustehen und sich die Zähne zu putzen. Wenn es so weit ist, hilft nur eine medizinische, psychotherapeutische und psychopharmakologische, also medikamentöse Behandlung. Bevor es so weit ist, erscheint Alkohol oft wie ein probates Mittel, um die Symptome zu deckeln. Wenn du nicht schlafen kannst und den Affenzirkus im Kopf nicht erträgst, dann interpretierst du das vielleicht nicht als gesunde psychische Reaktion auf ungesunde Lebensumstände, die es zu ändern gilt, sondern du trinkst, um runterzukommen und durchzuhalten, weil das paradoxerweise oft einfacher scheint, als deine Lebensumstände infrage zu stellen. Du konsumierst, anstatt zu durchleuchten, warum du das Interesse und die Freude an Dingen verlierst – und ob das vielleicht auch etwas mit deinem Konsum zu tun hat. Aufgrund der kurzfristigen Auswirkungen von Alkohol fühlt es sich – ähnlich wie beim Stress – oft so an, als würdest du deine Depressionen mit Alkohol »medikamentieren«, schlussendlich aber gießt du Öl ins Feuer.

Eine Depression kann ohne klar erkennbare Belastungsfaktoren entstehen. Die Wahrscheinlichkeit, dass sie mit definierbaren Belastungsfaktoren entsteht, ist aber größer. Dazu zählen persönliche und berufliche Strapazen, große Lebensereignisse wie Hochzeit und Trennung, Elternschaft, Verlusterfahrungen, Flucht, Vertreibung, aber auch zwischenmenschliche Konflikte. Alkoholkonsum zählt ebenfalls zu den Belastungsfaktoren. Im Nachhinein lässt sich oft nur schwer herausfinden, ob er die Depression verursacht oder »nur« befeuert hat, weil Menschen im deutschsprachigen Raum eben schon so früh damit anfangen, gewohnheitsmäßig Alkohol zu trinken. Doch selbst für den sicheren Fall, dass Depressionen dich schon begleitet haben, bevor du angefangen hast zu trinken, und du das Gefühl hast, du nutzt ihn zur Selbstmedikation, erschließt sich nun hoffentlich: Alkohol medikamentiert gar nichts. Die Schieflage zwischen Image und Realität wird auch hier deutlich, wenn wir uns vorstellen, jemand wollte Alkohol als Medikament auf den Markt bringen. Keine Chance. Die Liste an Nebenwirkungen ist einfach zu verheerend. Eine davon: Alkohol ist ein Depressivum. Er verursacht, fördert und verstärkt Depressionen und wäre somit ein Medikament, das verschlimmert, was es verbessern sollte. Bei Ängsten verhält es sich ähnlich.

Falls du ängstlicher bist als andere, ist das erst mal nicht ungewöhnlich. In allen Gesellschaften finden sich Menschen, die eher vorsichtig, und welche, die eher risikobereit sind. Wir als Spezies haben evolutionär betrachtet von dieser Kombination profitiert, weil je nach Situation das eine oder das andere vorteilhaft fürs Überleben ist. In einer gut organisierten, sicheren Umgebung bringt Risikobereitschaft Vorteile, weil sie Optionen eröffnet, Neues zu entdecken und dadurch voranzukommen. In einer unsicheren, schlecht organisierten Umgebung hingegen bringt es mehr, Risiken zu scheuen und vorsichtiger oder eben ängstlicher zu sein, weil eine erhöhte Risikobereitschaft potenziell tödlich sein kann. Krankheitswert entwickelt Ängstlichkeit erst, wenn sie dein Alltagsleben beeinträchtigt. In einer Gesellschaft wie unserer, die Offenheit, Risikobereitschaft und extravertiertes Verhalten belohnt, ist das natürlich schnell der Fall. Da Alkohol rein pharmakologisch eine stark hemmende Wirkung auf die Angstwahrnehmung hat und leicht verfügbar und akzeptiert ist, bietet er sich im ersten Moment als probates Mittel an, um besser performen zu können. Mit deinem Drink kannst du die Angst vor Menschen, Menschenmengen, Prüfungen oder dem alltäglichen Leben deckeln und damit scheinbar dafür sorgen, dass diese Angst nicht zu viel Raum einnimmt. Leider ist das ein Trugschluss, denn das Einzige, das wirklich gegen Angst hilft, ist, sich ihr zu stellen. Heißt: Wenn du deine Furcht vor öffentlichen Auftritten reduzieren willst, helfen einzig und allein öffentliche Auftritte. Trinken verstärkt die Angst auf Dauer, denn Trinken ist eine Vermeidungsstrategie, und das Dumme bei Ängsten ist, dass sie durch Vermeidung der angstauslösenden Situation wachsen. Hinzu kommt, dass du mit der Zeit mehr und mehr Alkohol brauchst, um die angstlösende Wirkung zu spüren und um überhaupt noch zurechtzukommen, weil dein Gehirn immer unempfindlicher für die kurzfristig angstlösenden Effekte des Alkohols wird. Das passiert, indem das basale Erregungsniveau steigt. Ohne Alkohol wirst du also immer angespannter und ängstlicher. Daher gilt auch hier: Das, was du mit Alkohol zu lindern versuchst, befeuerst du eigentlich.

4

Alarmsignale und Augenöffner

Erkenntnisse, die etwas verändern können

Sabine, 63 | Babyboomer | Zwischen Einsicht und Selbstbetrug

Sabine sitzt mit ihrem Glas Wein vorm Fernseher. Es läuft eine Tanzshow. Werner ist nicht da, der hat irgendeinen Geschäftstermin weit weg. Alexander war heute da, aber das war nicht schön. Er kam mit seinen Vorwürfen: »Mama, du hast schon wieder eine Fahne. Du musst echt weniger trinken. Ich glaube, der Papa guckt sich das auch nicht mehr lange mit an.«

Was erlaubt sich der Junge eigentlich?, fragt sich Sabine. *Alles habe ich zurückgestellt für ihn. Und noch immer kümmere ich mich hier um alles. Da können die beiden mir den Wein ruhig gönnen. Ich trinke doch gar nicht so viel, und es hilft mir beim Entspannen. Warum wollen sie mir das jetzt auch noch nehmen?* In der Tanzshow ertönt Wham! mit »Wake Me Up Before You Go-Go«. Ein Pärchen tanzt einen Jive. Das war Werners und ihr Lieblingstanz. Irgendwo hat sie doch noch diese Fotos. Sie hievt sich vom Sessel und geht zur Schublade. Mit einem offenen und einem geschlossenen Auge fährt sie durch die sauber nummerierten Fotoumschläge. Juli–Dezember 1984, da müssten sie sein. Ja, da sind sie und Werner am Strand, beide mit strahlendem Lächeln, wilden Locken und riesigen Sonnenbrillen. Werner und sie im Sternerestaurant mit ihren ersten Austern. Werner, wie er sie von hinten umarmt und selig lächelt. Und da, Werner und sie beim Tanzen. Sie mit Minirock und Schulterpolstern, er in weit geschnittenem Hemd mit Paisley-Muster. Sie schließt die Augen und spürt förmlich, wie er mit ihr über die Tanzfläche fegt, sie führt und hält. Sie vermisst ihn. Sie vermisst sich. Sie lässt die Fotos liegen und geht zurück, um die Flasche zu leeren. Irgendwann dämmert sie vor dem Fernseher weg. Ein paar Stunden später reißt ihr Herzschlag sie aus dem Schlaf. Sie schwitzt, ihre Muskeln schmerzen, ihr Kopf auch. Es ist Punkt drei Uhr, der Fernseher läuft noch. Sie stellt ihn aus und geht zur Toilette. Und als sie sich ins Bett legt, geht es los. Panik, Grübeln, Selbstzweifel und diese ewigen Gedankenschleifen.

Hat der Werner mich auf der Couch gesehen mit den leeren Flaschen auf dem Wohnzimmertisch? Oder habe ich die noch unter der Couch versteckt? Ist er gestern überhaupt nach Hause gekommen? Liegt der jetzt im Gästezimmer, oder wollte er im Hotel übernachten? Was, wenn der Werner mich verlässt? Ich wäre ganz allein im Haus. Müsste ich das Haus verlassen? Unser Zuhause! Das würde mich zerreißen, ich könnte gar nicht weiterleben. Was würden meine Freundinnen dann denken? Aber der Werner würde mich doch wohl nicht so demütigen nach all den Jahren und allem, was ich für diese Familie getan habe? Oder doch? Würde er mich verlassen? Was, wenn er mich verlässt, ich wäre ganz allein …

Wieder und wieder spielt sie die Katastrophenszenarien durch. Es dauert Stunden, bis sie noch mal einschläft. Dann wacht sie wie gerädert auf und sieht im Haus nach dem Rechten. Werner ist nicht da, er hat wohl im Hotel übernachtet. Erleichtert bügelt sie ein bisschen, fegt ein bisschen und setzt sich mit einem Kaffee an den Küchentisch. Dunkel erinnert sie sich an ihre Gedankenkette aus der Nacht, und dann kommt einer dieser Geistesblitze, die sie in letzter Zeit häufiger hat. In denen alles glasklar vor ihr liegt: *Ich betäube meine Unzufriedenheit mit Alkohol. Die Leere zu Hause, den Frust über Werners Veränderung, dieses Gefühl, nicht mehr gebraucht zu werden. Ich treffe meine Freundinnen nicht mehr, gehe kaum noch zum Literaturclub, weil mir das alles zu anstrengend ist und ich einfach lieber meine Ruhe habe, mit meinem Wein. Allein. Denn der Werner trinkt auch immer weniger, in letzter Zeit sogar häufiger gar nichts, weil er das plötzlich auch für ungesund hält. Wenn überhaupt, dann treffe ich gern noch Angela, weil die auch gern trinkt und nicht die Nase rümpft, wenn es mal ein Gläschen mehr wird. Finde ich auch okay. Aber ich habe mir schon auch oft vorgenommen, mal wieder etwas anderes zu machen, als abends zu trinken. Mal wieder ein Buch zu lesen, mit Werner ins Kino zu gehen, meinen Bruder anzurufen.*

Heute trinkt sie nicht, nimmt sie sich vor. Wird mal wieder Zeit für ein paar alkoholfreie Tage. Sie wäscht sich, zieht sich etwas Frisches an und fährt einkaufen. Den Wein lässt sie links liegen. Ha. Danach schmeißt sie eine Waschmaschine an, gibt sich einen Ruck und greift zum Telefon, um ihren Bruder anzurufen. Er erzählt von einer Indienreise, die er mit seiner Familie gemacht hat. Berichtet von verschiedenen Kasten und Religionen und Staaten. Sie kann seinen Erzählungen nicht folgen. Es ist ihr zu kompliziert. Nach einer Weile gibt sie es auf, zuzuhören, und macht nur noch zustimmende Alibilaute. Unten im Keller müsste noch diese Flasche Weißwein liegen, die Angela ihr mal geschenkt hat. So ein lieblicher, den sie eigentlich gar nicht mag. Der hat auch kaum Alkohol, weil der so süß ist.

»Sabine, hörst du mir zu?«

»Du, Wolfgang, meine Waschmaschine ist fertig, ich muss die Wäsche aufhängen, sonst fängt die an zu stinken. Ich melde mich bald wieder.«

Sie hängt einen Pullover auf, aber es ist ihr zu anstrengend. Sie wirft die Wäsche in den Trockner. Dann geht sie in den Keller. Ein Glas von dem Wein kann sie sich ruhig genehmigen. Wenn sie ein Alkoholproblem hätte, wäre sie ja wohl kaum in der Lage, noch alles so in Schuss zu halten. Außerdem ist es doch total normal, ein bisschen zu trinken, um runterzukommen. Wie sollte sie denn sonst abschalten von all der Schwere? Wenn sie's sich recht überlegt, dann trinkt Werner schon auch ganz schön, wenn er trinkt. Und im Vergleich zu Angela ist sie eine Klosterschülerin. Alles fein, ist halt gerade eine schwierige Phase. Sobald es ihr besser geht, reduziert sie ihr Pensum wieder. Wenn sie wollte, könnte sie sowieso jederzeit aufhören.

Alkohol und Dopamin: Willkommen in der Filterblase

Die Grenze zum Alkoholproblem ist schwer zu packen. Und was diese Grenze besonders macht: Für Betroffene ist sie Interpretationssache. Sie verschiebt sich je nach Zustand. Deshalb denken sie über ihren Alkoholkonsum morgens anders als abends und kommen sogar nach Onlinetests mit eindeutigen Ergebnissen zu dem Schluss: Der Test ist Quatsch. Menschen mit Alkoholproblem können sich extrem gut anpassen und sind geübt darin, die Wahrheit zu verbiegen. Sie sind Profis, wenn es darum geht, sich die Welt so zurechtzulegen, dass ihr Trinken unproblematisch erscheint. Oder unbedingt notwendig.

Ein Grund hierfür ist das Phänomen der *selektiven Aufmerksamkeit*. Wir sehen nicht alle die gleiche Welt, sondern leben in einer subjektiven Version von ihr, die sich aus früheren Erfahrungen geformt hat. Die Dinge, die in der Vergangenheit von Bedeutung für uns waren, sehen wir besonders deutlich. Verantwortlich dafür ist ein Mechanismus, der sich mit einer Filterblase in den sozialen Medien vergleichen lässt. Beispiel: Wenn du auf Facebook Katzenvideos likst, bekommst du vom Algorithmus künftig häufiger Katzenvideos ausgespielt, weil er lernt, dass die für dich Relevanz haben. Wenn du hingegen auf Posts von Verschwörungserzählungen klickst, findest du dich schnell in einer Pa-rallelwelt aus Echsenmenschen und Zwangsimplantierung von Chips wieder. So etwas Ähnliches bewirkt Alkohol in unserem Hirn. Jeder Schluck führt im sogenannten *Belohnungssystem* zu einem Like, erkennbar an einer übernatürlich hohen Dopaminausschüttung. Der Botenstoff Dopamin ist im Hirn das, was bei Facebook der »Daumen-hoch« ist. Nur dass er in dem Fall eben nicht dem Katzenbild den Daumen-hoch gibt, sondern der Situation, in der du dich befindest, wenn du trinkst. Also völlig egal, wo du bist, wer bei dir ist und was du gerade beim Trinken machst, es bekommt eine positive Markierung, eine Codierung als *gut*. Unter Alkoholeinfluss speichert dein Hirn daher Orte, Gelegenheiten und Menschen als relevanter ab, als sie sind, Situationen als angenehmer. Der Algorithmus lernt: Das ist dir wichtig, das gefällt dir.

So passiert es nach und nach – und ohne dass es dir bewusst ist –, dass du die Orte, Gelegenheiten und Menschen, die du durch den Alkohol gelikt hast, häufiger ansteuerst als die, die kein Like erhalten haben. Diese markierten Orte, Menschen und Situationen erscheinen dir immer wichtiger und werden dir von nun an auch öfter begegnen, was dazu führt, dass du sie noch häufiger likst, indem du trinkst. Willkommen in der alkoholischen Filterblase. Hier hat es den Anschein, dass alle trinken. Hier verblassen alte Interessen, und es regiert der Eindruck, dass ein Leben ohne Alkohol sinnlos, reizlos und langweilig ist. Das alles fühlt sich an wie die Wahrheit. Subjektiv ist es das auch.

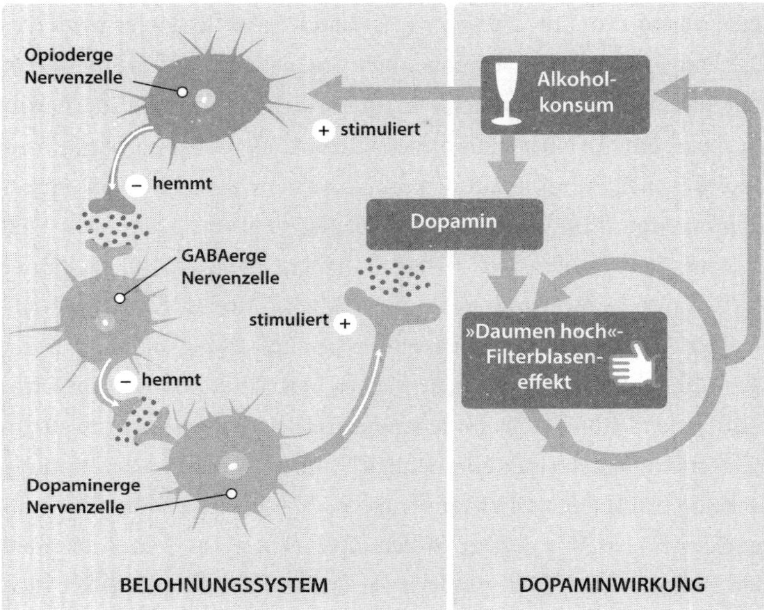

Immer, wenn du Alkohol trinkst, führt das über das körpereigene Opioidsystem im Belohnungssystem zu einer Freisetzung von Dopamin. Damit markiert es alles, was du in diesem Moment erlebst, als attraktiv (Daumen hoch). Alkohol verzerrt dadurch die Wahrnehmung und Bewertung deiner Welt. Du landest in einer Filterblase, in die alkoholferne Lebenswelten kaum noch hineinkommen.

Schlussendlich aber handelt es sich um eine gelernte selektive Aufmerksamkeit, um einen Algorithmus, der es dir immer schwerer macht, eine Welt ohne Alkohol als für dich relevant zu erkennen oder als interessant zu empfinden.

Manchmal dringt noch etwas durch aus der alten Welt: ein Hundefoto, das auch ganz süß ist. Ein Kommentar, der Verschwörungsmythen entlarvt. Ein geliebter Mensch, der sich Sorgen um dich macht. Deine innere Stimme, die weiß, dass du ein Alkoholproblem hast. Aber wann diese Signale stark genug sind, um dich zurückzuholen, ist eine Frage, über die sich auch Fachleute noch den Kopf zerbrechen. Eines steht jedoch fest: Es hilft, diesen Signalen ausgesetzt zu sein, weil sie dich zum Nachdenken bringen können. Bei älteren Menschen geben eher gesundheitliche Probleme den Anstoß dazu, den Alkoholkonsum zu überdenken – bei jungen Menschen sind es eher die sozialen Probleme. Was im Zusammenhang damit nahezu immer auftaucht, sind Fragen wie: Bin ich schon alkoholabhängig?

Die Klassifikationssysteme ICD und DSM

Die naheliegendste Möglichkeit, diese Frage zu beantworten, liegt darin, in medizinischen und therapeutischen Kriterienkatalogen nachzuschauen. Falls du bereits gegoogelt hast, ab wann eine Abhängigkeit beginnt, bist du wahrscheinlich schon mal darauf gestoßen – und im Zuge dessen auf ein paar Abkürzungen wie DSM-IV oder DSM-5 oder ICD-10 oder ICD-11. Dahinter stecken Klassifikationssysteme für Krankheiten. Die drei Buchstaben ICD stehen für »International Classification of Diseases and Related Health Problems«, die ICD ist also ein international anerkanntes Klassifikationssystem für Krankheiten. Rund 180 Staaten nutzen sie, um klinische Diagnosen zu stellen – also nicht alle, aber fast alle Länder dieser Erde. Herausgegeben wird sie von der Weltgesundheitsorganisation. Die ICD ist folglich so etwas wie ein Katalog, in dem alles aufgelistet ist, was die WHO als Krankheit anerkannt hat. Damit Ärztinnen und Psychologen diese Krankheiten weltweit möglichst einheitlich und genau diagnostizieren können, stehen bei jeder Krankheit Kriterien, die erfüllt sein müssen, um eine Diagnose zu stellen. Das, was dir bei deiner Google-Suche in der Regel begegnet, sind diese sogenannten *Diagnosekriterien*. Und die kommen dir vielleicht bekannt vor: Toleranzentwicklung, Entzugserscheinungen, starkes Verlangen zu trinken, Kontrollverlust, Vernachlässigung anderer Interessen, Konsum trotz schädlicher Folgen. Wenn du von diesen sechs Kriterien mindestens drei gleichzeitig erfüllst – und zwar mindestens einen Monat lang täglich oder nahezu täglich, oder aber immer wieder in den letzten zwölf Monaten –, dann wird die Diagnose für ein *Abhängigkeitssyndrom* gestellt, zumindest bei der Fassung, die momentan noch in der Praxis verwendet wird, der ICD-10.

Doch der Kenntnisstand der Medizin verändert sich. Deshalb werden die diagnostischen Kriterien immer wieder angepasst. Beim Alkohol führte das über die Jahrzehnte und ICD-Versionen hinweg zum Beispiel immer stärker weg von der Annahme, dass es sich bei Alkoholabhängigkeit um eine Persönlichkeitsstörung handelt und immer stärker hin zum Konzept einer Hirnerkrankung. Die ICD hat sich beim Thema Alkohol also insofern weiterentwickelt, als sie die Erkenntnisse der neurobiologischen Forschung in ihren Kriterienkatalog integriert hat und mittlerweile klar sagt: Alkoholabhängigkeit ist keine Störung, die schon besteht, sondern eine, die sich durch den Konsum von Alkohol entwickelt. Wir werden nicht als Alkoholikerinnen geboren. Es ist der wiederholte Alkoholkonsum, der uns krank macht. Abhängigkeit ist eine Folge der krankhaften Veränderungen, zu denen Alkohol in unserem Hirn und unserem Körper führt.

Gut zu wissen

Die Risikofaktoren, die eine Abhängigkeit begünstigen, sind in vielen Fällen schlichtweg Risikofaktoren, die Alkoholkonsum begünstigen. Darunter fallen zum Beispiel: in Hochkonsumländern aufwachsen, früh mit dem Trinken anfangen, verhältnismäßig viel Alkohol vertragen, ihn »gut« verstoffwechseln, Kind suchtbelasteter Eltern sein, in einen trinkfreudigen Freundeskreis geraten, in einer alkoholaffinen Familie aufwachsen, impulsives Entscheidungsverhalten – also die Tendenz dazu, einer geringeren, kurzfristigen Belohnung

Vorrang einzuräumen, statt auf die größere, spätere Belohnung zu warten –, nicht gut mit Stress umgehen können, herausfordernde Gefühle mit Alkohol betäuben oder schöne Gefühle damit verstärken wollen, unter psychischen Belastungen wie Missbrauchserfahrungen, Depressionen, ADHS, Angst- oder Persönlichkeitsstörungen leiden.

Irgendeinen Faktor davon deckt eigentlich jede von uns ab. Und das heißt: Du kannst in einer liebevollen Familie aufwachsen, in der Sucht kein Thema ist, du kannst mit 50 erst anfangen zu trinken, gut mit Stress umgehen können, von Depression bisher nur gelesen haben und trotzdem süchtig werden. Der alles entscheidende Risikofaktor bei Alkoholabhängigkeit ist das Trinken von Alkohol.

Die WHO hält ihren Kriterienkatalog also up to date. Seit Januar 2022 ist die ICD-11 in Deutschland gültig, wobei diese neue Version in der Praxis noch keine große Rolle spielt, weil sich solche Einführungsprozesse jahrelang ziehen. An der ICD-11 haben Expertinnen und Experten aus 96 Ländern seit vielen Jahren gearbeitet, wobei es in großen Teilen darum ging, den Katalog zu digitalisieren. Es gibt ab dieser Version keine ausgedruckten Manuale mehr, Fachleute können und müssen die genauen Kriterien in Zukunft online nachschlagen. An der eigentlichen Diagnosestellung hat sich in puncto Alkoholabhängigkeit auch etwas verändert. Zum einen heißt es in der ICD-11 nicht mehr Abhängigkeitssyndrom, sondern *Alkoholabhängigkeit*. Zum anderen wurden die sechs Kriterien zu drei Kriterienpaaren zusammengefasst. Pro Paar reicht ein Kriterium, um es zu erfüllen. Sind zwei von drei Paaren erfüllt, liegt laut ICD-11 eine Alkoholabhängigkeit vor. Zudem hat sich das letzte Kriterium etwas verändert. Dort geht es nun nicht mehr nur um anhaltenden Alkoholkonsum »trotz Nachweises eindeutiger schädlicher Folgen körperlicher oder psychischer Art«, sondern um anhaltenden Konsum trotz schädlicher Folgen oder negativer Konsequenzen wie Beziehungsprobleme, Probleme bei der Arbeit oder bei der Ausbildung und negativen Einfluss auf die Gesundheit. Das führt aller Voraussicht nach dazu, dass die Diagnose Alkoholabhängigkeit statistisch betrachtet bald etwas häufiger gestellt wird.

Von Bedeutung ist zudem, dass der kategoriale Charakter der Diagnose bleibt, also hop oder top – abhängig oder nicht. Der Großteil der Fachleute bedauert das. Denn diese Art der Diagnosestellung lässt den Eindruck entstehen, dass es eine klare Grenze gibt zwischen abhängig und nicht abhängig. Als gäbe es einen Punkt, an dem die Schwelle zur Abhängigkeit überschritten ist. Das mag zur Diagnosestellung praktisch sein, der Realität einer Sucht entspricht es nicht, denn die durchläuft verschiedene Stadien, sie entwickelt sich.

Carmen, 50 | Gen X | Bin ich verrückt geworden?

Carmens Handy vibriert. Tobias? Ihr Magen zieht sich zusammen. Bitte, bitte, Tobias. Aber nein. Anna hat ein Foto gesendet. Carmen drückt auf die Benachrichtigung. Ihre Schwester erscheint mit ihrem Neugeborenen. Schwarze nasse Haare auf zerknautschtem Köpfchen. Hinreißende verschrumpelte Händchen.

Carmi, bitte komm vorbei, mir ist so wichtig, dass du sie kennenlernst. Wir vermissen dich. Love you.

Carmen reagiert nicht. Sie liebt Anna, sie liebt Annas Kinder, wahrscheinlich wird sie auch das dritte lieben. Aber momentan würde es ihr das Herz zerreißen, dieses Baby im Arm zu halten. Außerdem muss sie arbeiten. Und sie könnte Annas Blick nicht ertragen, wenn sie zu Besuch käme. Anna ist feinfühlig und kommentiert Carmens Konsum schon lange kritisch. Sie würde sich Sorgen machen, wenn sie Carmen jetzt sähe. Kein Mensch kennt sie so gut wie ihre kleine Schwester. Anna würde sofort bemerken, wie gestresst und aufgequollen und unglücklich Carmen ist. Und der Grund dafür zu sein, dass ihre kleine Schwester sich Sorgen macht, das wäre das Allerschlimmste.

Sie bestellt kurz eine teure Babydecke und lässt sie mit einer Glückwunschkarte verschicken. Dann schiebt sie ihre Schwester aus ihren Gedanken – und schon drängt sich Tobias an ihre Stelle. Er hat wieder geschrieben. Ob sie ihm noch eine Chance gibt. Er ist wieder in ihrer Nähe im Hotel. Sie hat geschrieben, dass sie nur kommt, wenn sie zusammen essen. Und nun starrt sie seit einer Stunde auf ihr Handy und wartet auf seine Antwort. Sie betet, dass er zustimmt. Ihr Tag im Konzern war schlimm, sie sehnt sich so sehr danach, dass er ihr zuhört. Es vibriert. Er.

Okay, Essen im Separee.

Ihr entfährt ein Jubelschrei. Eine halbe Stunde später betritt sie die Hotelbar. Er sitzt in einer der Ecken, halb versteckt hinter einem Leinenvorhang mit Seidenborte. Als sie ihn sieht, hellt sich ihre Laune auf. Allein seine Anwesenheit scheint alles etwas leichter zu machen.

»Hey, Schnecke«, sagt er. »Schön, dass du gekommen bist. Was ist los?«

Sie setzt sich und bestellt ihren Prosecco. Dann lädt sie sich den Frust von der Seele: »Ich verstehe einfach nicht, warum der Vorstandsvorsitzende sich nicht für mich einsetzt, wenn's um die Bereichsleitung geht. Warum er nicht sieht, wie viel ich leiste.«

Ihr Prosecco kommt. Carmen trinkt einen kleinen Schluck, dann einen großen.

»Ich denke schon, dass er das sieht«, sagt Tobias. »Aber er muss halt auch stromlinienförmig sein. Heutzutage lauert ja hinter jeder Ecke ein Shitstorm. Sagt er, der Dalai Lama ist ihm sympathisch, schreien alle, wir verkaufen in China keine Autos mehr, und er ist verantwortlich für den Untergang der Volkswirtschaft. Sagt er, er will dich befördern, schreien alle, aha! He too! Wie alt ist er? 60? In diesem Alter exponierst du dich nicht gern für eine Frau. Erst recht nicht für eine, die so sexy ist wie du, Schnecke.« Er legt seine Hand auf ihren Oberschenkel.

Carmen schnaubt genervt. MeToo ist nun wirklich nicht ihr Problem.

»Ich gebe alles für diesen Konzern. Ich habe seit Monaten keinen Urlaub genommen, Wochenenden kenn ich nicht. Ich habe drei Nichten, die ich nicht sehe. Ich arbeite sonntags, feiertags, nachts.«

»Aber du schmiedest keine Allianzen. Du gehst nicht in die Konfrontation. Meidest den Konflikt.«

»Weil ich meine Leistung für mich sprechen lassen will.«

Sie trinkt ihr Glas aus und bestellt Weißwein. Dann kommt das Essen. Sie rührt es kaum an, trinkt stattdessen die Weinflasche leer und bestellt eine zweite. Tobias ignoriert das und fährt damit fort, ihr die Welt zu erklären.

»Ich glaube, Sachorientierung ist deine größte Schwäche. Ab einer gewissen Ebene ist das nicht mehr das Kriterium, das zählt. Je größer ein Unternehmen, desto politischer *muss* es sein, weil es nun einmal eine politische Rolle spielt. Und je höher du dann in dem Unternehmen kommst, desto klarer muss dir sein, dass politisches Gespür und taktisches Geschick zur Leistung dazugehören. Wieso wehrst du dich so gegen diese Wahrheit? Warum lernst du diese Sprache nicht?«

»Weil ich arbeiten muss?!«

»Das ist auch Arbeit, Carmen. Und solange du das nicht begreifst, werden sie dich immer übergehen.«

Seine Hand ist nun unter ihrem Rock. Sie hasst, was er sagt.

»Ist gut, Tobias, ich hab's verstanden.« Sie stellt fest, dass sie lallt. Sie hat den ganzen Tag noch nichts gegessen, und nun sind fast zwei Flaschen Wein leer.

»Spiel deine Karten aus. Du bist doch empathisch, du kannst Räume lesen wie kaum eine andere. Komm runter von deinem hohen Ross und sei dir nicht zu fein für dieses Spiel. Wann warst du auf dem letzten Firmenevent?«

»Lass uns über etwas anderes reden.«

Ihr ist schwindelig. Er kneift in die Innenseite ihres Schenkels.

»Lass uns aufs Zimmer gehen.«

Sie wankt zum Aufzug. Noch im Türrahmen fängt Tobias an, ihr die Seidenbluse aufzuknöpfen, aber sie lässt sich aufs Bett sinken und schließt die Augen.

»Das ist nicht dein Ernst, oder?« Er klingt stinksauer.

»Nur kurz die Augen zumachen.« Carmen schläft ein.

Am frühen Morgen fräst sich ihr Klingelton durch Schichten aus Schlaf, Traum und Beneblung. Erreicht sie an einem Ort, den sie nicht verlassen möchte: Bewusstlosigkeit. Aber nur kurz. Dann setzt ihr Pflichtgefühl wieder ein. Es ist 6:30 Uhr. Der Name ihres Chefs leuchtet auf dem Display.

»Ja?«

Sie richtet sich auf, ein Ziehen schießt durch ihren Kopf. Lallt sie etwa noch?

»Unser Reifenhersteller wird nicht rechtzeitig liefern können für den Launch des neuen Modells. Ich brauche bis zur Vorstandssitzung durchgerechnete Lösungsszenarien.«

Die Vorstandssitzung ist in zweieinhalb Stunden. Sie scannt das Hotelzimmer, außer ihr ist niemand da.

»Okay.« Ihre Stimme krächzt. Als sie auflegt, sieht sie auf dem Display eine Nachricht von Tobias: *Verarschen kann ich mich selbst.*

Mehr nicht. In ihrem Bauch formt sich ein heißer, scharfer Ball.

Carmen kramt zwei Alka-Seltzer und eine Aspirin aus ihrer Handtasche und verflucht sich für den vielen Wein. Sie telefoniert ihre Lieferantenkontakte ab und holt Angebote dazu ein, was es kosten würde, kurzfristig dort zu bestellen. Es fällt ihr schwer, sich zu konzentrieren. Wie in Trance trägt sie die Zahlen in ihre Excel-Datei ein. Dann kontaktiert sie Gelbe Socke. Er muss berechnen, wie teuer es wäre, das Band zu stoppen oder aber das neue Modell erst mal nur teilweise zu fertigen und die Reifen später zu montieren. Gelbe Socke hebt nicht ab. Sie schreibt ihm, worum es geht, und schleppt sich ins Bad, um sich zurechtzumachen. Als sie in den Spiegel schaut, bekommt sie einen Schreck. Ihre Augenringe sehen aus, als wollte sie zu einem Kiss-Konzert, und zwar auf die Bühne. Sie spachtelt sich ihren grünen Concealer drauf, Foundation drüber, Make-up drüber, Puder drüber. Die Augenringe sieht man nicht mehr ganz so stark, aber gegen ihr aufgedunsenes Gesicht hilft auch das nicht. Egal, dafür hat sie jetzt keine Zeit. Sie checkt ihr Handy, Gelbe Socke hat noch immer nicht reagiert. Es ist 8 Uhr. Sie muss los. Sie rafft ihre Sachen zusammen und hetzt durch die edle Hotellobby. Im Auto öffnet sie ihren Laptop auf dem Beifahrersitz. Sie dürfte noch nicht fahren, aber ihr rennt die Zeit davon. An einer roten Ampel schickt sie Gelbe Socke ihre Folien und die Excel-Tabelle. Dann diktiert sie eine Nachricht an ihn in ihr Handy: »Anbei schon mal meine Vorbereitung, du musst deine Zahlen nur noch einfügen, dann hat der Vorstand eine Beschlussvorlage.«

Es ist 8:45 Uhr, ein kühler Frühlingsmorgen, aber Carmen ist schweißgebadet. In einer Viertelstunde beginnt die Sitzung, und vor ihr bildet sich ein Stau. Der Ball in ihrem Bauch wächst. Als Carmen um 9:12 Uhr mit klatschnasser Bluse die Glasfront entlanghetzt, sieht sie, wie Gelbe Socke ihre Ergebnisse präsentiert. Ihre Ergebnisse! Leise öffnet sie die Tür, gerade als der Vorstandsvorsitzende sagt: »Danke, dass Sie das übernommen haben. Frau Hampfer hat da ja anscheinend heute echt einen Bock gescho… Ah, Frau Hampfer. Wie erfreulich, dass Sie uns auch die Ehre erteilen. Aber danke, wir brauchen Sie nicht mehr, Ihr Kollege hat alles schon für Sie erledigt.«

Carmen steht da, als hätte jemand beim Stopptanz die Musik ausgestellt. Sie hat das Gefühl, gleich zu platzen. Und dann dreht ihr Körper durch. Der heiße, scharfe Ball bahnt sich einen Weg durch ihre Brust, durch ihre Kehle. Carmen fängt schallend an zu lachen. Sie lacht so laut und aggressiv, dass es sie schüttelt. Keine Ahnung, was da gerade am Start ist, aber sie kann nicht damit aufhören. Sie muss so lachen, dass sie sich am Türrahmen abstützt, um nicht umzufallen. Es fühlt sich an, als hätte ein Dämon in ihr seinen Humor entdeckt.

Gelbe Socke grinst. Ihr Chef sagt nur einen Satz: »Bist du verrückt geworden?«

Sie lacht noch lauter. Ja, sie ist wohl verrückt geworden. Ihr Lachen mutiert zu einem Schrei, dann versagen ihr die Knie. Und in dem Moment bricht ihre Welt zusammen. Vor diesen Männern die Nerven zu verlieren, bedeutet die größtmögliche Blamage – und das vorläufige Ende ihrer Karriere. Sie weiß es. Und sie gibt sich geschlagen.

Sucht als Kontinuum begreifen

Es kann gut sein, dass du schon lange spürst, dass da etwas in die verkehrte Richtung läuft mit dem Alkohol, aber auf die Idee, mit dem Trinken aufzuhören, kommst du nicht. Weil du ja nicht »abhängig« bist. Weil du ja, Gott bewahre, keine »Alkoholikerin« bist. Weil du noch arbeiten gehst und Karriere machst, die Kinder proper aussehen und der Haushalt auch. Weil noch gar nicht alles in Trümmern liegt. Genau hier liegt das Problem mit der kategorialen Unterscheidung zwischen »alles okay« und »süchtig«. Sie befeuert einen Denkfehler, der dazu beiträgt, dass viele erst spät die Reißleine ziehen.

Gesundheit und Krankheit bewegen sich immer auf einem Spektrum. Es ist nicht so, als würde sich ein Schalter umlegen, und du bist süchtig oder essgestört oder depressiv. Es gibt Abstufungen, Entwicklungen, Zonen, wenn man so will. Und das ist der Grund, warum dir wahrscheinlich auch schon einmal die Wörter *Alkoholgebrauchsstörung* oder *Substanzgebrauchsstörung* begegnet sind. In diesen Begriffen steckt die Erkenntnis, dass Alkoholprobleme viele Abstufungen und Schattierungen haben. Und damit kommt die zweite Abkürzung von oben ins Spiel: DSM, also das »Diagnostic and Statistical Manual of Mental Disorders«, ein weiteres Diagnoseinstrument. In der Praxis verwenden es zum Beispiel die Fachleute in den USA, in Deutschland spielt es nur in der Forschung eine Rolle.

Die Kriterien lesen sich im DSM-5 ähnlich technisch wie in der ICD: wiederholter Konsum, der zum Versagen in der Erfüllung wichtiger Verpflichtungen in den Bereichen Arbeit, Schule oder zu Hause führt; wiederholter Konsum, obwohl dieser zu einer physischen Schädigung führt; wiederholter Konsum trotz wiederkehrender sozialer oder interpersoneller Probleme; Toleranzentwicklung, die durch eine verminderte Wirkung oder nötige Dosissteigerung gekennzeichnet ist; Entzugssymptome bei Nicht-Konsum der Substanz oder Vermeidung von Entzugssymptomen durch erneuten Substanzkonsum; höherer

Konsum oder länger andauernder Konsum als ursprünglich geplant; anhaltender Wunsch, die Substanz zu konsumieren, oder erfolglose Versuche der Kontrolle des Konsums; erhöhter Zeitaufwand für die Beschaffung und den Konsum der Substanz sowie längere Dauer einer Erholung von der Wirkung nach Substanzkonsum; fortgesetzter Konsum trotz Kenntnis der negativen gesundheitlichen Folgen; ausgeprägtes Verlangen oder starker Drang, die Substanz zu konsumieren.

Beim DSM reichen bereits zwei von diesen elf Kriterien aus, um eine »milde« Alkoholgebrauchsstörung diagnostiziert zu bekommen. Ab vier erfüllten Kriterien ist es eine »moderate«, also mittelgradige Alkoholgebrauchsstörung, ab sechs Kriterien eine »schwere«. Im Vergleich zur ICD spiegelt hier also schon das Diagnoseinstrument wider, dass es sich bei Sucht um etwas Dimensionales handelt, um etwas, das sich entwickelt und auf einem Kontinuum betrachtet werden muss, um es wirklich zu verstehen.

Nun kann es aber noch immer gut sein, dass du diese Kriterien liest und denkst: *Das betrifft mich irgendwie nicht. Zumindest trifft es mich nicht, erreicht mich nicht, bewegt mich nicht.* Sollte das der Fall sein, liegt die Erklärung wahrscheinlich darin, dass es sich um die Sprache klinischer Diagnoseinstrumente handelt. Die sind sehr gut darin, Diagnosen zu definieren und sie dadurch *reliabel* zu machen, also wiederholbar, sodass unterschiedliche Diagnostiker und Diagnostikerinnen bei derselben Symptomatik zum selben Ergebnis kommen. Aber sie sind nicht so gut darin, Menschen zu erreichen, zu bewegen oder gar im Inneren zu berühren. Hierzu möchten wir dich mit der Autorin Laura McKowen bekannt machen, die in ihrem Buch *Push Off from Here* 32 Fragen veröffentlicht hat, mit denen du herausfinden kannst, ob Alkohol dein Problem ist. Sie sind direkt aus dem Leben und zeigen greifbar auf, wo es schon kritisch ist. Wir haben sie dir im Folgenden aufgelistet und am Ende um ein paar weitere ergänzt, die wir aufgrund unserer Erfahrung auch noch für hilfreich halten.

1. Hast du dir schon mal fest vorgenommen, weniger oder gar nicht zu trinken?
2. Fandest du es schwierig oder unmöglich, diesen Vorsatz einzuhalten?
3. Wenn du planst, spielt Alkohol dann eine große Rolle? Vermeidest du beim Planen zum Beispiel Orte, an denen du nicht trinken kannst? Oder andersrum: Planst du gezielt Dinge, bei denen *kein* Alkohol im Spiel ist, um dich vom Trinken abzuhalten?
4. Bevorzugst du es, Zeit mit Menschen zu verbringen, die selbst trinken oder deinen Alkoholkonsum nicht verurteilen?
5. Achtest du in sozialen Situationen darauf, wie viel du trinkst und wie viel andere trinken?
6. Hast du die Folgen deines Alkoholkonsums mehr als einmal gerechtfertigt?
7. Gehört Alkohol zu den ersten Dingen, zu denen du greifst, wenn du dich unwohl, gelangweilt, einsam, wütend, hungrig, aufgeregt, glücklich, überwältigt, traurig oder müde fühlst?
8. Fühlen sich Feiern ohne Alkohol unvollständig an?
9. Hast du schon nach Beweisen dafür gesucht, dass dein Alkoholkonsum gar nicht so schlimm ist und dass andere Menschen ein viel größeres Problem haben als du?
10. Hast du schon mal gegoogelt »trinke ich zu viel«? Oder: »problematischer Alkoholkonsum«? Oder: »Bin ich eine Alkoholikerin«? Oder: »Wie ist es, nüchtern zu leben«?
11. Fällt es dir schwer, dich in Gesprächen oder sozialen Situationen zu konzentrieren, wenn du kein alkoholisches Getränk in der Hand hast oder nicht weißt, wann du das nächste bekommst?
12. Hast du dir schon einmal Gedanken darüber gemacht, wie viel und gern du trinkst?
13. Planst du um deine Kater herum, indem du zum Beispiel keine Meetings am frühen Morgen ansetzt?

14. Machst du Dinge, bei denen kein Alkohol im Spiel ist, *wirklich* gern?
15. Wirst du ängstlich, reizbar und aufgeregt, wenn du nicht trinken kannst, wenn du es willst?
16. Beeilst du dich zum Beispiel damit, Abendessen zu machen, deine Kinder ins Bett zu bringen (falls du welche hast) oder bei anderen Aktivitäten – damit du endlich trinken kannst?
17. Trinkt fast jeder in deinem Umfeld?
18. Hast du das Gefühl, dass dir dein Sozialleben wegbricht, wenn du mit dem Trinken aufhörst?
19. Nimmt Trinken einen großen Raum ein in deinen wichtigsten Freundschaften oder Beziehungen?
20. Hast du das Gefühl, dass das Leben ohne Alkohol viel weniger aufregend, lustig oder erträglich wäre?
21. Benutzt du Alkohol, um dich von einem anstrengenden Tag zu erholen – auch wenn das nicht jeden Tag und / oder nicht an den meisten Tagen der Fall ist?
22. Benutzt du Alkohol, damit du besser einschlafen kannst?
23. Hast du das Gefühl, dass bestimmte Ereignisse wie Geburtstage, Jahrestage, Feiertage, Urlaube, Beförderungen oder Wochenenden unvollständig sind, wenn du nicht trinkst?
24. Fällt es dir schwer, mit jemandem intim zu werden oder Sex zu haben, wenn du nichts getrunken hast?
25. Wann hast du das letzte Mal 30 Tage oder länger keinen Alkohol getrunken?
26. Wenn du daran denkst, mehr als 30 Tage ohne Alkohol auszukommen, bekommst du dann Angst, wirst unruhig oder fühlst dich unwohl?
27. Fühlst du dich erleichtert, wenn du weißt, dass du bald trinken kannst?
28. Hast du schon mal verharmlost, wie viel du trinkst?

29. Hast du schon einmal heimlich getrunken, wenn es niemand gesehen hat?
30. Bemühst du dich, deinen Alkoholkonsum zu verstecken? Oder andersrum: Tust du so, als wäre nichts dabei?
31. Postest du Memes und Bilder über Alkohol, die ihn verharmlosen? Oder teilst und likst du Posts von anderen zu diesem Thema, um ihn zu normalisieren?
32. Fühlst du dich erleichtert, wenn andere über Trinkgeschichten lachen und Witze darüber machen, wie viel sie trinken? Erleichtert es dich, wenn andere Menschen dich ermutigen, viel zu trinken?
33. Ist Alkohol Teil deines Selbstbildes?
34. Trinkst du automatisch, sobald du nach der Arbeit nach Hause kommst?
35. Achtest du drauf, wer wie viel aus einer Flasche bekommt, und sorgst dafür, dass mehr in deinem Glas landet?
36. Machst du Alkoholpausen, um dir zu beweisen, dass du kein Alkoholproblem hast?
37. Freust du dich auf den Tag, an dem deine Alkoholpause ein Ende hat? Wie oft denkst du über diesen Tag nach?
38. Häufen sich Blackouts und Filmrisse bei dir?
39. Kommen dir immer wieder Ideen, was du Schönes mit deinen Kindern, deinem Partner oder mit Freundinnen unternehmen könntest, aber es kommt nie oder selten dazu, dass du das dann auch umsetzt?
40. Haben deine Hobbys alle etwas mit Trinken zu tun? Ist Trinken vielleicht sogar zu deinem Hobby geworden?
41. Spürst du tief in dir drin, das mit dir und dem Alkohol ist nicht in Ordnung, aber du willst einfach nicht aufhören, kannst es dir nicht vorstellen, brauchst das doch?
42. Bist du immer häufiger bereit, für deinen Alkoholkonsum Nachteile in Kauf zu nehmen, wie zum Beispiel Streit, einen Kater,

verminderte Lebensqualität und Arbeitsfähigkeit oder sich verschlechternde Gesundheit?

43. Hast du das Gefühl, dass Alkohol dich zurückhält? Dass du ohne ihn so viel mehr aus deinem Leben machen könntest?

Im Gegensatz zu Diagnoseinstrumenten gibt es bei diesen Fragen keine bestimmte Anzahl von Ja-Antworten, die beweisen, dass du dich mit deinem Konsum im problematischen Bereich bewegst. Möglicherweise reicht bereits ein einziges Ja, damit klar wird: Das Trinken *ist* ein Problem für mich, und ich möchte etwas ändern, denn ja, ich bin nicht frei. Alkohol hindert mich daran, ungezwungen mein Leben zu leben. Er mischt einfach zu sehr mit. Er bestimmt zu vieles. Ja, er macht aus mir eine Person, die ich nicht mag. Er lässt mich Dinge sagen, die ich nicht meine. Er führt dazu, dass ich mich belüge, und das erschöpft mich. Ja, ohne Alkohol würde es mir wahrscheinlich besser gehen.

Erkenntnisse wie diese können unfassbar wehtun. Das Gute aber ist: Sie sind ein wichtiger Schritt in Richtung Veränderung – und Veränderung ist möglich.

Gut zu wissen

Vielleicht ist dir aufgefallen, dass weder in den vorgestellten Diagnosekriterien noch in den 43 Fragen eine Rolle spielt, wie viel genau du trinkst. Das liegt daran, dass Alkoholprobleme sich nicht einfach an Mengen festmachen lassen. Sie zeigen sich vielmehr dadurch, wie viel Macht Alkohol im Leben eines Menschen erlangt, wie stark er die Lebensqualität beeinträchtigt und wie viel Schaden er anrichtet.

Elena, 23 | Gen Z | Sie weiß, dass es heute nicht bei einem bleiben wird

Irgendwo auf TikTok ist ihr begegnet, dass kontrolliertes Trinken wohl »der modernste Therapieansatz« sei. Das hat so ein Promi in einem Interview gesagt. Wenn der Kontrollverlust über die Alkoholmenge das Problem sei, dann müsse man eben den Kontrollverlust vermeiden. Klang logisch. Seitdem führt sie ein Trinktagebuch, aktuell sind es nicht mehr als drei Drinks pro Woche und nicht mehr als ein Glas am jeweiligen Abend. Das hilft ihr dabei, nicht die Kontrolle zu verlieren. Denn bei ihr war immer das zweite Glas das verflixte. Danach brachen die Dämme. Aber solange sie bei einem bleibt, ist das mit dem Trinken angenehm und stilvoll. Dann kollidiert es auch nicht mit ihren Zielen, so kann sie ein bisschen abschalten und trotzdem performen.

Elena macht das jetzt, seit die Marketingkampagne für den Onlinekurs durch ist, also seit zwei Monaten. Es geht ihr gut, ihre Haut hat wieder den Glow, das Training läuft super, sie meditiert, schreibt morgens wieder in ihr Tagebuch, und auch Fressattacken hatte sie keine mehr. Ihre Community wächst und wächst, sie ist jetzt bei weit über 150.000 Followern. Heute hat sie ein Strategiemeeting mit ihrem Investor und dem Team. Und sie hat megagute Ideen. Retreats, auf denen sie Fitnesstraining mit Meditation und Selbstliebe-Einheiten verbinden könnte. Oder eine Fitnesskollektion für alle Größen und Körper.

Sie wippt in die Agentur und freut sich auf das Meeting. Als sie reinkommt, kann sie an den Blicken ablesen, wie gut sie gerade aussieht. Sie begrüßen sie mit einer Umarmung und hauen auch gleich Komplimente dafür raus, wie toll sie wieder in Shape ist. Ein Boost für ihren Selbstwert.

»Setz dich doch, En«, sagt der Investor.

Elena nimmt Platz und greift nach einer Wasserkaraffe, in der weiße Bergkristalle schwimmen.

»Die sind für Schlankheit und Fitness«, sagt der Typ vom Marketing.

»Joa, dit passt«, entgegnet sie.

Alle lachen. Dann spricht der Investor wieder.

»Wir gehen jetzt den nächsten Schritt, Elena. Wir wollen richtig investieren und machen einen Onlinekurs speziell für dicke Frauen, damit die abnehmen können. Verkaufen wir natürlich als Empowerment. Inhaltlich ist alles schon so weit vorbereitet, du musst nur noch drehen.«

Elena verkrampft der Magen. What? Das klingt fürchterlich. Sie will Selfcare vermitteln, nicht den nächsten Diet Culture Shit.

»Also ich dachte eher daran, Selbstliebe und Fitness miteinander zu kombinieren. Vielleicht sogar Retreats anzubieten, in denen ich den Mädels beibringen kann, Sport zu genießen und eine sanfte Haltung ihrem Körper gegenüber zu entwickeln. Also etwas, das den Fokus auf Spaß an der Bewegung richtet. Nicht noch eine Variante, Kalorien zu managen.«

»Und wie soll das skalieren?«

»Muss es denn skalieren? Es geht doch um Nachhaltigkeit. Darum, etwas zu verändern.«

»Klar, aber sieh doch mal, wie viel du verändern kannst, wenn du groß denkst. Dann erreichst du nicht nur 20, sondern zwei Millionen! Außerdem bekommst du die Girls nicht über Selbstliebe, sondern übers Abnehmen. So müssen wir da schon rangehen. Wenn sie dann bei uns sind, kannst du ihnen meinetwegen Selbstliebe und so nahebringen, aber wir müssen sie ja zunächst einmal einfangen.«

»Aber wenn wir sie so einfangen, dann zementieren wir ja die Message.«

»So läuft es halt. Das mit deinen Retreats können wir uns überlegen, wenn wir die Grundlagen geschaffen haben. Jetzt müssen wir wachsen und Cashflow generieren, da ist noch viel Luft nach oben. Klar, 150.000 Follower sind nicht schlecht, aber das ist noch immer zweite Liga. Lass uns erst mal in der ersten ankommen, alright? Also, nächste Woche geht's los. Mach dich ready to shoot. Wir unterstützen dich natürlich in allem und vermarkten das dann. Du hast im Grunde kaum Arbeit.«

Elenas Smartwatch vibriert. Sie schaut drauf. Es ist eine Warnmeldung, ihr Puls ist ungewöhnlich hoch dafür, dass sie sich nicht bewegt.

»Ich muss jetzt trainieren.«

Sie verlässt die Agentur und kann nicht fassen, was da gerade passiert ist. Sie dachte, sie brainstormen zusammen, wie es weitergeht, aber die haben ihr gar nicht zugehört! Ging es nicht mal um Partnerschaft auf Augenhöhe? Tränen brennen in ihren Augen. Sie sieht eine Bar und geht vorbei. Sie sieht noch eine Bar und geht rein. Dort bestellt sie sich einen Wodka on the rocks. Und tief in ihr drin weiß sie, dass es heute nicht bei einem bleiben wird.

Kontrolliertes Trinken

Es klingt nach dem Traum aller, die ein Problem mit Alkohol haben: Trinken, ohne die Kontrolle zu verlieren. Trinken wie früher, als das mit dem Alkohol noch einfach war. Zurück zum ›normalen, gesellschaftlich akzeptierten‹ Konsum. Das Alkoholproblem beseitigen, ohne aufzuhören mit dem Alkohol. Das ist das Versprechen. Aber ist das überhaupt möglich? Es klingt ja erst einmal unsinnig, denn der Kern einer Alkoholsucht liegt ja gerade darin, das mit dem Trinken nicht mehr gut kontrollieren zu können. Fachleute nutzen deshalb auch nicht den Terminus *kontrolliertes Trinken*, sondern *reduziertes Trinken*. Das ist als Therapieziel unter bestimmten Bedingungen inzwischen sogar offiziell anerkannt. Aber warum? Die Antwort wird einige überraschen.

Zum einen wird reduziertes Trinken als Instrument für die sogenannte *Harm Reduction* eingesetzt. Also als Mittel zur Schadensbegrenzung. Hier geht es lapidar gesprochen darum, Menschen von zwei Flaschen Wodka pro Tag auf eine zu kriegen, weil das fürs Überleben tatsächlich schon einen riesengroßen Unterschied macht. Das Verhältnis zwischen der Menge an Alkohol und dem Schaden für die Gesundheit verläuft bei manchen Erkrankungen linear, bei anderen sogar exponentiell. Wobei exponentiell bedeutet, dass das Ausmaß der alkoholbedingten Verletzungen schneller steigt als die Menge, die du trinkst. Das zeigt eine große Studie, die die Alkoholfolgen von 100.000 Personen ausgewertet hat. Dazu haben Forschende untersucht, in welchem Verhältnis die körperlichen Folgen zum täglichen Alkoholkonsum von 25, 50 und 100 Gramm Reinalkohol pro Tag stehen, was ungefähr einem Viertelliter, einem halben Liter und einem Liter Wein pro Tag entspricht. Ergebnis: Bei 25 Gramm pro Tag erhöht sich das Brustkrebsrisiko zum Beispiel um 25 Prozent, bei 50 Gramm sind es 55 Prozent, aber bei 100 Gramm erhöht es sich sogar um 241 Prozent.

Der Unterschied zwischen einer und zwei Flaschen Wodka ist dementsprechend natürlich noch dramatischer. Und hier kann reduziertes Trinken Sinn ergeben. Wenn Abstinenz wirklich nicht mehr möglich zu sein scheint, kann es dazu führen, dass Menschen nicht so schnell sterben. Da befinden wir uns dann aber schon am Ende des Problemspektrums, hier geht es um Existenzsicherung. Das reduzierte Trinken ist in dem Fall die Ultima Ratio, der letzte Weg, um den Tod irgendwie noch hinauszuzögern.

Ein weiterer Grund dafür, dass die Konsumreduktion offiziell als Therapieziel anerkannt ist, liegt in der Tatsache begründet, dass unser Suchthilfesystem nur einen Bruchteil der Betroffenen erreicht. Nur etwa 13 Prozent der alkoholabhängigen Menschen finden hierzulande in eine suchtspezifische Behandlung. Fachleute führen das unter anderem darauf zurück, dass Betroffene denken: *Wenn ich mich festlegen muss, für immer abstinent zu leben, wenn ich ganz aufhören muss, dann macht mein Leben keinen Spaß mehr, dann ist es vorbei. Das kann ich nicht. Das geht nicht. Und die ganzen Therapeutinnen und Therapeuten, die wollen ja, dass ich komplett verzichte. Da gehe ich erst hin, wenn es gar nicht mehr anders geht.*

Auch vor diesem Hintergrund ergibt das reduzierte Trinken Sinn. Denn je früher Menschen ihr Problem angehen, desto einfacher ist es für sie, es zu lösen. Dementsprechend war die Idee, wenn wir den Leuten sagen: *Ihr müsst ja gar nicht aufhören, sondern erst einmal nur reduzieren*, dann kommen wir zumindest ins Gespräch, erreichen sie wenigstens. Und dann passiert nämlich etwas ganz Interessantes: Bis zu 49 Prozent derjenigen, die »reduziert« trinken wollen, entscheiden sich innerhalb weniger Wochen dafür, abstinent zu werden – schlicht und ergreifend deshalb, weil dieses reduzierte Trinken unfassbar anstrengend ist. Denn du musst deinen Konsum dokumentieren, dir andauernd Gedanken darüber machen, ob und wann du trinkst, wie und mit wem und mit wem nicht und wo und wo nicht und was, wenn doch, und was, wenn doch wieder viel. Alle, die sich schon mal Trinkregeln aufgestellt haben, wissen, wie viel Energie dafür draufgeht und dass im Kopf gefühlt nichts anderes passiert, als Konsum zu planen. Natürlich ist es da entspannter, ganz mit dem Alkoholtrinken aufzuhören und dir irgendwann keine Gedanken mehr darüber machen zu müssen, weil du neue Gewohnheiten und Bewältigungsmechanismen etabliert hast und Alkohol für dein Leben unwichtig geworden ist. Hier als Suchthilfesystem zu sagen: *Wir begleiten diesen Prozess, sen-*

ken dadurch eine Hürde und finden damit einen Weg, um Menschen zu erreichen, die Hilfe brauchen, ist erst mal eine kluge Strategie und damit auch eine einleuchtende Erklärung dafür, das reduzierte Trinken in die offiziellen Leitlinien aufzunehmen.

Was aber auf dem Weg von der Fachwelt in die Allgemeinbevölkerung gern untergeht, ist die Tatsache, dass das reduzierte Trinken ein sekundäres Therapieziel ist, ein Therapieziel zweiter Klasse, wenn man so will. Es ist eine Notlösung, die entweder dazu dient, etwas Lebenszeit zurückzugewinnen, oder dazu, Betroffene erst einmal aufzufangen und sie schrittweise an die beste Lösung für das Problem heranzuführen: die Abstinenz. Eine Lösung, die deshalb die Lösung erster Klasse ist, weil sie deinem Körper und deinem Geist ermöglicht, dich komplett von der Droge zu lösen und ganzheitlich zu regenerieren.

Es gibt darüber hinaus noch einen kontroversen dritten Fall, bei dem manche das reduzierte Trinken befürworten, sogar in Fachkreisen. Und zwar bei jenen, bei denen »die Abhängigkeit noch nicht voll entwickelt ist«. Und klar, irgendwo auf dem Weg in die Alkoholsucht muss es einen Bereich geben, in dem Betroffene diesen Übergang noch nicht erreicht haben. Niemand verliert von heute auf morgen die Fähigkeit, *Stopp* oder *Nein* zu sagen – es fällt mit der Zeit einfach immer schwerer. Aber Menschen mit Alkoholproblem erkennen in der Regel nicht ohne Hilfe, dass sie diesen Bereich der Kontrollfähigkeit längst überschritten haben. Vielmehr neigen sie dazu, sich als deutlich gesünder einzuschätzen, als sie sind. Sie haben eine verzerrte Wahrnehmung von sich und der Problematik, belügen sich und verharmlosen ihren Konsum – erst recht in Deutschland, wo es so gängig ist, ein Alkoholproblem zu haben, dass nur Extremkonsum auffällt. Und natürlich neigen Menschen mit Alkoholproblem dazu, nach jedem Strohhalm zu greifen, der es zu ermöglichen scheint, die Droge doch noch im Leben zu behalten. Sich nicht vorstellen zu können, ohne auszukommen, ist ja ein Kernbestandteil des Problems. Wenn diese

Menschen dann auf Fachpersonal treffen, das Abstinenz herabwürdigt im Sinne von »das kann man ja niemandem zumuten« – und das zum Teil sogar aufs »Abstinenzparadigma« herabschaut, als sei das ein Dogma von vorgestern –, dann lassen Betroffene sich natürlich noch schwerer dazu motivieren. Dabei weckt dieses Hochloben vom »kontrollierten Trinken« Hoffnungen, die sich allzu oft nicht erfüllen. Da versuchen Menschen jahrzehntelang, das mit der Kontrolle hinzubekommen, weil dieser eine Experte ihnen sagt, dass sie »nicht abstinent leben müssen« und »dass das mit dem kontrollierten Trinken funktionieren kann«. Und dann klappt das auch manchmal eine Zeit lang. Einen Abend, ein paar Wochen, manchmal sogar ein paar Monate, wenn es jemandem insgesamt gerade gut geht. Und in diesen Phasen brennt sich in die Köpfe: »Es geht!«

Umso heftiger schmettert es Betroffene dann nieder, wenn sich herausstellt, dass es nicht geht. Daraus können Lebensdramen entstehen. Anstatt Leid zu lindern, zieht es sich in die Länge und dehnt sich aus. Hierzu gibt es unzählige Geschichten. Die wohl eindrücklichste davon handelt von der Gründerin des sogenannten *Moderation Management Movements*. Sie heißt Audrey Kishline, und sie gründete ihre »Bewegung« genau in diesem Geiste. Also für alle, die problematisch trinken, aber noch keine »wahren Alkoholiker« sind. Ihr Credo lautete: Die »wahren Alkoholiker«, das seien die chronischen, schwer abhängigen Trinker mit Entzugserscheinungen und Leberschäden, *die* müssten abstinent leben. Problemtrinker hingegen, das seien die, die erst »leicht« bis »moderat« abhängig sind – und *die* könnten zurück zum »sozialen, gesellschaftlich angemessenen Trinken«. Und zwar, indem sie erst einmal einen Monat lang abstinent leben und dann wieder einsteigen mit bis zu 9 Drinks für Frauen und bis zu 14 für Männer mit 3 bis 4 alkoholfreien Tagen pro Woche. Klingt toll, oder? Und für Audrey Kishline schien es zu funktionieren, also ging sie damit an die Öffentlichkeit, mit großem Erfolg. In den 90ern saß sie damit sogar bei Oprah Winfrey und sagte dort: »Totale Abstinenz für chronische Trinker, aber für Problemtrinker brauchen wir Optionen.« Oprah fragte ihr Publikum: »Okay, stimmt ihr da alle zu, dass wir Optionen brauchen?« Applaus. Ja, sagte das Publikum damit, wir brauchen Alternativen für Menschen, die »nur« problematisch trinken, für Menschen wie Audrey, die das ja hinbekam mit ihrem Moderation Management.

Bis sie es irgendwann nicht mehr hinbekam.

Schon während sie ihr Konzept in Interviews noch promotete, fing es wieder an mit dem täglichen Trinken, fing es wieder an mit den Abstürzen. Ein paar Jahre später, im Frühjahr 2000, setzte sich Audrey Kishline sturzbetrunken in ihren Ford Pick-up, fuhr los, baute einen Unfall und tötete dabei einen Vater und seine 12-jährige Tochter. Als die Polizei Kishline bewusstlos in ihrem Auto fand, lag eine halb leere Wodkaflasche auf dem Beifahrersitz. Jahre später sagte Kishline sinngemäß: *Das ganze Programm diente dem Selbstbetrug. Ich war süchtig, und das Moderation Management diente dazu, mein Trinken zu legitimieren.* Diesen Selbstbetrug kennen Millionen. Er ist brandgefährlich.

Deshalb sollten wir auch in Fachkreisen wieder mehr Hingabe für das an den Tag legen, was Menschen wieder ganz gesund werden lassen kann: Abstinenz. Die Reduktion auf null. Sie bleibt der Königsweg, die sicherste und wirksamste Option, eine wunderbare Option. Nicht im Sinne von: Sorry, dir bleibt nichts anderes übrig. Sondern im Sinne von: Wenn du das ganz lässt und es als Chance begreifst, dein Leben und dein Denken umzukrempeln, dann kann es dir damit richtig gut gehen. Dann musst du deine Zeit nicht damit verschwenden, dich zu fragen, wann und wie und wo du deine fünf Gläser pro Woche denn nun trinkst, musst nicht wieder und wieder mit dieser Enttäuschung leben, wenn es auf Dauer eben doch nicht klappt. Du musst nicht das Risiko eingehen, 20 weitere Jahre wegzuwerfen oder dich irgendwann betrunken ins Auto zu setzen und den Fehler deines Lebens zu begehen.

Dein Hirnstoffwechsel kann sich ohne Alkohol wieder normalisieren, deine Gefühls- und Gedankenwelt kann wieder in Balance geraten, und all das befähigt dich dazu, wieder Freude zu empfinden an alten Hobbys und Interessen, an Bewegung, gutem Essen, menschlicher Verbindung und all den anderen natürlichen Dopaminproduzenten, die mal bedeutsam für dich waren. Du kannst so viele Probleme, die durch Alkohol entstanden sind, schlichtweg dadurch lösen, dass du das mit dem Alkohol lässt. All das geht natürlich nicht, wenn du weiterhin trinkst. Aber es ist möglich, wenn du einen Schlussstrich ziehst. Es geht, indem du all die Energie, die du jetzt dafür aufwendest, Alkohol krampfhaft in dein Leben zu integrieren, in Projekte und Gedanken und Aktivitäten und Beziehungen steckst, die dir wirklich guttun.

Helga, 82 | Stille Generation | Ach komm, eins

Helga sitzt vor ihrem Schminkspiegel und trägt roten Lippenstift auf.

Mittlerweile ist sie abends bei zwei bis drei Bier angelangt, damit sie ihre Schmerzen erträgt. Eigentlich trinkt sie ja nicht, bevor sie ausgeht. Aber heute flattert der Kolibri schon jetzt, und die Schmerzen sind besonders schlimm. Automatisch denkt sie an die dunklen Flaschen im Kühlschrank und erschrickt, als ihr das bewusst wird. *Jetzt reiß dich mal am Riemen, Helga. Deine beste Freundin feiert heute Geburtstag.*

Die Frau, ohne die alles keinen Sinn ergeben würde. Helga hat ihr versprochen, zu singen.

Sie betrachtet die Falten um ihren Mund, ihre voluminös geföhnten grauen Haare, den U-Boot-Ausschnitt ihres langen Abendkleids. Betrachtet ihre dunkel geschminkten Lider, sieht in ihre steingrauen Augen. 80 Jahre. »Ach komm, eins«, sagt sie laut in den Spiegel und geht in die Küche.

Vier Bier und eineinhalb Stunden später betritt sie die Feier. Sie fühlt sich angriffslustig, stolziert zur Garderobe und wirft ihren Mantel auf die Theke. »Hallo, alle miteinander!«, ruft sie in den Saal. Die ersten Augenbrauen wandern nach oben. »Renate! Na, trägste wieder Pink?« Sie läuft weiter. »Helmut! Wie schön, dass du deine neue Freundin mitgebracht hast. Wie alt ist sie? 20?« Sie bellt ihr dunkles, lautes Lachen. Dann steht Heidemarie vor ihr, mit einem wunderschönen schwarzen Paillettenkleid.

»Herzlichen Glückwunsch zum Geburtstag, meine alte Schachtel. Haste schon das Kleid für deine Beerdigung an?« Helga schwankt von vorn nach hinten. Ihre Wörter dehnen sich, bevor sie aus ihrem Mund fallen, aufprallen und die anderen verletzen.

»Helga, du bist betrunken.« Heidemarie sagt es ohne Überraschung in ihrer Stimme.

»Ja, und weißte, was ich noch bin? Eine Heuchlerin, eine Heuchlerin!« Helga fummelt an ihrem langen Kleid herum und macht ein paar Schritte nach hinten. »Seit Jahrzehnten lebe ich mit einer Lüge, Heide. Und ich muss es dir jetzt sagen, ich …«

»Vorsicht, Helga!«

Aber Helga ist einen Schritt zu weit geschwankt und stürzt rückwärts die zwei Stufen zur Toilette runter. Die Menge hält die Luft an.

»Nix passiert, mir ist nix passiert! Ich bin in Ruinen aufgewachsen, ich bin ein Wunder! Mich haut so schnell nichts um.«

Ihr Lachen donnert durch den Festsaal. Wie durch Watte spürt sie einen Schmerz in ihrer Hüfte. Heidemarie ruft einen Krankenwagen.

Alkoholprobleme bei anderen ansprechen

Es ist schmerzhaft, eine geliebte Person zu beobachten, die ihr Leben nach und nach an den Alkohol verliert. Zu erkennen, wie sie lügt, aus lauter Scham, weil sie schon wieder getrunken hat. Zu sehen, wie sie Verabredungen absagt, die ihr früher wichtig waren, die nun aber an Reiz verloren haben, weil sie da nicht trinken kann oder Gefahr läuft, vor den Augen anderer zu viel zu trinken. Es ist schwierig, das mitanzusehen, und es ist heikel, Betroffene darauf anzusprechen. Denn oft reagieren sie in ihrer Not mit Rückzug oder verbalen Aggressionen. Sie werden schnippisch, gemein oder verletzend, um ihren Konsum zu schützen. Denn für sie fühlt es sich an, als wäre der überlebenswichtig, als ginge es nicht oder nur sehr schlecht ohne. Fachleute raten dennoch immer dazu, das Problem anzusprechen, denn das macht es für Betroffene auf Dauer schwieriger, sich etwas vorzulügen – und damit einfacher, der Wahrheit ins Gesicht zu sehen. Die Logik dahinter: *Wenn niemand etwas sagt, kann es ja noch nicht so schlimm sein. Sobald andere mich darauf ansprechen, muss ich aber vielleicht mal drüber nachdenken.* Die Worte kommen also irgendwo bei den Betroffenen an, auch wenn sie nicht sofort und auch nicht immer zum Umdenken führen. Wer noch nicht so weit ist, kann noch nicht richtig hinhören. Aber klare Worte haben das Potenzial, einen Samen zu säen, aus dem Veränderung erwächst.

Beim eigentlichen Gespräch empfiehlt es sich, die Worte klug zu wählen. Was selten zum Ziel führt, sind Drohungen oder Anschuldigungen. Sätze wie »Du zerstörst uns«, »Du trinkst zu viel«, »Du musst jetzt endlich weniger trinken« oder »Du lässt dich gehen« führen eher zu Widerstand und damit dazu, dass sich Betroffene noch weiter im Alkohol verlieren. Eine wirksamere Möglichkeit, den Samen zu säen, sind Ich-Botschaften: »Ich mache mir Sorgen um dich«, »Mir scheint, das ist mehr geworden mit dem Trinken«, »Ich vermisse dich«, »Ich will dich nicht verlieren und möchte, dass du weißt: Wenn du aufhören willst, stehe ich hinter dir«.

Es geht also darum, Beobachtungen, Sorgen und Befürchtungen aus der Ich-Perspektive anzusprechen. Das ist keine Garantie, dass sich etwas verändert. Aber vielleicht ist es ein Puzzlestück auf dem Weg dorthin. Manche Betroffene sind tatsächlich auch dankbar, wenn es endlich mal jemand ausspricht. Ich-Botschaften haben den Vorteil, dass sie Augenhöhe herstellen. Sie klingen mehr nach Gespräch als nach Angriff.

Um diese Botschaften trotz allem Negativen, das sich durch den Alkohol schon entwickelt haben mag, glaubhaft rüberbringen zu können, hilft es, sich im Vorfeld zu überlegen, was an der betroffenen Person liebenswert ist, warum sie einem wichtig ist. Auch deshalb, weil »jemandem wichtig zu sein«, ein entscheidender Faktor auf dem Weg in die Abstinenz zu sein scheint. Der Sozialpsychiater Ulrich Kemper aus Gütersloh geht sogar so weit, dass er sagt: »Es ist der entscheidende Faktor.«

Ein weiteres Puzzlestück zur Veränderung könnte sein, die eigene Rolle zu klären. Das geht übrigens auch mit professioneller Unterstützung, zum Beispiel in einer Suchtberatungsstelle, einer Suchtambulanz, bei der Hausärztin oder einem Psychotherapeuten. Auch nahestehende Menschen können sich dort beraten und stärken lassen. Und keine Sorge, dort lautet die Empfehlung nicht automatisch, sich zu trennen und die Betroffene fallen zu lassen. Viele wollen das nicht, denn sie lieben diese Person ja, nur im Moment geht sie durch eine harte Phase, macht es sich selbst und allen um sich herum schwer. Hier können Beratungsgespräche oder Paar- und Familientherapien helfen, in denen es darum geht, den Einfluss und die sozialen Wechselwirkungen des Alkoholkonsums besser zu verstehen, zu entflechten und gemeinsam zu erarbeiten, welche positiven Ziele sich durch eine Abstinenz erreichen lassen. Wenn Betroffene noch nicht bereit sind, mitzukommen, können Angehörige auch Aspekte des sogenannten *Community Reinforcement Approachs* nutzen. Im Kern geht es bei diesem Ansatz darum, die Abstinenz für Betroffene attraktiver zu gestalten als den Konsum. Das funktioniert durch Zuwendung und Unterstützung, aber zum Beispiel auch dadurch, Grenzen zu setzen und sich wieder um sich selbst, die eigene Lebensqualität oder die der Familie zu kümmern. Das könnte dann zum Beispiel so aussehen, dass Angehörige lernen zu sagen: »Wenn du betrunken bist, telefoniere ich nicht mit dir.« Oder: »Wenn du abends nicht zum Essen kommst, weil du trinken musst, dann stelle ich das Essen in den Kühlschrank und gehe schlafen, anstatt auf dich zu warten und mich dann noch gemeinsam mit dir an den Tisch zu setzen«. Solche Veränderungen im eigenen Verhalten können bei der betroffenen Person etwas in Bewegung setzen, ohne dass ich etwas von ihr verlange oder aktiv etwas mit ihr mache. Ich verändere selbst etwas und bringe dadurch das ganze System in Bewegung, wie bei einem Mobile. Der Fokus liegt hier also darauf, im Außen etwas zu verändern, damit bei der Betroffenen im Innern eine Motivation entsteht, das Alkoholproblem anzugehen. Aber was bedeutet das: *Motivation*? Und wie kann man sie wecken?

Psychologisch betrachtet ist Motivation ein Prozess, der aus einer Wechselwirkung zwischen persönlichen Zielen und Gelegenheiten oder Anreizen besteht. Motivation ist also immer situationsbedingt. Menschen können für bestimmte Aufgaben motiviert oder nicht motiviert sein, aber es gibt keine unmotivierten Menschen. Wir alle haben Ziele. Wir alle wollen uns entwickeln, wachsen und lernen – auch wenn Alkoholprobleme diese urmenschlichen Neigungen zunehmend überlagern. Um bei Betroffenen die Motivation zu fördern, aus dieser Abwärtsspirale auszubrechen, kann es helfen, sich mit der *Selbstbestimmungstheorie* von Edward Deci und Richard Ryan vertraut zu machen, zwei der führenden Theoretiker auf diesem Gebiet. Die beiden haben zahlreiche Artikel über psychisches Wohlbefinden, Persönlichkeit und Motivation verfasst. Ihre Selbstbestimmungstheorie geht davon aus, dass die Befriedigung der psychischen Grundbedürfnisse nach

Autonomie, Kompetenz und Bindung zentral ist, um Menschen dazu zu motivieren, ihr Verhalten zu verändern – und langfristig dabei zu bleiben. Wobei sie unter Verhalten nicht nur, aber ausdrücklich auch Gesundheitsverhalten verstehen. Auf dieser Grundlage beschreibt die Theorie ein Motivationskontinuum, anhand dessen sich gut verstehen lässt, wie Motivation beginnt, welche Formen sie annehmen und welche Stufen sie durchlaufen kann.

Psychische Grundbedürfnisse und Motivation

Laut Deci und Ryan gibt es drei psychische Grundbedürfnisse, die unser Verhalten steuern und die erfüllt sein müssen, damit wir von langfristiger Verhaltensänderung und psychischem Wohlbefinden sprechen können: *Autonomie*, *Kompetenz* und *Bindung*. Kommt eines dieser Bedürfnisse zu lange zu kurz, erkranken wir. Autonomie bedeutet, gemäß deinen Wertvorstellungen entscheiden zu können, abends in den Spiegel schauen, eigene Ziele setzen und den Weg dorthin selbst gestalten zu können. Zentral ist das Gefühl, etwas freiwillig zu machen. Dabei geht es nicht um völlige Unabhängigkeit oder darum, egozentrisch und ausschließlich den eigenen Bedürfnissen nachzukommen. Autonomie kann auch bedeuten, die Bedürfnisse anderer in die eigenen Entscheidungen mit einzubeziehen. Wenn du dich dazu entscheidest, heute nicht zum Sport zu gehen, um Zeit mit deinem Kind zu verbringen, obwohl du mehr Lust hättest, Sport zu treiben, dann kann das durchaus eine autonome Entscheidung sein. Das Gegenteil von Autonomie wäre Fremdbestimmung. Kompetenz bedeutet, Vertrauen in deine Fähigkeiten zu haben und zu erleben, dass deine Handlungen Resonanz erzeugen. Dabei muss die Wirkung nicht zwangsläufig die gewünschte sein. Es geht darum, zu erfahren, dass du überhaupt Wirkung erzeugen kannst. Wenn du zum Beispiel eine Idee in ein Arbeitsmeeting einbringst und diese diskutiert wird, dann erlebst du dich als kompetent – auch wenn sich das Team hinterher für eine andere Idee entscheidet. Das Gegenteil von Kompetenz ist das Gefühl von Hilflosigkeit und Ohnmacht. Das könnte zum Beispiel entstehen, wenn du deine Idee einbringst und niemand reagiert. Bei Bindung geht es darum, dich zugehörig und verbunden zu fühlen, Wertschätzung zu erfahren,in der Lage zu sein, dich um andere zu kümmern – und anzunehmen, wenn andere sich um dich kümmern. Das Gegenteil von Bindung ist Isolation. Alkohol macht auch deshalb so krank, weil er nach und nach jedes einzelne dieser psychischen Grundbedürfnisse kapert und aushöhlt. Das Beruhigende ist aber, dass sich ohne ihn mit der Zeit alle wieder erfüllen lassen. Auf dem Weg hinaus können sie auf zwei Ebenen nützlich sein. Zum einen eignen sich deine psychischen Grundbedürfnisse als Kompass. Wenn du herausfindest, was du brauchst, um sie zu erfüllen, bist du auf dem richtigen Weg zu nachhaltiger Veränderung. Zum anderen wirst du merken, dass sie dich mit Energie versorgen, weil ihre Befriedigung sehr schöne Konsequenzen hat: Selbstwert entsteht, Wohlbefinden wächst, deine Psyche gesundet und reift, deine Persönlichkeit stabilisiert sich.

Um nun zu verstehen, welche Abstufungen von Motivation es gibt, schauen wir uns den zweiten Teil der Selbstbestimmungstheorie an, das *Motivationskontinuum.* Prinzipiell lässt sich zwischen *externaler* und *internaler Motivation* unterscheiden. Verhalten, das unser Bedürfnis nach Autonomie, Kompetenz und Bindung befriedigt, ist internal motiviert. Externale Motivation entsteht hingegen durch äußere Belohnungsanreize, fremde Werte, die Aussicht auf Strafe oder durch Schuld- und Schamgefühle. Externale Motivation kann in internale Motivation münden.

Zur Veranschaulichung, wo Menschen sich in Bezug auf ihre Motivation überall bewegen können, haben wir eine Abbildung der beiden Psychologinnen Daniela und Sasha Blickhan vom Inntal Institut nachgezeichnet und eingefügt.

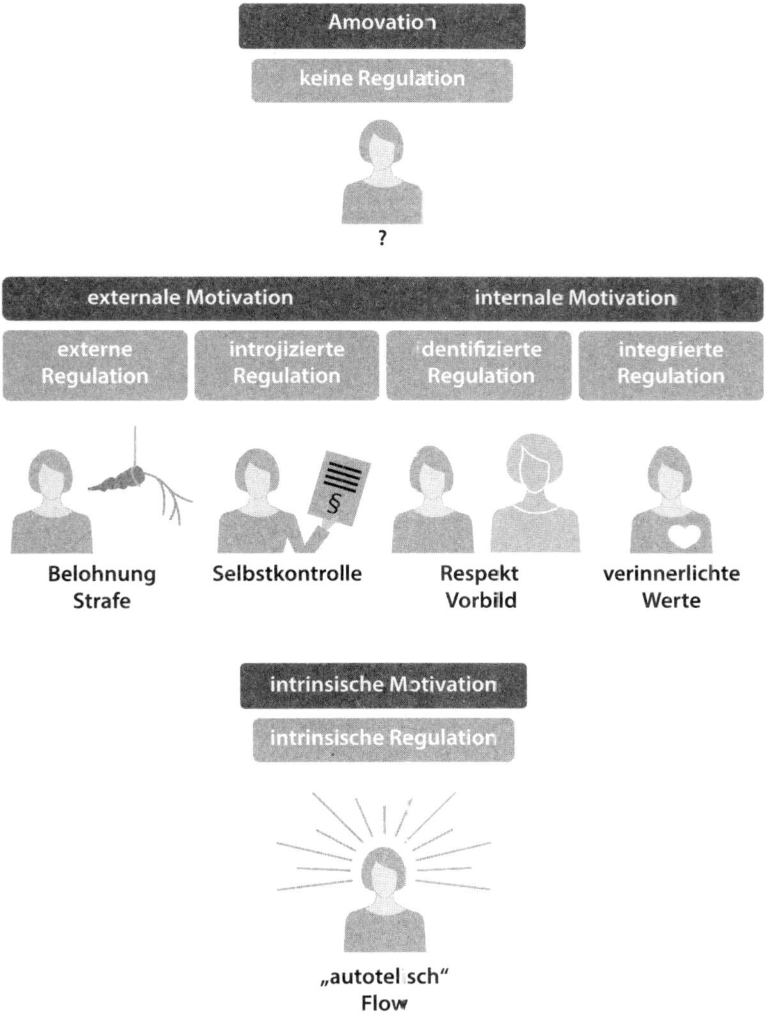

Diese Grafik zeigt die verschiedenen Bereiche des Motivationskontinuums nach Deci & Ryan. Amotivation und intrinsische Motivation sind Bereiche für sich, in die wir rein- und wieder raushüpfen. Das eigentliche Kontinuum erstreckt sich von externaler bis internaler Motivation. Je weiter wir uns innerhalb der »internalen Motivation« bewegen, desto leichter fällt uns ein bestimmtes Verhalten.

Die Abbildung zeigt, welche Faktoren in welchem Stadium motivieren, indem sie den motivierenden Faktor jeweils symbolisch veranschaulicht. Mithilfe dieser Abbildung gehen wir die einzelnen Stadien von Motivation jetzt anhand des Beispiels *mit dem Trinken aufhören* durch.

Ganz oben befindet sich der Bereich der *Amotivation*, der außerhalb jeglicher Motivation liegt. Wenn sich die betroffene Person hier befindet, hat sie noch nichts für die Abstinenz übrig und sieht keinerlei Sinn darin, etwas an ihrem Trinkverhalten zu verändern. Sie denkt, sie kann das nicht. Ja, sie *will* auch gar nichts daran verändern. Da du Motivation nicht verordnen kannst, hilft es, an diesem Punkt mit der Haltung anzusetzen, sie lediglich anregen und anschließend fördern zu können. Der therapeutische Ansatz der *motivierenden Gesprächsführung* liefert konkrete Werkzeuge, um beim Gegenüber überhaupt erst mal eine Motivation aufzubauen, etwas am Trinkverhalten zu verändern. Im ersten Schritt ist es dazu hilfreich, nachzuvollziehen, dass Menschen zahlreiche innere Widerstände verspüren und andauernd gegen Hürden rennen, die sie davon abhalten, ein erfülltes und gelingendes Leben zu führen. Bei Menschen mit Alkoholproblem sind diese Widerstände besonders stark ausgeprägt. Ein Faktor, der sie daran hindern kann, eine Abstinenzmotivation aufzubauen, ist der *Selbstwertschutz*. Klingt erst mal widersinnig, da Alkoholprobleme offensichtlich Gift sind für menschlichen Selbstwert: Was früher klappte, misslingt zunehmend und die Menschen um einen herum entziehen einem die Wertschätzung. Jetzt kommt aber der springende Punkt, denn Alkohol hilft dabei, die schwierigen Gefühle, die aus alldem entstehen, zu kompensieren. Mit ihm kann die betroffene Person sie verdrängen, betäuben und dadurch ihren Selbstwert schützen. Alkohol erscheint ihr wie ein Helfer, auch wenn er eigentlich nur vertuscht, was er anrichtet. Doch ohne ihn müsste sie sich den Konflikten und Gefühlen ja stellen. Deswegen bagatellisiert oder verleugnet sie das eigentliche Problem, aus dem all die Folgeprobleme entstehen, die das Kernproblem wiederum befeuern. Diesem Dilemma mit Empathie zu begegnen und sich darum zu bemühen, es zu verstehen, ist also ein erster Schritt. Ein weiterer läge dann darin, der betroffenen Person mit Wertschätzung zu begegnen und ihr ohne Schuldzuweisung aufzuzeigen, wo ihr aktueller Ist-Zustand vom idealen Soll-Zustand abweicht. Werner könnte Sabine zum Beispiel sagen: »Du wolltest heute eigentlich zum Literaturclub gehen, aber jetzt schenkst du dir gerade dein zweites Glas Rotwein ein und bleibst daheim. Du hast diese Diskussionen mit deinen Freundinnen mal so geliebt. Sind sie dir nicht mehr wichtig?« Durchs Aufzeigen dieser Diskrepanz zwischen Wunsch und Realität, zwischen früher und heute, erhält die betroffene Person Unterstützung dabei, zu erkennen, dass sich durch den Alkohol eine Schieflage entwickelt hat. Daraus kann Motivation entstehen.

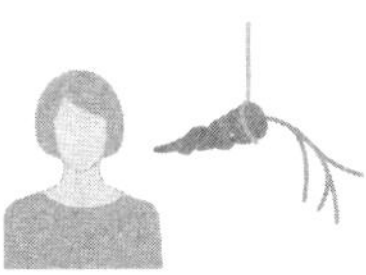

Die eigentliche Skala der Motivation beginnt mit der untersten Stufe der externalen Motivation, der sogenannten *externen Regulation*. Hier motiviert entweder die Vermeidung von Strafe oder die Aussicht auf Belohnung, in der Abbildung als Karotte dargestellt. In Sabines Fall könnte es die Belohnung sein, dass ihr Sohn sich freut, wenn sie aufhört zu trinken. Es könnte aber auch die Angst davor sein, die Anerkennung ihrer Freundinnen zu verlieren – oder die Beziehung zu Werner. Die externale Regulation fällt in die Kategorie »Zuckerbrot und Peitsche«. In diesem Stadium hat ihr Handeln für die betroffene Person noch nichts mit ihrem inneren Sinnerleben zu tun, es bereitet ihr keine Freude. Sie erlebt es als auferlegt. Nicht zu trinken ist einfach etwas, das sie tun *muss*. Fallen die externen Anreize weg, fällt die Motivation in sich zusammen.

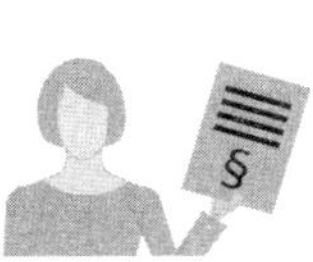

Bei der sogenannten *introjizierten Regulation* handelt es sich auch noch um eine Form der externalen Motivation, aber hier erkennt die betroffene Person bereits einen Sinn in ihrem Handeln. Die

Motivation entsteht aus Schuld- und Schamgefühlen heraus, Belohnung und Bestrafung vollziehen sich also im Inneren. Der Betroffenen ist bewusst, was der Alkohol anrichtet. Sie erkennt den Wert der Abstinenz, auch wenn sie ihn noch nicht verinnerlichen kann. Ein Beispiel könnte sein, dass Elena zu dem Schluss kommt, sie müsste mit dem Trinken aufhören, weil sie sich zu sehr dafür schämt, immer wieder die Kontrolle über sich zu verlieren. Die introjizierte Regulation ist anstrengend, sie funktioniert über Selbstdisziplin. Die Betroffene hat das Gefühl, dass sie das jetzt endlich tun *sollte*. Aber diese Veränderung kostet viel Kraft, weil sie sich dazu zwingen muss. Zu groß noch sind die inneren Widerstände.

Einer der Widerstände in diesem Stadium von Motivation nennt sich in der Fachsprache *Ambivalenz*. Ambivalenz beschreibt einen inneren Zwiespalt. Sie sollte das eine, aber will noch das andere. Sie wägt ab, ist hin- und hergerissen, fühlt sich innerlich zerrissen. Im Kontext von Alkoholproblemen äußert sich Ambivalenz meistens darin, den Alkohol im Leben behalten zu wollen, aber nicht die Probleme, die er mit sich bringt. Alkohol erfüllt – zumindest vermeintlich – noch eine Funktion. Er hilft der Betroffenen noch dabei, Bedürfnisse zu erfüllen. Zum Beispiel jenes nach Entspannung. Oder jenes nach Zugehörigkeit. Es mag im ersten Augenblick widersinnig wirken, dass die Betroffene noch in ihre Lieblingsbar geht, obwohl es danach immer zu Streit, Verletzungen und Stress kommt. Verstehen lässt sich dieses Verhalten aber, wenn die Ambivalenz sichtbar wird: Denn ja, es gibt immer viele Probleme, wenn sie in die Bar geht, aber es zieht sie dorthin, weil sie da den Alltag vergessen und mit Menschen zusammen sein kann, die sie in Ruhe trinken lassen. Vielleicht ist das gerade ihre einzige Möglichkeit, sich irgendwie noch als Teil von etwas zu fühlen. An diesem Grundbedürfnis nach Zugehörigkeit und Verbindung lässt sich ansetzen, um den Bereich der internalen Regulation zu erreichen, in dem es für Betroffene erheblich leichter wird, abstinent zu leben und dabeizubleiben.

Jamila, 38 | Gen Y | Wir holen uns jetzt Hilfe

»Roboter aktivieren. Roboter aktivieren. Roboter aktivieren.«

Jamila hat sich heute schon zweimal übergeben, und ihr zerspringt gleich der Kopf. Seit Tagen läuft Amalie rum wie ein kleiner Roboter. Mit durchgestreckten Beinen, angewinkelten Armen und gespielt elektronischer Stimme, die in Dauerschleife wiederholt: »Roboter aktivieren.«

»Bitte lass das mal, das nervt.«

Amalies Augen blitzen auf, sie lacht und macht weiter. »Roboter aktivieren.«

»Der Roboter muss sich jetzt die Zähne putzen. Kommst du bitte?«

»Roboter aktivieren.«

»Amalie, ich mein's ernst, wir sind spät dran. Komm jetzt bitte.«

»Roboter aktivieren.«

Jamila spürt die wachsende Aggression in sich. »Jetzt komm, wir müssen Zähne putzen. Wie oft muss ich das noch sagen?«

»Roboter aktivieren.«

Jamila geht auf sie zu, Amalie rennt weg. Jamila rennt hinterher, greift sich einen Arm und zerrt die Kleine zum Bad.

»Ich will mir nicht die Zähne putzen!«

»Ich will dir auch nicht die Zähne putzen, Amalie, aber deine Zähne wollen das, weil die sonst schwarz und krank werden.«

Amalie presst die Lippen aufeinander.

»Mach den Mund auf.«

Amalie schüttelt den Kopf. Jamila schaut auf die Uhr und fängt an zu schreien.

»Wir kommen zu spät! Die lassen uns gleich nicht mehr rein, dann kannst du nicht in den Morgenkreis. Willst du das?«

Amalies Unterlippe fängt an zu zittern, und sie nickt mit dem Kopf.

»Mach jetzt bitte den Mund auf.«

»Nein!«

Jamila pfeffert die Zahnbürste durchs Badezimmer, an der Tapete bleibt etwas Zahnpasta kleben, bevor die Zahnbürste auf den Boden fällt. Sie hat jetzt echt genug. Sie zerrt ihre Tochter zum Ausgang und drückt sie auf die kleine Bank, auf die sie schon den Rucksack mit der Brotbox gestellt hat.

»Ich will keine Schuhe anziehen.«

»Das interessiert mich jetzt nicht mehr, rein mit den verdammten Füßen!«

Amalie zappelt mit den Beinen, Jamila hockt sich hin und keucht. Dann holt Amalie ihre Brotbox aus dem Rucksack und öffnet sie.

»Ich will nicht das Brot mit Körnern, das ist eklig!« Sie klatscht das Brot auf den Boden.

»Ich glaub, du spinnst!« Jamila erkennt ihre Stimme nicht wieder. Sie packt den kleinen Rucksack und schmeißt ihn durch die Wohnung. Er reißt Kerzenständer und Amalies halb volles Milchglas um. Auf dem Boden bilden sich kleine Pfützen.

»Mein Rucksack! Mein Rucksack!« Amalie steht auf und will ins Wohnzimmer rennen.

»Du kommst jetzt mit!« Jamilas Stimme überschlägt sich, als sie ihre Tochter wieder fest am Arm greift. Zu fest.

»Ich will nicht in den Kindergarten!« Amalie dreht sich um und boxt ihrer Mutter ins Gesicht.

»AUA!« Jetzt sieht Jamila rot. Wie in Zeitlupe holt ihre rechte Hand aus und schlägt zurück, gibt ihrer kleinen Tochter eine schallende Ohrfeige mitten ins Gesicht.

Amalie reißt die Augen auf und verstummt. Starrt Jamila völlig entgeistert an, kann gar nicht einordnen, was da gerade passiert ist. Dann dringt der Schmerz zu ihr durch, und sie fängt an zu brüllen.

Jamila betrachtet dieses kleine Wesen, das sie mehr liebt als alles andere auf der Welt. Sie sieht ihren Schmerz und kann nicht ertragen, dass sie diejenige ist, die ihn ihr zugefügt hat. Sie resigniert. Seit Wochen hält sie sich zurück, reißt sich zusammen. Aber jetzt geht sie wie ferngesteuert in die Küche, öffnet die Kühlschranktür und trinkt den Gin direkt aus der Flasche.

»Mama?« Nach einer Weile steht Amalie im Türrahmen. Ihre schwarzen Locken sind zerzaust, ihre Äuglein rot.

Jamila begreift, was sie gerade getan hat. Sie haut gegen den Kühlschrank und kreischt.

»Mama, was ist los?« Amalie ist jetzt ganz ruhig.

Jamila atmet tief ein, dann hat sie sich wieder im Griff. Kurz entschlossen geht sie zum Waschbecken und gießt die Flasche aus.

»Wir holen uns jetzt Hilfe, Amela.«

Der Bereich der internalen Regulation zeichnet sich dadurch aus, dass Betroffene Verantwortung für ihr Handeln übernehmen und immer besser darin werden, die Hürden und Herausforderungen, die sich auf dem Weg in ein nüchternes Leben ergeben, zu meistern. Der Grund für diese höhere Problemlösefähigkeit liegt darin, dass ihr Verhalten nicht mehr von externalen Faktoren gesteuert wird, sondern dass sie den Wert eines alkoholfreien, klaren und selbstbestimmten Lebens verinnerlichen. Ihr innerer Dialog klingt nicht mehr nach: Ich *muss*, *müsste* oder *sollte*, sondern nach: Ich *will*.

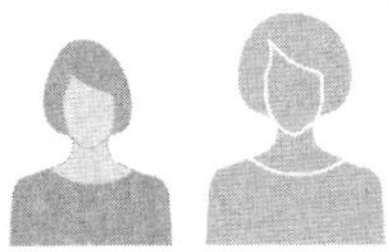

Die erste Stufe der internalen Motivation ist die *identifizierte Regulation*. Hier entsteht die Motivation durch Zuneigung oder aus Respekt für ein Leitmotiv, einen Wert oder eine andere Person. Jamila könnte in diesen Bereich gelangen, indem sie sich bewusst macht, dass sie ihren Kindern eine stabile Mutter sein möchte. Carmen könnte klar werden, dass ihr Zuverlässigkeit und Zugehörigkeit enorm wichtig sind und dass sie für diese Werte auch im Leben ihrer Schwester und Nichten stehen will. In diesem Motivationsstadium entwickelt sich die Abstinenz zu einem Teil des inneren Wertesystems. Betroffene haben den Wert zwar noch nicht komplett verinnerlicht, aber das mit der Abstinenz fängt an, sich nach etwas anzufühlen, das sie freiwillig machen. Sie ergibt nicht mehr nur theoretisch Sinn, sondern es entsteht eine innere Verbundenheit damit. Oft läuft das auch über die Identifikation mit Vorbildern, die es bereits geschafft haben, ihr Alkoholproblem zu lösen, und die den Wert eines alkoholfreien Lebens verkörpern. Um zu fördern, dass sich eine Betroffene in diesen Motivationsbereich bewegt, hilft es daher, ihr Erfolgsgeschichten zu zeigen von Menschen, mit denen sie sich identifizieren kann. Wenn sie gern liest, können das Bücher sein wie *Chianti zum Frühstück* von Clare Pooley, *Quit Like a Woman* von Holly Whitaker oder *We are the Luckiest* von Laura McKowen. Von deutschen Autorinnen sind Bücher erschienen wie *Trinkerbelle* von Mimi Fiedler, *Rausch und Klarheit* von Mia Gatow, *Unabhängig* von Eva Biringer oder *Ohne Alkohol: Die beste Entscheidung meines Lebens* von mir, Nathalie Stüben, einer der beiden Autor:innen dieses Buches. Und auch das deutschsprachige Internet ist mittlerweile gut bestückt mit Heldinnengeschichten von Frauen, die es geschafft haben, sich ein alkoholfreies Leben aufzubauen. Auf Instagram sprechen sie unter dem Hashtag #nüchtern von ihren Erfahrungen, auf dem YouTube-Kanal *Ohne Alkohol mit Nathalie* läuft zum Beispiel die Reihe *Gesichter hinter der Sucht*, in der Betroffene ihre

Erlebnisse teilen und erzählen, wie ihr Weg hinaus verlief und was sie an ihrer Abstinenz schätzen – im Podcast *Ohne Alkohol mit Nathalie* gibt es zahlreiche solcher Geschichten zum Anhören. Einen Link zu so einer Folge oder so einem Video zu verschicken, mit Worten wie: *Schau mal, das hat mich eben total berührt, vielleicht interessiert es dich auch* – das ist noch etwas niedrigschwelliger als ein Gespräch und ermöglicht der Betroffenen, selbst zu entscheiden, wann sie sich damit auseinandersetzt. Und im Idealfall kann sie dann direkt Vorbilder finden.

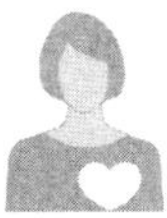

Die zweite Stufe der internalen Motivation bezeichnen Deci und Ryan als *integrierte Regulation*. Sie ist die Kür, und jetzt wird es richtig leicht mit dem alkoholfreien Leben, denn nun beruht die Motivation auf einem verinnerlichten Wert. Die betroffene Person *will* ohne Alkohol leben, weil es ihr wichtig ist und weil sie das Gefühl hat, dass es zu ihr passt. Sie übernimmt das alkoholfreie Leben in ihr Selbstbild, es ist nun Teil ihres Wertesystems. Etwas, das sie ausmacht, das sich stimmig anfühlt. Deshalb erlebt sie ihr Handeln auch als aufrichtig und selbstbestimmt. In diesem Stadium kostet Abstinenz keine Energie mehr, im Gegenteil, sie spendet Energie. Sie fühlt sich wertvoll an, wie eine Bereicherung.

Prinzipiell gilt: Je internaler die Regulation, desto höher der Grad an Selbstbestimmung und desto leichter die Umsetzung. Aber keine dieser Motivationsstufen beinhaltet eine moralische Wertung. Es ist vollkommen in Ordnung, sich am Anfang durch die Aussicht auf Belohnung zu motivieren. Wichtig ist einfach, zu verstehen, dass alkoholfreies Leben je nach Bereich unterschiedlich viel Energie kostet – bis es schließlich Energie spendet. Auch noch hilfreich zu verstehen ist, dass es sich streng genommen gar nicht um abgegrenzte Bereiche handelt, sondern um ein Kontinuum. Zwischen externaler und internaler Motivation sind die Übergänge fließend. Wir gleiten also von einem Zustand zum nächsten. Die Psychologin Daniela Blickhan, eine der führenden Expertinnen der Positiven Psychologie im deutschsprachigen Raum sowie eine der Urheberinnen der Illustration zum Motivationskontinuum, beschreibt das gern mit dem Bild eines Schiebereglers. Er lässt sich ölen, lässt sich in Bewegung bringen, um in kleinen Schritten Richtung internale Motivation zu gelangen. Zum Beispiel durch Fragen wie: Wofür würde es sich lohnen, abstinent zu leben? Wofür könnte das gut sein? Auch in einem größeren Zusammenhang betrachtet, was könntest du dadurch erreichen? Was wäre dann anders? Leichter? Schöner? Was daran könnte Freude machen? Es geht nicht darum, von heute auf morgen »Juhu, Abstinenz!« zu schreien, sondern darum, sich der internalen Motivation nach und nach zu nähern.

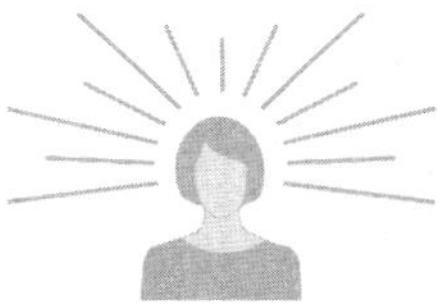

Ganz unten in der Abbildung zum Motivationskontinuum steht noch ein weiterer, abgegrenzter Bereich: die *intrinsische Motivation*. Sie befindet sich, genau wie die Amotivation, außerhalb der Skala mit dem Schieberegler, weil sie eine Zone für sich ist. Dieser Bereich umfasst Zeitabschnitte, in denen dein innerer Dialog verstummt. Hier bist du dir nicht darüber bewusst, dass du abstinent lebst und wie gut das ist, sondern steckst voll drin im alkoholfreien Leben. Ein Beispiel dafür wäre, dass du ohne Alkohol feierst, die Tanzfläche betrittst, völlig im Moment aufgehst und abtanzt. Auf dem Weg zur Party hast du dir vielleicht noch gedacht, *wie schön, dass ich nicht trinken muss, ganz bei mir bleiben und morgen ohne Kater aufwachen kann*. In die Zone der intrinsischen Motivation hüpfst du, wenn du sogar diese Gedanken vergisst, der Bass durch deinen Körper bebt und du eins wirst mit der Musik. Ein anderes Beispiel wäre, dass du ohne Alkohol ein tiefes Gespräch führst und alles drum herum aus den Augen verlierst. Erst abends im Bett, wenn du wieder aus der Zone raus bist, fällt dir auf, wie schön es ist, dass dich solche Konversationen wieder so glücklich machen, um ihrer selbst willen. Diese wohltuenden Phasen und Momente können auf dem Weg zum Kindergarten entstehen, bei der Hausarbeit, beim Malen, beim Sport. Sie können länger und kürzer dauern. Intrinsische Motivation ist kein Dauerzustand, aber mit der Zeit wird sie dich immer häufiger besuchen.

Es gibt also verschiedene Möglichkeiten, Motivation anzukurbeln, zu fördern und zu durchlaufen. Und, du ahnst es vielleicht schon: All das kannst du natürlich auch mit dir selbst durchführen und dadurch erleben, was für Möglichkeiten sich eröffnen, wenn du verinnerlichst, was dir guttut.

5

Wege aus dem Alkoholproblem

Du bist nicht allein, und du kannst es schaffen

Jamila, 39 | Gen Y | Eine bessere Mutter sein

Acht Frauen sitzen in einem Stuhlkreis. Gerade ist Jessi dran, eine Punkerin Mitte 40 mit schwarz-blond gefärbten Haaren und liebem Gesicht. Sie lebt seit acht Jahren ohne Alkohol. Um nüchtern zu bleiben, braucht sie die Selbsthilfegruppe eigentlich schon lange nicht mehr. Aber die Treffen tun ihr gut. Zum einen, weil es ihr so viel gibt, dass ihre Erfahrungen andere weiterbringen. So bekommen all die alkoholgeschwängerten Jahre irgendwie doch noch einen Sinn. Zum anderen, weil sie es genießt, einen Ort zu haben, an dem sie ihre Themen loswerden kann, ohne dass sie jemand unterbricht. All die Dinge, mit denen sie hadert, über die sie sich Gedanken macht, die sie berühren, verunsichern und freuen. Gerade beschäftigt sie Britney Spears.

»Ich habe diese Doku gesehen, und da wurde mir mal wieder klar, wie unfassbar frauenfeindlich ich selbst eigentlich auch unterwegs war. Ich mein, ich hab damals auch auf die herabgeschaut und gedacht, die ist irre. Ich glaube, heute würde ich ihre Not erkennen und hätte Mitgefühl. Ich würde mich heute ohne Wenn und Aber mit ihr solidarisieren.«

Jamila hört zu und streichelt den runden Bauch, gegen den ihr Baby gerade von innen tritt. Im Geist skizziert sie ein Bild von Britney Spears mit abrasierten Haaren, dahinter zahlreiche Frauen, die sich an den Händen halten und hinter ihr stehen. Jamila zeichnet wieder, auf dem Papier und im Kopf. Als Jessi weiterspricht, muss sie lächeln.

»Das ist etwas, für das ich unserer Gruppe unendlich dankbar bin. Dass ich selbst erfahren durfte, wie warm sich Solidarität unter Frauen anfühlt. Damit habt ihr mir beigebracht, das anderen auch geben zu können. Das fühlt sich gut an. Danke.«

Nach Jessi ist Jamila dran mit Sprechen. Sie hat bei der Suchtberatung erfahren, dass es eine Selbsthilfegruppe für Frauen gibt. Seitdem kommt sie jede Woche. Sie hat das Gefühl, hier richtig zu sein, und Beiträge wie der von Jessi bestätigen sie darin. Jessi ist eine der stärksten Persönlichkeiten, die sie kennt. Und Jamila feiert, wie sehr sie sich für andere Frauen einsetzt. Durch Jessi ist sie auch auf die Idee gekommen, die alten Verbindungen zu ihren muslimischen Freundinnen zu reaktivieren. Seitdem verabredet sie sich nach dem Kindergarten oft mit ihnen und ihren Kindern. Das ist total schön, weil Alkohol da gar kein Thema ist. Diese Community, die sie früher so uncool fand, bietet ihr heute einen Schutzraum. Jamila fängt an zu erzählen. Am Anfang hat sie sich immer noch Gedanken darüber gemacht, über was sie eigentlich sprechen möchte. Mittlerweile lässt sie sich von sich selbst überraschen und schaut einfach, was rauskommt: »Ehrlich gesagt vermisse ich das Trinken noch oft. Mich trägt, dass ich eine bessere Mutter sein will. Und natürlich, dass ich im sechsten Monat schwanger bin. Aber ich habe echt noch oft Suchtdruck. Immer, wenn ich Christian nur sehe, will ich trinken. Bei jedem Wort, das er sagt. Und auch immer, wenn es ruhig wird und meine innere Stimme mich anfleht, ihn endlich zu verlassen. Ihr habt mir ja erzählt, dass das Rückfallrisiko im ersten Jahr am größten ist, und das glaub ich sofort. Ich werde alles dafür tun, keinen Alkohol mehr anzurühren, aber manchmal ist meine Angst einfach kaum auszuhalten. Was passiert, wenn ich bei ihm bleibe? Was passiert, wenn ich ihn verlasse? Ich muss ihn verlassen, das weiß ich, aber was passiert dann? Mir ist das manchmal zu viel, dieser Berg an Fragen, den mir die Abstinenz jetzt stellt. *Wer bist du, Jamila*, fragt sie wieder und wieder. *Wer bist du?* Und ich habe keine Antwort. Das Einzige, was ich weiß, ist, dass ich nicht länger das hübsche Beiwerk sein will. Nicht länger *seine* Frau, sondern einfach nur Frau. Ich wäre so gern frei von ihm und all seinen Ansprüchen, aber ich weiß noch nicht, wie ich das machen soll. Ich weiß, dass die Antwort irgendwo in dieser Abstinenz liegt. Aber manchmal ist das hart.«

Einige Frauen nicken. Jamila bedankt sich und fühlt sich erleichtert, gesehen. Nach dem Gruppengespräch nimmt Jessi sie in den Arm und sagt: »Du schaffst das, Jamila. Du bist so stark, du kannst alles schaffen. Und wenn du rechtliche Unterstützung brauchst, ich kenne eine tolle Anwältin, die dich beraten kann.«

Selbsthilfegruppen in Deutschland

Wie lange es die Selbsthilfe in Deutschland schon gibt, lässt sich nicht genau sagen. Die Selbsthilfegruppen, wie wir sie heute kennen, starteten hierzulande nach dem Zweiten Weltkrieg mit den ersten Meetings der Anonymen Alkoholiker, die durch US-amerikanische Soldaten ihren Weg nach Deutschland fanden. Aber kirchliche Wohlfahrtsverbände und traditionelle Abstinenzverbände wie die Guttempler, das Blaue Kreuz oder der Kreuzbund leisteten da bereits seit Jahrzehnten ehrenamtliche Hilfe – oft eben auch durch Menschen, die vorher selbst ein Alkoholproblem hatten. In der Nachkriegszeit entwickelten sich aus diesen Verbandsstrukturen ebenfalls Selbsthilfegruppen, die alle etwas anders funktionieren. AA-Prinzipien wie die Arbeit mit zwölf Schritten oder der informellen Vorgabe, sich selbst ein Leben lang als Alkoholiker oder Alkoholikerin zu bezeichnen, wirst du in anderen Gruppen zum Beispiel eher nicht finden. Sie prägen nur einen Teil der Gruppenarbeit, die Selbsthilfelandschaft in Deutschland sieht also deutlich diverser aus als zum Beispiel die in den USA.

Zudem lässt sie sich nur durch eine differenzierte Betrachtung des Begriffs verstehen. Mit Selbsthilfe können nämlich sowohl die eigentlichen Gruppen gemeint sein, die in der Regel ehrenamtlich geführt werden. Aber auch die Verbände, die nach wie vor hinter einigen Gruppen stehen und die mittlerweile auch Finanzierung durch Krankenkassenbeiträge erhalten. Und im dritten Fall ist mit Selbsthilfe das Prinzip gemeint, die Hilfe zur Selbsthilfe. Im alltäglichen Sprachgebrauch überwiegt das Verständnis, dass es sich um Gruppen handelt, in denen der Austausch unter Schicksalsgefährtinnen und -gefährten zur Gesundung beiträgt. Theoretisch gibt es in ihnen keine Hierarchie. Wenn nicht gerade selbst betroffen, sind in der Regel also weder Ärztinnen noch Therapeutinnen noch Sozialarbeiter vor Ort, um die Gruppe zu leiten. Diese Funktion übernimmt ein teilnehmendes Mitglied. Einer der großen Protagonisten der deutschen Selbsthilfe, Rolf Hüllinghorst, fasste die Anwendungsfälle von Selbsthilfegruppen in einem seiner Präsenzvorträge folgendermaßen zusammen: »Der Besuch einer Selbsthilfegruppe ist hilfreich vor, während und nach einer Therapie – aber auch anstelle von Therapie.«

Allerdings sinkt, ähnlich wie in allen Vereinen und Verbänden, auch in der Selbsthilfe die Bereitschaft zur regelmäßigen ehrenamtlichen Mitarbeit. Außerdem leiden nahezu alle Gruppen unter einer Überalterung ihrer Mitglieder. In den Metropolen und Großstädten gibt es Ausnahmen, hier ist das Publikum im Vergleich etwas jünger, und es bilden sich nach und nach auch Angebote für bestimmte Zielgruppen, darunter zum Beispiel für die LGBTQIA+-Community oder Gruppen nur für Frauen. In Mittel-, Kleinstädten und Dörfern erscheinen die traditionellen Selbsthilfegruppen für viele jedoch oft fernab ihrer Lebensrealität. Zum Beispiel, weil du dich als Frau nicht unbedingt mit einem 80-jährigen Mann identifizieren kannst, der seit 40 Jahren »trocken« ist – auch wenn du natürlich viel von ihm lernen könntest. Oder weil allein die Zeiten dieser Gruppen nicht in dein Leben passen. Jede Woche dienstagsabends von 19 bis 21 Uhr ist für junge oder alleinerziehende Mütter zum Beispiel kaum machbar, für Schichtarbeitende in den Medien oder im Gesundheitswesen ebenfalls schwierig.

Die Schönheit der Selbsthilfe liegt darin, dass du dort ein Netzwerk findest, in dem du dich verstanden, angenommen und zugehörig fühlen kannst. In einer guten Gruppe stößt deine Scham nicht auf Abwertung, sondern auf Verständnis. Du kannst offen darüber sprechen, was dich bewegt, kannst reflektieren und dich dadurch sowohl entlasten als auch stärken. Im Grunde ist das wöchentliche Psychohygiene. Zudem lässt sich von den Erfahrungen der anderen lernen. Wie kann ich in einer alkoholgetränkten Welt nüchtern überleben? Vor allem am Anfang, wenn Restaurantbesuche und Supermärkte bedrohlich erscheinen. Irgendwann wird das nicht mehr so sein, aber dann hilft die Gruppe noch immer dabei, dich an die Basics zu erinnern, achtsam zu bleiben und dich einmal pro Woche ehrlich zu fragen: Wie geht es mir eigentlich? Sollte dich Selbsthilfe interessieren, kommt hier noch ein Ratschlag von Rolf Hüllinghorst. Um herauszufinden, welche Gruppe zu dir passt, kannst du folgende Faustregel anwenden: »Bei der richtigen geht es dir nach dem Gruppengespräch besser als vorher.«

Die meisten schauen sich mehrere Gruppen an, bevor sie dieses Gefühl haben. Sie müssen also etwas suchen, bevor sie sich wohlfühlen. Das ist die Regel, nicht die Ausnahme. Du brauchst also kein schlechtes Gewissen zu haben, wenn es nicht sofort passt. Es geht bei der Gruppensuche nicht darum, die Erwartungen anderer zu erfüllen, sondern darum, dass es *dir* damit besser geht. Zu *dir* muss es passen, nicht zu anderen. Und das kann auch bedeuten, dass Selbsthilfe nicht dein Ding ist. Manche schwören drauf, andere gehen lieber andere Wege. Das ist alles okay. Du kannst dir und deinem Gefühl da vertrauen. Und wenn dein Gefühl sagt, *wäre gut, sich das anzuschauen*: Geh auf jeden Fall mal hin und probiere es aus. Es könnte eine wertvolle Ressource auf dich warten.

Das professionelle Suchthilfesystem

Die ersten sogenannten Heilstätten entstanden in Deutschland bereits zu Beginn des 19. Jahrhunderts. Manchmal leitete sie ein Arzt, manchmal ein »Hausvater«, in der Regel ein Diakon. Somit lieferten die kirchlichen und Abstinenzverbände nicht nur Impulse für die deutsche Selbsthilfe, sondern auch für das professionelle Suchthilfesystem. Dieses entstand allerdings erst, nachdem das Bundessozialgericht Alkoholabhängigkeit 1968 als Krankheit anerkannte, die ein Recht auf Behandlung hat. Rein organisatorisch bedeutete das: Jetzt konnte Geld fließen und sich ein professionelles Suchthilfesystem etablieren.

In dieser zeitlichen Abfolge und historischen Entwicklung liegt wohl auch ein Grund dafür, dass du in Selbsthilfegruppen manchmal noch Sätze hörst wie: »Die Menschen in meiner Gruppe sind die wahren Experten, da braucht mir kein Therapeut zu kommen.« Hinter Aussagen wie diesen steckt zum einen noch der Gedanke, *jetzt kommt ihr und lasst euch für Arbeit bezahlen, die wir hier schon seit Dekaden ehrenamtlich machen.* Zum anderen störte manche die Hierarchie, die durch Expertinnen und Experten in die Suchthilfe einzog – erst recht, wenn Betroffene spürten, dass der- oder diejenige nicht nachvollziehen konnte, wie es sich anfühlt, ein Suchtproblem zu haben. In den ersten Jahrzehnten stieß medizinisches und therapeutisches Fachpersonal in Selbsthilfekreisen deshalb oft auf Ablehnung. Das hat sich gelegt, diese Ressentiments bilden sich zurück. Mittlerweile gehen beide Seiten aufeinander zu, wertschätzen einander und kooperieren, zum Beispiel bei der Formulierung der Leitlinien zur Behandlung alkoholbezogener Störungen. Das ist das Manual, an dem sich Fachleute in Deutschland, Österreich und der Schweiz orientieren, wenn sie Menschen mit Alkoholproblemen versorgen. Daran arbeiten sowohl Expert:innen aus der Suchtmedizin als auch aus Selbsthilfe, Rehabilitation, Suchtberatung, Eingliederungshilfe und sozialer Arbeit. Was schön und wichtig ist, weil wir gemeinsam natürlich viel mehr erreichen können.

Gut zu wissen

Das professionelle Suchthilfesystem in Deutschland ist weltweit eines der ausgefeiltesten. Folgende Begrifflichkeiten können dir begegnen, sobald du mit ihm in Berührung kommst. Wir erklären, was sich dahinter verbirgt:

PSYCHOSOZIALE EINRICHTUNGEN: Das sind zum Beispiel Suchtberatungsstellen. Dorthin kannst du immer gehen, wenn du Fragen zu deinem Konsum hast – unabhängig davon, ob er dir bereits Probleme bereitet oder nicht. Zudem kannst du dich darüber informieren, welche Therapie- oder Selbsthilfemöglichkeiten zu dir passen könnten. Darüber hinaus haben viele Suchtberatungsstellen auch eigene Angebote, oft richten sich diese an Menschen, die nach einer Therapie etwas dafür tun möchten, ihre Abstinenz zu festigen.

AMBULANTE THERAPIEEINRICHTUNGEN: Ambulant bedeutet, dass du zu einzelnen Behandlungsangeboten gehst, ähnlich wie zu anderen Terminen auch. Die Behandlung, die du hier erhältst, lässt sich also relativ gut mit deinem Alltag verbinden. Zu den ambulanten Angeboten zählen zum Beispiel Hausarztpraxen oder niedergelassene Therapeutinnen und Therapeuten, in deren Praxis du dich versorgen lässt. Aber auch Kliniken für Psychiatrie und Psychotherapie haben oft eine *Institutsambulanz*, die du für Diagnostik- und Therapiegespräche aufsuchen kannst.

STATIONÄRE THERAPIEEINRICHTUNGEN: Darunter fallen Kliniken, in denen du mehrere Tage oder Wochen verbringst und folglich auch übernachtest. Eine stationäre Behandlung ist notwendig, wenn du ausgeprägte körperliche Entzugserscheinungen entwickelst, wenn du andere körperliche oder seelische Begleiterkrankungen hast oder wenn es dir unmöglich erscheint, in deinem aktuellen Umfeld nüchtern zu werden – du also erst einmal einen sicheren Raum brauchst, um die ersten Schritte zu gehen.

TAGESKLINIKEN: Sie sind ein Zwischending aus Ambulanz und stationärer Einrichtung. Hier verbringst du deinen Tag in Behandlung, bist also zum Beispiel von 9 bis 17 Uhr in der Klinik. Danach fährst du wieder nach Hause, wo du den Abend und die Nacht verbringst. Also vom Ablauf her in etwa wie ein regulärer Arbeitstag, nur eben als Therapie.

Das steckt hinter einer Psychotherapie

Der Kern einer jeden Psychotherapie ist es, den Horizont zu öffnen und eine Brücke zu schlagen von dem, *was ist,* zu dem, *was sein könnte.* Sie basiert auf wissenschaftlichen Prinzipien und Methoden, die darauf abzielen, dein psychisches Befinden, deine Selbstwahrnehmung und deine Funktionsfähigkeit zu verbessern. Wobei sich Funktionsfähigkeit hier nicht nur auf Arbeit bezieht, sondern zum Beispiel auch darauf, dass du gesunde Sozialkontakte pflegen und dich selbst gut steuern kannst. Im Zentrum einer Psychotherapie steht die Beziehung zu deinem Therapeuten oder deiner Therapeutin, die im Idealfall auf Vertrauen, Respekt und Empathie beruht. Er oder sie hilft dir dabei, deine Gedanken, Gefühle und Verhaltensweisen zu verstehen, zu verarbeiten und zu verändern. Die Erfahrungen, die du in deinem Leben gemacht hast und machst, prägen dich und lassen gewisse Überzeugungen in dir entstehen. Überzeugungen darüber, wie du bist, wie die Welt ist, wie Beziehungen sind. Sie ergeben sich aus einer Wechselwirkung zwischen deiner Veranlagung und deiner Interaktion mit der Umwelt – also durch das gesamte Ökosystem, in dem du aufwächst. Nicht nur durch deine Eltern, sondern auch durch die Kultur, in der du groß wirst, durch Freundinnen, Lehrer, Sportvereine, Werbung, Songs und vieles mehr. Im alltäglichen Sprachgebrauch begegnen dir diese Überzeugungen häufig unter dem Begriff »Glaubenssatz«, in der Therapie heißen sie manchmal auch *Kognition* oder *Schema.* All diese Begrifflichkeiten zielen auf dasselbe ab, nämlich auf dein ganz persönliches, fest verwebtes, komplexes Netzwerk an Überzeugungen, das du im Laufe deines Lebens entwickelt hast und das jetzt deine Wahrnehmung sowie dein Verhalten steuert – und dir manchmal eben auch wehtut. Dabei ist wichtig, zu verstehen, dass es nicht die eine Überzeugung gibt, die dir schadet, sondern dass in dir ein ganzes System an Erfahrungen und Überzeugungen lebt, die einander verstärken und miteinander interagieren. Eine zentrale Kognition von Carmen ist beispielsweise: *Ich muss Leistung bringen, damit ich etwas wert bin.* Eine weitere wäre: *Ich bin verantwortlich für die Gefühle anderer.* Daraus leitet sie neue Kognitionen ab, wie: *Ich muss unkompliziert sein und meine Bedürfnisse unterdrücken, damit andere mich liebhaben.* In Kombination mit Alkohol haben sich bei ihr dann weitere Glaubenssätze entwickelt: *Alkohol hilft mir dabei, Nähe herzustellen.* Und: *Mit Alkohol kann ich jemand sein, den andere mögen.*

Dass es diese individuellen, tief verankerten Muster in uns gibt, darauf können sich alle Therapieschulen und -formen einigen. Die Unterschiede liegen darin, wie Therapeutinnen und Therapeuten sie erklären und wie sie mit dir arbeiten, um diese Muster so umzustricken, dass sie dir weniger Leid zufügen. Die beiden großen Therapieschulen in Deutschland sind die tiefenpsychologische und die verhaltenstherapeutische.

Die tiefenpsychologische ist die ältere von beiden, sie geht auf Sigmund Freud zurück und betrachtet Sucht mittlerweile als Resultat einer Kindheit, in der du wesentliche Ich-Funktionen wie Emotionsregulation, Frustrationstoleranz oder Impulssteuerung nicht ausreichend erlernen konntest. Im Erwachsenenleben kompensierst du diese Defizite schließlich durch Alkohol – oder andere Suchtmittel oder exzessive Verhaltensweisen. In der Therapie geht es ums Erinnern, Wiederholen und Durcharbeiten, also darum, in der therapeutischen Beziehung deine Art, wie du menschliche Verbindung gestaltest und mit Konflikten umgehst, für dich erfahrbar zu machen. Welche Rollen du einnimmst und deinem Gegenüber zuschreibst, was dich triggert, wie du kompensierst. Das soll dabei helfen, deine unbewussten Konflikte zu identifizieren, deine offensichtlich nicht immer optimalen Lösungsstrategien in ihrem Ursprung zu verstehen und bessere, »reifere« Mechanismen zu erarbeiten, um zurechtzukommen. Konkret bedeutet das zum Beispiel, dass die Therapie dich in die Lage versetzt, Gefühle zu benennen, sie voneinander zu unterscheiden und ohne Betäubung aushalten und regulieren zu können.

Die verhaltenstherapeutische Schule betrachtet Abhängigkeit hingegen nicht als Resultat ungelöster Konflikte aus der Kindheit, sondern als erlerntes Verhalten. Die klassische Verhaltenstherapie konzentriert sich folglich darauf, deine schädlichen Verhaltensweisen zu identifizieren und sie durch Training und Übung zu verändern. Die kognitive Verhaltenstherapie macht etwas Ähnliches, setzt aber nicht beim Verhalten an, sondern bei deinen Kognitionen. Sie zielt also darauf ab, negative Denkmuster und Überzeugungen herauszuarbeiten und zu verändern, um dein emotionales Wohlbefinden zu verbessern und dadurch dein Verhalten anders auszurichten. Konkret bedeutet das zum Beispiel, dass du in der Therapie verstehst, welche Situationen, Geräusche, Bilder, Gefühle und Gedanken du mit Alkoholkonsum verknüpfst und wie sie dazu führen, dass du trinkst. Auf Grundlage dieser Analyse entwickelst du Strategien, um solche Herausforderungen künftig ohne Alkohol bewältigen zu können.

In der Praxis vermischen sich Verhaltenstherapie und Tiefenpsychologie zunehmend. So ist zum Beispiel in der Verhaltenstherapie bereits bei der Analyse deines Verhaltens deine gesamte Prägung mit an Bord. Warum verletzen dich bestimmte Situationen, die andere kaltlassen? Welche vermeintlichen Defizite versuchst du zu kompensieren? Welche Rolle nimmst du im Therapiegespräch ein? Tendierst du Richtung gekränkte Diva, der alle schlecht mitgespielt haben? Oder eher zum Opfer, das eigentlich nur Zuneigung will, aber immer ausgenutzt wird? Bist du die perfekte Mitarbeiterin, deren selbstlose Aufopferung für den Job nie gewürdigt wurde? Oder die Musterschülerin, die auch die Therapie am liebsten mit 1+ und Auszeichnung bestehen würde? Auch eine Verhaltenstherapeutin wird dir diese unbewussten Muster, manchmal unbewussten Kämpfe aufzeigen und dir dabei helfen, reife und erwachsene Lösungen für deine Probleme zu finden, statt dich weiterhin auf Nebenkriegsschauplätzen verausgaben zu lassen. Gleichzeitig wissen auch tiefenpsychologisch ausgerichtete Therapeutinnen, dass es nicht reicht, auf die Entstehungsgeschichte und mögliche Ursachen eines Problems zu schauen. Denn das Wissen darum, warum du angefangen hast zu trinken, trägt nur wenig dazu bei, die Sucht zu beenden, weil das problematische Verhalten eine Eigendynamik entwickelt. Um Menschen erfolgreich aus einer Alkoholabhängigkeit zu helfen, müssen Therapeutinnen also auch die gelernten suchtspezifischen Denk- und Verhaltensweisen behandeln.

Das erwartet dich in einer Psychotherapie

Die Psychotherapie bietet dir Möglichkeiten, dich deinen Denk-, Gefühls- und Verhaltensmustern zu nähern, sie überhaupt erst einmal kennenzulernen, zu beleuchten und in Worte fassen zu können. Zum Beispiel durch ein Gespräch darüber, aus welchen Gründen du trinkst, was dir an der Wirkung gefällt, was du fürchtest, ohne Alkohol zu vermissen, welche Funktion dein Konsum für dich erfüllt, was er dir gibt, welche Gewohnheiten ihn anfeuern und welche Situationen, Gedanken und Gefühle dir besonders gefährlich werden. Hierzu erzählst du von typischen Trinksituationen, von Uhrzeiten und Orten, die du mit Alkohol verbindest, von bestimmten Konflikten und Menschen, die ein Trinkverlangen in dir auslösen. Wenn du diese Auslöser kennst, kannst du sie auch besser *er*kennen. Ein wesentliches Element in jeder Therapie ist daher auch die Schulung von Achtsamkeit. Sie hilft dir dabei, dir diese Muster im Alltag bewusst zu machen und dich in der Folge nicht mehr von deinen dysfunktionalen Routinen steuern lassen zu müssen, sondern zu begreifen, dass du nicht alles glauben musst, was dir in den Sinn kommt, und auch nicht alles, was du fühlst. Das Tolle an menschlichen Gehirnen ist, dass sie dazu in der Lage sind, zu reflektieren, also in einen Beobachtungsmodus zu switchen. Mit etwas Übung fällt dir dann auf: *Aha! Ich denke gerade, dass ich trinken muss, um dazuzugehören. Aber ich weiß, woher dieser Gedanke kommt, ich* *weiß, dass ich ihm nicht glauben muss, und ich weiß, dass ich dieses unangenehme Gefühl jetzt nicht betäuben oder vermeiden muss, sondern dass ich es aushalten kann.* Es geht nicht von heute auf morgen, aber du kannst deine inneren Überzeugungen nach und nach mit Sätzen ersetzen, die dir dienen, zum Beispiel mit: *Ich bin in der Lage, Herausforderungen zu meistern. Ich bin es wert, dass ich mich gut behandle. Ich darf gut für mich sorgen.* Es ist eine unglaublich mächtige Erfahrung, zu erleben, wie selbstbestimmt du werden kannst, wenn du verstehst, wie du funktionierst – und dass du in der Lage bist, Einfluss darauf zu nehmen.

Auf Verhaltensebene geht es in der Psychotherapie beispielsweise darum, zu trainieren, in den Supermarkt oder auf Partys zu gehen. Oder zu üben, wie du dich verhältst, wenn plötzlich ein Glas Wein vor dir steht, dir jemand einen Drink anbietet oder du plötzlich ein *Craving* verspürst, also ein gewaltiges Verlangen, zu trinken. Oder auch, wenn dieses Gefühl wieder auftaucht, das dich immer zum Trinken verleitet hat, wie Einsamkeit, Überforderung oder Langeweile. Die kognitive Verhaltenstherapie kommt im deutschsprachigen Raum bei Alkoholproblemen am häufigsten zum Einsatz, aber du kannst auch andere Therapieformen wählen, zum Beispiel die systemische Therapie, die deine Verhaltensweisen im Kontext sozialer Beziehungen und Systeme betrachtet und darauf abzielt, positive Veränderungen in diesen Systemen zu fördern. Solche Therapieformen und auch spezifische Paar- und Familientherapien bieten sich an, wenn durch deine Abstinenz soziale Konflikte entstehen oder wenn soziale Konflikte deine Abstinenz gefährden. Beides muss nicht, kann aber der Fall sein.

Es lässt sich beispielsweise nicht pauschal sagen, was es mit einer Partnerschaft macht, wenn du aufhörst zu trinken. Es kann gut sein, dass sie aufblüht, dass ihr wieder zueinanderfindet, euch wie frisch verliebt fühlt, dass es ohne Alkohol tatsächlich kaum noch Konflikte gibt und euch nichts mehr im Weg steht. Es kann aber auch sein, dass du Sorge hast, ohne Alkohol langweilig für deinen Partner zu werden, weil die gemeinsamen Abende damit Geschichte zu sein scheinen. Es kann auch sein, dass Alkohol deine Partnerschaft stabilisiert hat. Insofern, als sie eigentlich nur dadurch funktionierte, dass du nicht wirklich anwesend warst. Es kann sein, dass du mit klarem Kopf erkennst, dass du deinen Partner eigentlich total langweilig findest – und dass das vorne und hinten nicht passt mit euch. Oder dass dich plötzlich Dinge stören, die dir vorher nie aufgefallen sind. Und natürlich passt es auch der anderen Seite manchmal nicht, wenn sie mit einem Mal ein wahres Gegenüber in dir hat, wenn du anfängst, Grenzen zu setzen, für dich einzustehen, eine Meinung zu vertreten und Interessen zu verfolgen. Wer sich permanent betäubt und den Mund hält, um in Ruhe trinken zu können, ist für andere in manchen Fällen auch bequemer. Und dann diese ganze Energie, die du jetzt hast! All die Aufgaben, die du übernehmen möchtest! Das kann jemanden, der dich anders gewohnt ist, natürlich auch erst einmal überfordern. Im Rahmen einer Therapie, zu der ihr beide geht, lassen sich diese Veränderungsprozesse besser verstehen, gestalten und verarbeiten. Und auch andere Familienmitglieder in eine Therapie einzubinden, kann sinnvoll sein, zum Beispiel deine Kinder, falls du welche hast. Nicht nur, weil sie eine Motivationsquelle sein können, sondern auch, weil Therapien einen Rahmen schaffen, in dem sie wieder Vertrauen zu dir aufbauen können. All diese Möglichkeiten bieten nicht nur Therapien, auch Suchtberatungsstellen und Selbsthilfegruppen haben Angebote, die sich an Familien sowie Partnerinnen und Partner richten. Zudem kannst du in der Regel auch andere Personen, die dir nahestehen, deine beste Freundin zum Beispiel, nach Rücksprache mit einbeziehen.

Carmen, 51 | Gen X | Wirklich nützlich sein

»Wie fühlen Sie sich heute, Frau Hampfer?«

Seit ein paar Wochen ist Carmen in einer ambulanten Therapie. Vorher hat sie einen Alkoholentzug gemacht. Sie hatte Glück und konnte direkt im Anschluss hier weitermachen. Nun sitzt sie ihrem Psychologischen Psychotherapeuten gegenüber und beantwortet Fragen, die sie sich noch nie zuvor gestellt hat.

»Ich weiß es nicht. Wütend vielleicht?« Konzentriert blickt sie auf ihren Therapeuten, als könne der ihr sagen, wie es ihr geht. Was die korrekte Antwort ist. Carmen war immer auf die Gefühle anderer angewiesen, um zu wissen, wie es ihr geht. Wenn es den anderen gut ging, ging es ihr gut. Wenn sie belastet waren, trug sie ihren Ballast.

»Wie fühlt sich diese Wut an, wo sitzt sie?«

»Ehrlich gesagt weiß ich gar nicht, ob es Wut ist. Ich weiß gar nicht, was ich fühle oder was mir wichtig ist.«

Der Therapeut steht auf und legt Fotos auf dem Boden aus. Ein Adler, der am Himmel fliegt. Ein Bär, der auf einem Baumstamm liegt. Himbeeren in Nahaufnahme. Kleine Mädchen, die durch Wasserfontänen tanzen. Eine Baumkrone, durch die die Sonne scheint. Eine Fußballerin, die einen Ball schießt. Ein Blasorchester. Da fängt ihr Körper an zu zittern.

»Sie reagieren stark auf dieses Bild. Was sehen Sie darin?«

Ihr schießt eine Szene in den Kopf. Sie steht im Klarinettenunterricht. Es riecht nach Schimmel, weil ihr Lehrer in einer feuchten Garage unterrichtet. Alles in dieser Garage riecht so. Seine Notenblätter, seine Möbel, und auch er riecht immer verschimmelt. Andere umhüllt eine Silage aus Parfüm, er verströmt den Geruch von Fäulnis. Ihr Lehrer serviert ihr Tee. Nana, Marokkanische Minze, mit zwei Süßstoff. Er hat sich gemerkt, dass sie den am liebsten trinkt. Er merkt sich Dinge. Er nimmt sie ernst. Carmen steht vor dem Notenpult mit dem Rücken zu ihm, er sitzt hinter ihr an seinem Schreibtisch und raucht Pfeife.

Sie findet ihn widerlich und faszinierend zugleich. Sie liebt, wie er ihr zuhört. Er sagt ihr, sie sei eine alte Seele. Noch nie habe er jemanden getroffen, der so tief fühlt, so tief versteht, diese Welt so begreift wie sie. Manchmal habe er fast den Eindruck, sie seien seelenverwandt.

»Hast du geübt?«

Hat sie nicht. Sie schämt sich, sagt nichts und fängt an zu spielen.

»Das ist Dünnpfiff, und das weißt du, oder?« Er hievt sich hoch aus seinem Stuhl. Letztens hat er mal ein paar Kilos verloren, hat er ihr erzählt, aber jetzt ist er dicker als je zuvor. Er streicht sich die langen Haare aus dem Gesicht, kommt auf sie zu, der Schimmelgeruch steigt ihr in die Nase. »Gib mir mal deine Klarinette.«

Wie hypnotisiert löst sie den Haken an ihrem Tragegurt und reicht ihm ihr Instrument. Er befeuchtet das Holzblättchen mit seiner Zunge und fängt an zu spielen. Es klingt wunderschön. Dieses Vibrato, diese vollen Töne. Er schaut ihr währenddessen fest in die Augen, lässt eine Verbindung entstehen, als würden sie etwas Bedeutungsvolles teilen. Eine sehr erwachsene Liebe zu Kultur und Musik. Er gibt ihr das Gefühl, mehr zu sein als ein zwölfjähriges Kind.

»Hier, jetzt du«, sagt er und reicht ihr die Klarinette mit dem feuchten Mundstück. Sie ekelt sich davor, aber sie will ihn nicht enttäuschen.

Carmen starrt ihren Psychologen an. »Ich bin mir nicht sicher, aber ich glaube, da war … ich glaube, da war … ist was passiert. Aber eigentlich ist nichts passiert, und ich hatte auch selbst Schuld irgendwie, glaube ich.«

»Erzählen Sie mir davon.«

Sie erzählt ihm von der Szene. Sagt ihm, dass sie seit Jahrzehnten nicht daran gedacht hat. Und sich gar nicht sicher ist, ob es verwerflich ist, was in diesen Unterrichtsstunden passierte. Immerhin hat sie es ja geschehen lassen. Hat ihrem Lehrer auch immer erzählt, was für Fantasien sie hat, als er sie danach fragte. Hat Ja gesagt, als er ihr anbot, ihr seine zu erzählen. Sie hätte sich am liebsten gehäutet, wenn er es dann tat, aber gesagt hat sie das nicht. Stattdessen setzte sie ein Pokerface auf, um so zu tun, als sei sie erwachsen. Der Therapeut hört ihr zu und nickt zwischendurch. Sie spürt, dass er sie ernst nimmt.

»Es gibt verschiedene Formen von sexuellen Übergriffen, Frau Hampfer. Die passieren nicht nur körperlich. Sexuelle Fantasien mit einer Zwölfjährigen zu teilen, in so einem Setting, gehört dazu. Das ist Machtmissbrauch, und das ist ein sexueller Übergriff. Dieser Mann war für Sie eine Autorität, und diese Autorität hat er ausgenutzt. Wenn er Ihnen von »verwandten Seelen« erzählt hat, wollte er Sie manipulieren, Sie glauben machen, die Welt wäre anders, als es Ihre gesunde Intuition und Ihre Abneigung Ihnen gesagt haben. Auch solche Ereignisse haben vielleicht dazu beigetragen, Ihr inneres Erleben zu korrumpieren. Könnte Ihre Überzeugung, Ihr Drang, für die Wünsche anderer zur Verfügung zu stehen, auch etwas damit zu tun haben?«

Das ist es. Immer muss sie zur Verfügung stehen für die Wünsche anderer. Die ihrer Mutter, die von Tobias, sogar für die ihres Klarinettenlehrers.

»Ich will endlich wissen, was *ich* will!« Sie sagt es viel lauter, als sie wollte.

»Dann werfen Sie doch noch einmal einen Blick auf die Fotos.«

Und da sticht ihr das Bild mit den tanzenden Mädchen ins Auge. Sie atmet tief ein.

»Ich will bei meiner Schwester und bei meinen Nichten sein. Ich war so lange nicht dort. Aber vielleicht könnte ich den Mädchen den Rücken stärken, damit sie nicht so hilflos sind, wie ich es war. Auch für die jungen Frauen in meinem Job könnte ich mich starkmachen, damit die anders arbeiten können, als ich es all die Jahrzehnte getan habe. Ich will mich befreien aus dieser Fußabtreterposition und *wirklich* nützlich sein.«

»Das klingt gut. Sie sagten, Ihre Schwester hätte Sie gern mehr in Ihrem Leben. Was könnten Sie als Nächstes tun, um diese Beziehung wieder aufleben zu lassen?«

Solche Bilder auszulegen, ist einer von vielen Wegen, dich in der Psychotherapie zum freien Denken und Reden zu bewegen, unabhängig vom eigentlichen Problem. Der Zweck liegt darin, deinen Interessen, Vorlieben und Werten Raum zu geben, um Ressourcen zu finden, die dir auf deinem Weg helfen können. Denn obwohl sich Abstinenz irgendwann nach Schönheit, Selbstbestimmung und Freiheit anfühlen kann, kaum jemand hört auf mit dem Trinken, um abstinent zu sein. Menschen hören auf zu trinken, weil sie Ziele haben, die sie mit Alkohol nicht erreichen. Hier zeigen Untersuchungen übrigens auch Unterschiede zwischen Männern und Frauen. In einer Kooperation zwischen dem Anton Proksch Institut und der Sigmund Freud Privatuniversität Wien beispielsweise haben die Psychotherapeutin Katrin Lampe und der Gesundheitspsychologe Oliver Scheibenbogen im Zuge einer qualitativen Inhaltsanalyse alkoholabhängige Menschen in therapeutischer Behandlung nach ihren Therapiezielen gefragt. Anschließend haben sie diese Ziele geclustert in:

1. Autonomie: Das bedeutet, unabhängig und selbstbestimmt zu leben, die Kontrolle zu haben und in der Lage zu sein, Lösungen für seine Probleme zu finden. Sowohl bei den Männern als auch bei den Frauen war das die wichtigste Zielkomponente, 38 Prozent der Frauen gaben das an, 39 Prozent der Männer.
2. Somatische Gesundheit: Das bedeutet, körperliche Beschwerden lindern oder heilen zu können. Das gaben nur 8 Prozent der Frauen und 16 Prozent der Männer als Therapieziel an.
3. Beziehung: Das bedeutet, in einer intakten Familie oder Partnerschaft leben sowie Vertrauen und Verbindung aufbauen zu können. Dieser Bereich war den befragten Männern statistisch betrachtet deutlich wichtiger als den befragten Frauen (32 Prozent vs. 23 Prozent).
4. Selbst: Das bedeutet, seinen Selbstwert zu stärken, Sinn zu finden, sich zu verwirklichen und wieder genießen zu können. Dieser Bereich war den befragten Frauen deutlich wichtiger als den befragten Männern (31 Prozent vs. 13 Prozent).

Wo auch immer deine Ziele liegen, den Weg dorthin gilt es mit Leben zu füllen, mit neuen Herangehensweisen und Bindungen, guten Gewohnheiten und Denkweisen. Wie kannst du jetzt feiern, entspannen, einkaufen, Freundschaft leben? Wer tut dir gut? Was bereitet dir Freude? Was hat dir früher dabei geholfen, dich wohlzufühlen? Was könnte es nun sein? Welche Stärken könntest du einsetzen, um für dich zu sorgen? Wie willst du sein, und was könnte dazu führen, dass du etwas mehr so wirst? Eine Therapie unterstützt dich dabei, zu erkennen, an welchen Stellschrauben du drehen kannst, damit du deine Ziele erreichst.

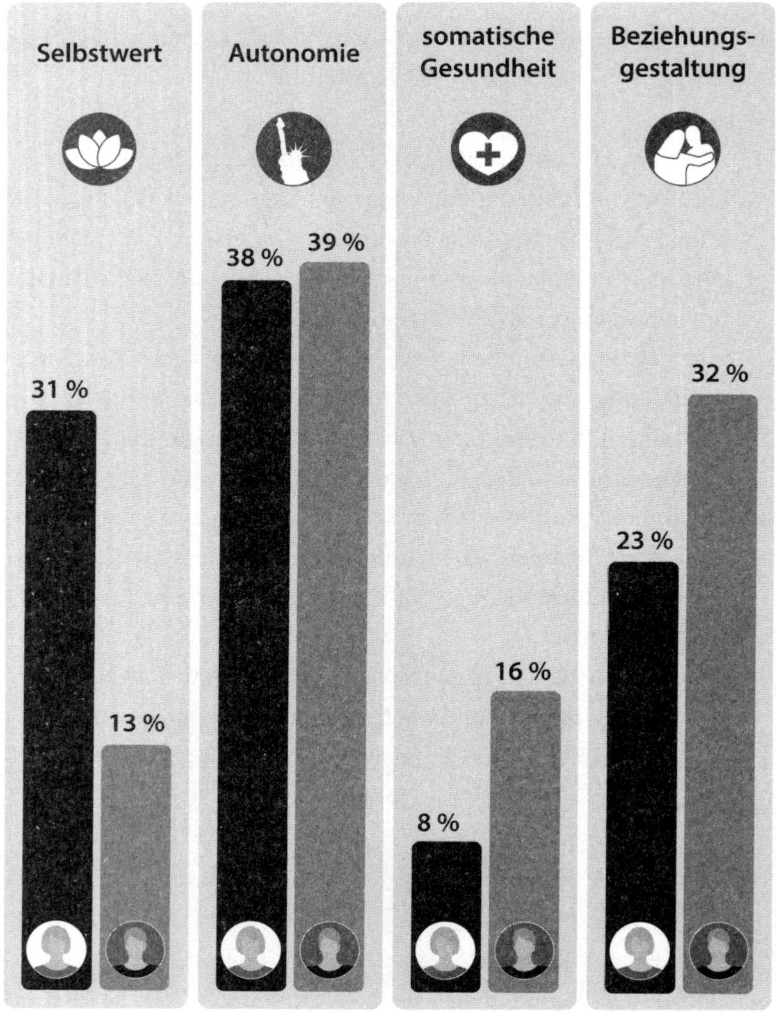

Diese Grafik beschreibt Gemeinsamkeiten und Unterschiede in den Therapiezielen zwischen Männern und Frauen, die sich aus einer qualitativen Inhaltsanalyse ergeben haben.

Gut zu wissen

Vielleicht ist dir schon einmal der Satz begegnet: Hör bloß nicht allein auf zu trinken, das kann lebensgefährlich sein! Stimmt das? Es kommt drauf an.

Setzen körperliche Entzugssymptome ein, wenn du zum gewohnten Zeitpunkt keinen Alkohol trinkst, dann solltest du dich auf jeden Fall in eine ambulante oder stationäre Entzugsbehandlung begeben. Denn dann kann es lebensgefährlich sein, von jetzt auf gleich mit dem Trinken aufzuhören. Ein Entzug dauert zwischen vier und sechs Tage, und in der Regel bekommst du Medikamente, die ihn dir erleichtern. Die meisten Menschen mit Alkoholproblem brauchen allerdings keinen Entzug, weil sie »nur psychisch« und nicht »körperlich« abhängig sind. Heißt: Die gedankliche Fixierung auf Alkohol steuert ihr Leben, aber sie betreiben keinen Spiegelkonsum, müssen also nicht immer eine bestimmte Menge Alkohol im Blut haben. Ihre Körper haben sich daran gewöhnt, mal mehr und mal gar nicht zu trinken. Deshalb treten keine oder nur geringe körperliche Entzugserscheinungen auf.

Helga, 82 | Stille Generation | Du musst aufhören mit dem Trinken!

Helga wacht aus der Narkose auf und blickt in Heidemaries Augen.

»Hallo, Heidemarie. Was ist passiert?«

Heidemarie schießt nach oben, und es platzt förmlich aus ihr heraus. »Helga, du musst aufhören mit dem Trinken!« Sie fängt an, hin und her zu laufen. »Seit Monaten schon frage ich mich, was los ist mit dir. Erst ging es so gut bergauf nach der Chemo und der OP. Dann hast du rapide abgebaut, wolltest immer schnell nach Hause, hast dich verändert. Und jetzt dieser Sturz auf meinem Geburtstag. Der Alkohol ist es!« Mit einer schnellen Bewegung dreht sie sich um und zeigt auf Helga. »Du musst das jetzt lassen, hörst du?«

Die Erinnerung schneidet durch Helgas Herz.

»Du vergisst andauernd Dinge. Letztens bist du beim Kniffel eingeschlafen. Du trägst keine lustigen Oberteile mehr, dein Atem stinkt, und Lexa ist nur noch ein Häufchen Elend. Fällt dir das gar nicht auf?«

In Helgas Kopf fängt es wieder an zu rauschen. Dann kommt das Piepen.

»Ich mache mir solche Sorgen um dich. Du darfst mir nicht so kümmerlich zugrunde gehen, hörst du?«

Innerhalb von einer Millisekunde sitzt Heidemarie wieder auf der Bettkante. Sie nimmt Helgas Kopf in ihre Hände und starrt ihr in die Augen. »Ich will dich nicht verlieren, Helga. Mit dem Alkohol ist nicht zu spaßen, verstehst du das?«

Genau das hat Ernst auch oft gesagt. Ihr Ehemann, mit dem es sich immer so anfühlte, wie um 17:55 Uhr zum Bäcker zu kommen. Du kriegst zwar etwas zu essen, aber nie das, worauf du wirklich Lust hast. Du zahlst denselben Preis wie morgens, aber was du bekommst, ist ausgetrocknet und bröselig. Wie oft hat sie versucht, sich in Ernst zu verlieben. Weil er ein guter Mann war. Etwas schlicht vielleicht, aber mit einem großen Herz. Die beiden teilten ihre Liebe für Hunde. Und Helga rechnete Ernst hoch an, wie loyal er war. Alles hätte sie tun können, er wäre bei ihr geblieben. Erst jetzt fällt ihr auf, wie traurig das ist.

»Ernst hat nie getrunken«, sagt Helga mit heiserer Stimme.

Heidemarie zieht die Augenbrauen hoch und nickt.

»*Der Teufel ist das*, hat er immer gesagt.«

»So dumm war er nicht, Helga.«

»*Der Teufel verführt dich, ohne dass du es merkst. Du bist zu gut für ihn, also pass auf*. Das hat er immer gesagt.«

Helga überkommt Wärme für den Mann, den sie zwar mochte, aber auch immer etwas verachtete. Weil er kein duftender Kaffee um 6 Uhr morgens war, sondern steinhartes Brot kurz vor Ladenschluss.

»So dumm war er nicht, nein.« Helga lacht. »Es tut mir leid, dass ich dein Fest ruiniert habe, Heidemarie.« Leise fängt Helga an zu singen.

»Du bist mein Herz, ich deine Seele,
wir kennen uns jetzt ein ganzes Leben,
wir sind durch dick und dünn gegangen
und ham auch manchmal durchgehangen.«

Heidemarie klatscht in die Hände vor Freude. »Mein Lied!«

»Herzen kriegen keine Falten,
wir sind immer noch die Alten,
denn jedes Lachen zeichnet uns doch aus,
malt Linien als Beweis auf unsere Haut.«

»Ich lieb dich, Helgalein.«

Helga weiß, dass Heidemarie es anders meint als sie. Trotzdem ist es das Schönste, das sie je gehört hat. Alles würde sie tun für diese Frau. Deshalb wird sie das mit dem Alkohol von nun an lassen, Punkt. Daran besteht für sie kein Zweifel.

Selbstheiler oder Spontanremission

Helga zählt zu den sogenannten *Selbstheilern*. Und dass sie sich als Wunder bezeichnet, mag in diesem Zusammenhang erst einmal einleuchten. Denn sie wird es schaffen, mit dem Trinken aufzuhören – ohne Therapie, ohne Selbsthilfegruppe. In manchen Köpfen scheint das nahezu unmöglich oder zumindest die krasse Ausnahme zu sein. Tatsächlich aber ist das gar nicht so unüblich. Und hierzulande wohl auch notwendig, wenn sowohl Selbsthilfegruppen als auch medizinische und therapeutische Angebote lediglich einen Bruchteil ihrer Zielgruppe erreichen. Bei Betroffenen wie Helga erschüttert das besonders, denn sie hatte ja aufgrund ihrer Brustkrebserkrankung Kontakt zum medizinischen Hilfesystem. Leider versagt dieses System aktuell aber noch allzu oft, wenn es darum geht, Alkoholprobleme zu erkennen. Und selbst wenn es diese erkennt und sieht – und natürlich um die dramatische Mortalität der Erkrankung weiß –, schafft es in den allermeisten Fällen noch nicht, Betroffene zu einer suchtspezifischen Behandlung zu bewegen. Die Leberzirrhose, der Brustkrebs, der Herzinfarkt werden behandelt, die Ursache dafür nicht.

Dafür lassen sich verschiedene Gründe finden. Zum einen sind viele Angebote tatsächlich darauf ausgerichtet, Menschen am Ende ihrer Suchtentwicklung zu helfen, wenn bereits körperliche Entzugssymptome eintreten und schwere psychische und soziale Folgen entstanden sind, darunter zum Beispiel Depressionen, Angsterkrankungen, Verlust von Führerschein, Arbeitsplatz und vielleicht auch schon der Wohnung, der Partnerschaft oder des familiären Rückhalts. Hinzu kommt eine Öffentlichkeitsarbeit, die Menschen zwar mit Informationen versorgt, aber kaum Worte findet, um sie anzusprechen. Und schließlich mangelt es in der Kommunikation an Hoffnung und Zuversicht. Das sogenannte *Framing* von Alkoholproblemen und Abstinenz gestaltet sich aktuell ziemlich unglücklich. *To frame* bedeutet übersetzt *einrahmen*. In der Psychologie bezeichnet dieser Begriff das

Phänomen, dass ein und dieselbe Information anders ankommt, je nach Präsentation. Ein Beispiel aus dem Buch *Schnelles Denken, langsames Denken* vom Nobelpreisträger Daniel Kahneman: »Nach dieser Operation haben Sie eine 90-prozentige Überlebenswahrscheinlichkeit.« Der Satz vermittelt etwas völlig anderes als: »Nach dieser Operation haben Sie eine 10-prozentige Sterbewahrscheinlichkeit.« Oder, anderes Beispiel: »Dieser Schinken ist zu 90 Prozent fettfrei.« Das klingt völlig anders als: »Dieser Schinken hat 10 Prozent Fett.« Es handelt sich eindeutig um haargenau denselben Inhalt, aber es macht etwas anderes mit uns. Wer ein Alkoholproblem hat, hört oft als Allererstes, dass er oder sie ein Leben lang damit zu tun haben wird. Chronisch krank! Nicht heilbar! Kannst du maximal stoppen, aber nie überwinden! Kaum im Hilfesystem angelangt, bekommen Betroffene atemberaubende Rückfallquoten an den Kopf geknallt mit Sätzen wie: *Es ist normal, rückfällig zu werden, ist quasi zu erwarten, denn eigentlich wechseln sich Phasen der Abstinenz mit Rückfällen ab, weil ja, der Weg hinaus ist sehr schwer, sehr anstrengend, ein ganzes Leben lang, nur wenige schaffen es.* Manchmal sind solche Hiobsbotschaften sogar noch gepaart mit Unsinn wie: *Diese Glücksgefühle, die Sie mit Alkohol empfunden haben, werden Sie abstinent nie wieder fühlen, damit müssen Sie sich leider abfinden.*

So überrascht es nicht, dass man nur wenige Menschen erreicht. Wobei dahinter keine böse Absicht steckt, sondern zum einen die Tatsache, dass das Suchthilfesystem eben nur einen Bruchteil der Betroffenen zu Gesicht bekommt – und dass das aktuell aus all den Gründen, die wir in diesem Buch schon beschrieben haben, natürlich in der Regel jene sind, die schon alles ausprobiert haben und sich wirklich nicht mehr anders zu helfen wissen. Zum anderen versucht das Fachpersonal mit dieser Form von Kommunikation auch, Rückfälle zu entpathologisieren, also ihnen den Schrecken zu nehmen. Leider sorgt das gleichzeitig dafür, dass die sogenannte *Selbstwirksamkeitserwartung* sinkt, also der Glaube in die eigene Fähigkeit, das hinzubekommen mit der Abstinenz. Somit sinkt dann auch die Zuversicht, das nächste Craving überstehen zu können, denn hey, wenn sowieso alle irgendwann mal rückfällig werden, warum sollte das bei dir anders sein? Eine geringe Selbstwirksamkeitserwartung ist ein entscheidendes Rückfallkriterium, der Rückfall wird somit schnell zur sich selbst erfüllenden Prophezeiung. Die positive Absicht verwandelt sich in einen Risikofaktor.

Es müsste daher bereits in die Kommunikation, was sich in zahlreichen Abstinenzgeschichten zeigt. Nämlich, dass du natürlich wieder Glücksgefühle haben wirst, und zwar so unglaubliche, ehrliche, befriedigende, wie du sie dir nicht mehr hättest vorstellen können. Dass du natürlich auch mit dem Trinken aufhören kannst, ohne rückfällig zu werden. Es kann dazugehören, und dann ist es schmerzhaft, aber nicht automatisch die Regel. Dann lernst du daraus und achtest beim nächsten Mal noch ein bisschen besser auf dich. Es ist aber eben auch gut möglich, dass Rückfälle für dich gar kein Thema sein werden. Es muss auch rein in die Kommunikation, wie wahrscheinlich es ist, dass du irgendwann kaum noch oder gar nicht mehr über Alkohol nachdenkst. Dass er total unattraktiv werden kann, weil nun wieder sinnvolle Dinge dein Leben bestimmen. Es kann sehr gut sein, dass dir bald egal ist, ob andere um dich herum trinken, weil es dich entweder anekelt, du gut damit umgehen kannst oder es deine Aufmerksamkeit schlichtweg nicht mehr auf sich zieht. Es muss in die Kommunikation, dass Abstinenz deine Menschlichkeit, deine Güte und dein Potenzial wieder freilegt und du durch sie wieder erleben darfst, wie schön es sich anfühlt, integer, verbunden und kompetent zu sein. Dass hier eine Chance liegt, um herauszufinden, wer du bist und wie du leben willst. Dieser potenzielle Zauber, all diese Möglichkeiten müssen rein in die Öffentlichkeitsarbeit, in die Köpfe und in unsere Lehrbücher, anstatt sich scheuklappenartig auf Risiken und Probleme zu fokussieren. Denn den Blick auf das Positive und den Gewinn auszuweiten, würde natürlich auch dazu beitragen, dass viel mehr Menschen sich deutlich früher dazu entscheiden, ihr Alkoholproblem anzugehen. Was wiederum dazu führen würde, dass noch viel mehr es schaffen, dauerhaft nüchtern zu leben. Denn je früher Menschen diese Entscheidung treffen, je gängiger das wird und je mehr Gleichgesinnte sie finden, desto leichter fällt ihnen das.

Was genau sind nun Selbstheiler?

Als Selbstheiler bezeichnet die Forschung die Gruppe an Betroffenen, die die Diagnosekriterien für eine Abhängigkeit im Laufe ihres Lebens erfüllt haben, dies seit mindestens einem Jahr nicht mehr tun und dabei keinerlei suchtspezifische Hilfe in Anspruch genommen haben. Menschen also, bei denen es ohne Unterstützung durchs Suchthilfesystem zu einer sogenannten *Remission* gekommen ist. In Befragungen gaben diese oft an, dass besonders familiäre oder gesundheitliche Probleme den Anstoß gaben, etwas an ihrem Trinkverhalten zu verändern. Zudem zeigt die Forschung, dass es sich bei dieser Gruppe vorrangig um Betroffene handelt, bei denen sich die Folgeprobleme noch in Grenzen halten und / oder die über größere *psychosoziale Ressourcen* verfügen. Mit psychosozialen Ressourcen ist zum Beispiel gemeint, dass sie noch einen Arbeitsplatz haben, einen unterstützenden Freundeskreis, eine stabile Partnerschaft, Rückhalt in der Familie oder auch, dass sie über eine hohe Motivation und großes Vertrauen in die eigenen Fähigkeiten verfügen. Ein anderer Begriff für die Selbstheilung lautet *Spontanremission*, wobei er in die Irre führt, denn spontan ist auch an diesem Rückgang der Symptome meistens wenig bis gar nichts. Spontanremission beschreibt also nicht, dass du von heute auf morgen keine Lust mehr hast, zu trinken, und puff, das Thema hat sich erledigt. Auch Spontanremissionen gehen in der Regel Monate oder Jahre voraus, in denen Menschen den Wunsch haben und versuchen, ihren Konsum einzuschränken oder einzustellen. Auch sie erleben vorher diese Verschlechterung ihrer Lebensqualität, nachlassende geistige und kognitive Fähigkeiten, mehr Stress, schlechteren Schlaf, mehr Spannungen in Beziehungen, nachlassende Fitness, nachlassende Arbeitsleistung und zunehmende gedankliche Beschäftigung mit dem Trinken. Und auch sie lesen Bücher und Interviews, hören Podcasts, schauen YouTube-Videos und lassen sich dadurch schulen und stärken.

Elena, 24 | Gen Z | Nüchternheit als erster Schritt zur Selbstbestimmung

Sie wacht auf, weil ihr Handy nonstop vibriert. Sie ist schweißgebadet, es ist so heiß, und im ersten Moment weiß sie nicht, wo sie ist. In ihrem Bett, okay. Automatisch greift sie zur Lädematte. Ihr Handy vibriert in ihrer Hand, die Notifications laufen über.

En, ich mache mir Sorgen um dich, du solltest aufhören zu trinken. 😔💔

Du musst weg von diesen Leuten, wenn sie dich so unter Druck setzen. Wir bleiben bei dir und supporten dich. 💪 🤍🤍🤍

Elena, danke für deine Ehrlichkeit, auch wenn du uns erst betrunken mit ins Boot geholt hast.

Fühl das. Diese kack Fremdbestimmung.

Dann sieht sie die Nachricht von ihrem Geschäftspartner. *Diktator? Dein Ernst?!*

Was zur Hölle hat sie getan?

Sie geht auf Insta und schaut ihre Storys an. Es erscheint ein kurzes Video, das sie mit »DIe Wahrehit« überschrieben hat. Sie sitzt im Taxi und lallt so sehr, dass man sie kaum versteht. »Der führt sich auf wie ein Digdador, ich sachet euch, ihr Sahneschnittschen. Isch würde gern mehr zu Selbstliebe machen, abeee die wollen, dass ich Dicke bäsche, weil sich dit halt gut verkauft, uns Frauen einzulabern, dass wir zu fett sind.« Hick. »Der DICKtator will das so, hahaha, jup, so sieht et us. Freunne, ehrlich, die machen mich krank.« Dann bricht das Video ab.

Wie in Trance löscht Elena den Clip. Aber natürlich ist es dafür zu spät. Trash-Seiten berichten schon über sie, die ersten »besorgten« Reaction-Videos ihrer Konkurrenz gehen live.

FUCK.

Sie braucht Wasser. Sie rollt sich aus dem Bett und trottet in die Küche. Dort trinkt sie anderthalb Liter auf einmal. Lulu ruft an. Sie drückt sie weg. Das passiert noch ein paarmal. Sie zieht die Vorhänge in ihrem Schlafzimmer zu und legt sich in ihre durchgeschwitzten Laken. In den nächsten Stunden verfolgt Elena wie ferngesteuert, wie das Internet sich das Maul über sie zerreißt. Liest jeden Kommentar, den sie finden kann, jeden Bericht, schaut jedes Video zu ihrem Breakdown. Sie steht unter Hochspannung und weiß nicht, wohin mit dem Druck. Sie weint, sie schreit, sie läuft in der Wohnung auf und ab, schlägt Kissen, weint wieder. Rausgehen kann sie nicht. Was soll sie jetzt machen?

Da schickt ihr Lulu ein TikTok mit den Worten: *Sobald du ready bist, ich bin da.*

Elena klickt auf den Link. Da spricht eine Frau sie an:

Drei von unzähligen Vorteilen, #nüchtern zu leben:

1. Klarheit
Morgens aufwachen und fit sein, keine Kopfschmerzen, keine Schuldgefühle, kein Drang, literweise Wasser in sich reinzuschütten. Stattdessen: klarer Kopf, klarer Blick, klare Verhältnisse, reines Herz.

2. Gefühle
Ja, auch die schwierigen Gefühle kommen ohne Alkohol hoch. Am Anfang vor allem: Unsicherheit, Reue, Überforderung, Scham. Aber die wollen dir ja alle was sagen, wollen gesehen und verarbeitet werden. Und zum Verarbeiten gehört Fühlen dazu. Das Tolle am Fühlen ist: Es ist wie ein Kompass zu einem Leben, das du wirklich führen willst. Fühlen bietet die Chance, zu heilen und zu lernen, mit Herausforderungen konstruktiv umzugehen. Und weißt du, was das Allerschönste ist? Die tollen Gefühle kehren auch zu dir zurück. Begeisterung, Freude, Leichtigkeit, Zuversicht, Geborgenheit. Und irgendwann dann auch das unschlagbare Gefühl, mit dir im Reinen zu sein.

3. Selbstbestimmtheit
Das fängt damit an, dass du dich wieder auf dich verlassen kannst. Es geht weiter damit, dass du Dinge, die dir etwas bedeuten, wieder umsetzen kannst. Und es endet damit, dass du dich von nichts und niemandem mehr unterdrücken lässt. Nicht vom Alkohol und nicht von anderen Menschen. Nüchtern sitzt du wieder am Steuer.

Was für ein Quatsch. Sie klickt auf den Kanal dieser Nüchternheitsfrau und schaut sich das nächste Video an.

Die Wahrheit hinter Blackouts:

Filmrisse sind etwas anderes als betrunken einschlafen. Filmriss ist, wenn du betrunken noch Dinge tust oder sagst und dich an die dann nicht erinnern kannst. Oder nur noch an Fetzen davon. Du fährst noch nach Hause oder gehst noch aus oder rufst noch Menschen an oder postest noch was, kannst am nächsten

Morgen aber nicht mehr nachvollziehen, was da passiert ist. Du hast also noch Energie dazu, und in dem Moment, in dem du diese Dinge tust, fühlen sie sich auch gut und total richtig an. Aber dein Hirn ist schon derart vergiftet, dass es die Erinnerungen nicht mehr aus dem Kurzzeit- ins Langzeitgedächtnis übertragen kann, damit sind sie für immer verloren. Und leider ist dein Hirn auch so vergiftet, dass du Dinge tust, die du sonst nicht tun würdest. Dinge, die dich am nächsten Morgen mit Tränen in den Augen und Ziehen im Bauch dasitzen und dich denken lassen: What the fuck. Wer war das? Wer ist das? Wer bin ich? *Falls du dich gerade so fühlst, dann lass dir gesagt sein: Du bist nicht allein.*

Sie schließt TikTok und bestellt sich Wein und Pizza. Sie will nichts mehr mit der Außenwelt zu tun haben. Als sie isst und trinkt, öffnet sie TikTok wieder und zieht sich alle Videos auf dem Kanal rein. Irgendwie tut ihr das gut. Es fühlt sich ein bisschen so an, wie in eine Decke gekuschelt zu werden. Sie glaubt zwar kein Wort, aber sie kann auch nicht aufhören, sich das anzuschauen. Will mehr hören von der Idee, dass es besser werden kann ohne Alkohol. Dass da ein schöneres Leben wartet. Dass Nüchternheit ein Anfang sein kann. Irgendwann stößt sie auf Podcasts und YouTube-Kanäle, dämmert weg, schaut weiter. Reagiert noch immer nicht auf all die Nachrichten, die sie erreichen. Will einfach nur essen und schauen, hören, lesen. Sie weiß nicht, wie viele Tage vergangen sind, als sie aufsteht, duschen geht, sich ein weißes Shirt anzieht und auf Aufnahme drückt. Ohne Ringlicht, ohne Filter fängt sie an zu sprechen. So fertig, wie sie ist, mit zittriger Stimme und verquollenen Lidern.

»Hey, ihr Lieben, wahrscheinlich haben es alle von euch schon gesehen. Danke, dass ihr euch solche Sorgen macht. Es geht mir tatsächlich nicht gut, und es tut mir unendlich leid, dass ihr euch Sorgen machen musstet. Ich war nicht ehrlich zu euch, und auch das tut mir unendlich leid. Das mit dem Trinken ist ein Problem geworden, und ich glaube, das muss ich als Erstes mal in den Griff bekommen, so als ersten Schritt, um aufzuräumen. Deswegen starte ich jetzt eine Challenge: 30 Tage ohne Alkohol. Ich hab ein bisschen Schiss, aber vielleicht macht ihr ja mit?«

Danach explodiert ihre Inbox. Jedes Mal, wenn sie refresht, hat sie Hunderte von Likes mehr, so viele Nachrichten, dass sie nicht hinterherkommt. Sie fängt an zu weinen, nimmt ein Selfie auf und beschriftet es mit:

WOW, so viele machen mit! Ich bin megageflasht, und jetzt hört auf, so süße Kommentare zu schreiben, ich pack dit nicht mehr. 🥺😭 *Leude, im Ernst, euer Support wird nieeeemals selbstverständlich für mich sein.* 🥲💕

Sie ist unfassbar gerührt von ihrer Community, am liebsten würde sie jede Einzelne gerade umarmen und Danke sagen. Sie wird diese Menschen nicht enttäuschen. Sie darf sie einfach nicht enttäuschen. Und da wird ihr plötzlich bange. Jetzt gibt es kein Zurück mehr. Ohne Alkohol, 30 Tage. Keine Betäubung mehr. Sie ahnt schon, was das heißt. Sie wird der Wahrheit nicht länger davonlaufen können.

Internationale und deutschsprachige Nüchternheitsbewegung

Was im englischsprachigen Internet seinen Anfang nahm, gibt es mittlerweile auch im deutschsprachigen Raum: eine Sober-Szene, also eine Bewegung von nüchternen Menschen, die sich zeigen, offen und öffentlich über ihre Alkoholvergangenheit sprechen, anderen Mut machen, sie willkommen heißen und jede einzelne Person dafür feiern, was sie erreicht hat, wenn sie ohne Alkohol lebt – sei's der erste Tag, seien es ein paar Wochen oder viele Jahre. Durch diese Bewegung verändert sich nach und nach auch die mediale Berichterstattung über Alkoholprobleme. Vor einem Jahrzehnt noch sprachen Betroffene – wenn überhaupt – anonym, sie waren in der Regel männlich, die Bebilderung solcher Artikel beschränkte sich auf Schattenrisse mit Silhouetten von Männern, die ihr Gesicht vor umgefallenen Schnapsflaschen in den Händen vergruben; die Inszenierung in Dokumentationen glich der von Schwerverbrechern. Inhaltlich berichteten diese Stücke ausschließlich von Extremfällen, sowohl was die Alkoholmenge angeht als auch was die Folgeprobleme und die körperlichen Entzugserscheinungen betrifft. Der Tenor dieser Berichte klang nach Schwere und Kampf, klang nach: *Er wäre fast gestorben, musste also aufhören zu trinken, ging nicht anders, heute führt er wieder ein geregeltes Leben, muss aber jeden Tag auf der Hut sein, weil die Versuchung überall lauert.*

Die Sober-Bewegung schlägt einen anderen Ton an. Sie vermittelt Dankbarkeit für die Abstinenz und all die Chancen, die ein alkoholfreies Leben bietet. Sie spricht mit frischem Vokabular über die Freude am echten Leben, an Klarheit, an Gefühlen, an unverfälschter menschlicher Verbindung. Und interessanterweise ist sie sowohl in den USA und Großbritannien als auch in Deutschland weiblich geprägt. Woran das liegt, darüber lässt sich nur spekulieren. Einiges spricht dafür, dass Frauen sich im Internet einen Raum erobern konnten, den es in den traditionellen Angeboten der Selbsthilfe und des Suchthilfesystems in der Form nicht gab. Weil diese Angebote eher männlich geprägt sind. Natürlich, sie sind ja auch zu einer Zeit entstanden, als Alkoholabhängigkeit etwas war, das deutlich mehr Männer betraf und in der es eben auch vorrangig Männer waren, die diese Strukturen etablierten. Online hatten Frauen die Möglichkeit, sich von diesen althergebrachten Konstrukten zu lösen, sie infrage zu stellen, sich zu vernetzen und ihre Stimme zu erheben, um neue Perspektiven einzubringen.

Sabine, 64 | Babyboomer | Anfangen, sich umzugewöhnen

Sabine ist so geladen wie lange nicht. Manchmal hat sie den Eindruck, die ganze Welt hätte sich gegen sie verschworen. Es ist 11 Uhr, und ob man's glaubt oder nicht, den ganzen Morgen schon kacken ihr diese Viecher an die Scheibe. Sie erträgt das nicht eine Sekunde länger. Wie ein Zombie schlurft sie zur Vorratskammer und holt den großen Besen. Sie reißt die Tür auf und drischt damit auf das Vogelnest ein, das die über ihrer Panoramascheibe gebaut haben. Kleine Äste fliegen durch die Luft, kleine Eier landen auf dem Boden. Der aufgescheuchte Mutterspatz fliegt davon. Sabine schwingt den Besen und zertrümmert die Eier mit einem verzweifelten Schrei.

»Sabine! Sag mal, bist du von allen guten Geistern verlassen?«

Werner.

Mit gebleckten Zähnen schaut sie ihn an. Er sieht unerträglich vital aus.

»Die haben an die Scheibe geschissen, Werner, die ganze Zeit. Ich komme gar nicht mehr hinterher mit dem Putzen.«

»Du hast das Nest zerstört. Sabine! Herrgott noch mal, kannst du dich selbst eigentlich noch verstehen? Kannst du eigentlich noch etwas anderes, als zu trinken und zu jammern? Ich möchte dich so gern unterstützen, aber ich komme nicht an dich ran, und es macht mich kaputt. Ich weiß nicht, ob ich noch länger bleiben kann. Sag mir, gibt es eine Sache, die ich tun kann, damit du zurückkommst? Falls nicht, wird es Zeit für mich, zu gehen.«

»Dann geh doch! Geh, Werner, und such dir jemanden, der mit dir in ein Schweigekloster joggt. Verlass mich ruhig. Renn weg von allem, was wir hier aufgebaut haben, es scheint dir ja eh nichts zu bedeuten.«

»Wie kannst du so was sagen, Sabine! Es bedeutet mir die Welt. Verdammt noch mal, DU bedeutest mir die Welt. Aber du bist ja gar nicht mehr da. Was bedeutet *dir* das alles denn überhaupt noch?«

»Was?« Sie fängt an zu wimmern.

»Was bedeutet es dir, Sabine?«

»Alles, Werner, aber ich fühle nichts mehr. Ich bin so leer.« Sie fängt an zu schluchzen. »Ich hasse mich für die Frau, die aus mir geworden ist, aber ich habe auch so große Angst.«

»Wovor? Mit dem Trinken aufzuhören? Wieder glücklich zu sein mit mir?«

»Ja. Was, wenn du mich nicht mehr brauchst? Nicht mehr willst? Was, wenn ich nicht mithalte? Wenn mir das alles zu modern und zu viel ist?«

Werner geht langsam auf sie zu und sieht ihr fest in die Augen. »Willst du mit mir zusammenleben?«

»Ja.«

»Dann hör auf zu trinken, und wir finden gemeinsam heraus, was das Leben noch für uns bereithält. Sabine. Das wird schön.«

Sabine schluchzt. »Versprochen?«

»Versprochen, Sabinchen.«

»Alexander hat so ein Internetprogramm für mich rausgesucht.«

»Ich weiß.«

»Das kann ich starten, ohne dass die halbe Stadt das mitbekommt. Vielleicht ist das was. Meinst du, das ist was?«

»Probier's aus. Ich mache mit.«

Und da umarmt er sie so fest wie seit Jahren nicht. Er fühlt sich an wie früher, nur etwas muskulöser. Sabine weint in sein Hemd, riecht sein Parfum. Es ist noch immer das alte. Da steht ihr Mann und hält sie. Ganz kurz genießt sie's noch, dann überkommt sie ein längst verloren geglaubter Tatendrang.

»Na dann, los. Wo ist der Laptop?«

Sie gehen rein, und ein paar Minuten später erscheint auf dem Bildschirm das erste Video.

»Hey, du wunderbarer Mensch«, sagt eine Frau. »Mit diesem Video beginnt ein neuer Abschnitt in deinem Leben. Und vielleicht sogar ein neues Leben. Ich kann dir zwar nicht sagen, wie genau es in 30 Tagen aussehen wird, aber wenn du das hier durchziehst, dann wird es wahrscheinlich besser sein als jetzt. Wahrhaftiger, klarer, behaglicher und hoffnungsvoller als jetzt. Wie schön, dass du dich auf den Weg machst.«

Sabine dreht ihren Kopf und schaut Werner an. Der schaut zurück und nickt kurz. Sie durchfährt eine Mischung aus Sehnsucht und Vorfreude, dann ein Hauch von Zuversicht. Ja, vielleicht ist das der Beginn eines neuen Lebensabschnitts.

»Ich fege das eben auf, Sabine.«

Kurz will sie protestieren, aber dann sagt sie: »Danke.«

Onlineangebote

Neben den oben ausgeführten klassischen Optionen, mit dem Trinken aufzuhören, gibt es mittlerweile auch zahlreiche digitale Möglichkeiten, sich auf dem Weg in ein alkoholfreies Leben unterstützen zu lassen. Die Wissenschaft subsummiert sie unter dem Fachbegriff *E-Health* oder *webbasierte Interventionen*. Darunter fallen zum Beispiel Apps und Onlineprogramme. Sie basieren in der Regel auf den Prinzipien der kognitiven Verhaltenstherapie, helfen dir also zum Beispiel dabei, Ziele zu formulieren, sie auf dem Schirm zu behalten und sie Schritt für Schritt zu erreichen. Sie können dich im Alltag darauf hinweisen, achtsam zu bleiben und dich dazu ermutigen, weiterzumachen. In Situationen, in denen du dich verloren fühlst, erinnern sie dich daran, worauf es dir ankommt – oder sie helfen dir durch automatisierte Craving-Hilfen dabei, Momente, in denen du starkes Trinkverlangen verspürst, nüchtern zu überstehen. Mittlerweile gibt es auch zahlreiche Apps, die dir anzeigen, wie viele Tage du schon ohne Alkohol lebst und wie viel Geld oder Kalorien du dadurch eingespart hast. Auch solche Angaben können dich dazu motivieren, weiterzumachen.

Webbasierte Interventionen kannst du – ähnlich wie Selbsthilfegruppen – vor einer Therapie, während einer Therapie, nach einer Therapie und je nach Stadium des Alkoholproblems auch anstelle einer Therapie nutzen. Ihr großer Vorteil liegt darin, dass sie sehr niedrigschwellig sind und damit Zielgruppen versorgen können, die das Suchthilfesystem bislang nicht gut erreicht. Ein Beispiel hierfür ist eine App, die sich an suchtkranke Eltern wendet. In Deutschland wachsen mehr als drei Millionen Kinder in Familien auf, bei denen mindestens ein Elternteil süchtig ist – 90 Prozent davon nach Alkohol. Jedes siebte Kind muss damit leben, dass mindestens ein Elternteil immer wieder betrunken ist, jedes zwölfte Kind muss miterleben, wie mindestens ein Elternteil dauerhaft betrunken ist. Das ist auf mehreren Ebenen tragisch. Zum einen, weil Alkohol dazu führt, dass Eltern sich nicht mehr so gut in ihr Kind einfühlen können. Die Fähigkeit, die kindliche Perspektive einzunehmen, kindliche Bedürfnisse und Gedanken zu lesen, sinkt, und zwar schon bei »moderatem« Konsum. Diesen traurigen Befund konnte die neurowissenschaftliche Forschung anhand von Studien untermauern, in denen das Gehirn von konsumierenden Müttern im Kernspintomografen in Echtzeit gescannt wurde, sogenannte fMRT-Studien. Sie zeigen, dass Frauen mit Suchtmittelgebrauch kindliche Stimuli wie zum Beispiel freudige oder traurige Babygesichter im Gehirn nur abgeschwächt verarbeiten können, vor allem in Hirnregionen, die für Motivation, Emotion und Verhaltenskontrolle zuständig sind. Andere Daten zeigen, dass ihre Fähigkeit sinkt, gelassen und fürsorglich damit umzugehen, wenn etwas mit den Kindern nicht so läuft, wie sie es gern hätten. Wenn Eltern trinken, schwächen sie ihre Impulskontrolle, sie werden viel schneller laut und unbeherrscht als ohne Alkohol. All das hat Auswirkungen auf die kindliche Entwicklung. Gerade kleine Kinder beziehen alles auf sich und denken, sie trügen Schuld am Konsum und diesem komischen Verhalten. Die Unberechenbarkeit, die mit Alkoholkonsum einhergeht, sorgt bei Kindern für tiefes Misstrauen und führt oft auch dazu, dass sie Verantwortung übernehmen, die sie in ihrem Alter noch gar nicht übernehmen sollten. Wenn Orientierung und Verlässlichkeit fehlen, fällt es ihnen zudem schwer, zu lernen, mit Gefühlen umzugehen und sich zu regulieren. Im Alltag zeigt sich das oft in Aggression, Problemen mit Gleichaltrigen und sinkender schulischer Leistung – später leider oft auch dadurch, dass sie selbst Suchtprobleme entwickeln.

Das ist keine Anklage. Das ist das, was Alkohol anrichtet. Und es liefert eine Erklärung dafür, dass Eltern eine besonders schwer zu erreichende Zielgruppe darstellen. Denn zu der Scham und den Schuldgefühlen, mit dem Trinken nicht nur sich selbst, sondern auch den Kindern zu schaden, gesellt sich auch noch die Sorge, das Jugendamt könnte sich einschalten und ihnen die Kinder wegnehmen. Was für eine Hürde. Und *wenn* du dich als Mutter dann dazu entschließt, Hilfe in Anspruch zu nehmen, wartet schon die nächste Herausforderung. Denn wer kümmert sich in dieser Zeit um die Kinder? In Deutschland gibt es zwar mittlerweile einige Einrichtungen, die spezielle Therapieprogramme für abhängige Eltern anbieten, aber eben vor Ort und zu bestimmten Uhrzeiten. Digitale Elterntrainingsprogramme können Hürden wie diese senken. Die Psychiaterin und Psychotherapeutin Anne Koopmann hat die Situation von Kindern psychisch und suchterkrankter Eltern im Rahmen ihrer Forschungsaktivität in den letzten Jahren näher beleuchtet. Sie ist eine der Spezialistinnen auf diesem Gebiet und hat zusammen mit Kolleginnen und Kollegen am ZI Mannheim eine App entwickelt, die Eltern in Ergänzung zu ihrer Therapie einsetzen können. Die App heißt »Elma – Elternsein motiviert und abstinent«, die Inhalte sind multimedial aufbereitet und in mehreren Sprachen verfügbar. Sie ermöglichen es, sich unabhängig von Zeit und Ort zu Suchterkrankungen zu informieren, Antworten zu Erziehungsfragen zu bekommen, das eigene Handeln zu hinterfragen, förderliche Verhaltensweisen zur Erlangung und Stärkung der Abstinenz zu erlernen, die Erziehungskompetenz zu verbessern und weiterführende Hilfsangebote für sich und die Kinder zu finden. Zusätzlich zu verhaltenstherapeutischen Elementen vermittelt die App also auch noch Wissen, wenn es darum geht, zu verstehen, was Kinder in welchem Alter für ihre Entwicklung brauchen, und Herausforderungen mit Kindern zu meistern. Zum Beispiel, wenn durch die Fürsorgearbeit nur wenig Zeit zur Befriedigung der eigenen Bedürfnisse bleibt. Oder wenn in der Erziehung Konflikte entstehen, die zermürben und die Kräfte aufzehren. Gestärkte Erziehungskompetenz und stabile Abstinenz beeinflussen sich wechselseitig und können im Idealfall eine Aufwärtsspirale in Gang setzen. Denn wer bemerkt, dass es sich positiv auf die Beziehung zu den Kindern auswirkt, nicht zu trinken, fühlt sich bestärkt. Gleichzeitig lassen gemeisterte Schwierigkeiten mit den Kindern die

Überzeugung wachsen, ohne Alkohol mit den Aufgaben des Lebens fertigzuwerden.

Eine weitere Zielgruppe, die das Suchthilfesystem nicht gut erreicht, sind Menschen – und insbesondere Frauen –, deren Suchtentwicklung noch nicht so weit fortgeschritten ist, die oft noch arbeiten gehen, den Haushalt wuppen und ihr Leben im Griff zu haben scheinen, zumindest nach außen hin. An diese Zielgruppe richten sich zwei der bekanntesten E-Health-Programme im deutschsprachigen Raum: *Die ersten 30 Tage ohne Alkohol* und *Abstinenz stabilisieren* von *Ohne Alkohol mit Nathalie*, kurz OAMN. Das sind Onlineprogramme, in denen ich, Nathalie, die Frau auf dem Cover dieses Buches, per Video, Audio und Text durch die einzelnen Tage führe. Zudem bekommst du als Teilnehmerin Audiotrainings, tägliche Aufgaben, ein Tagebuch sowie Zugang zu Liveklassen und einer privaten, moderierten Onlinegruppe, in der du dich mit Gleichgesinnten austauschen kannst. Neben konkreten Strategien und Techniken für ein alkoholfreies Leben vermitteln die Programme Wissen, Wärme und Wertschätzung. Und vor allem vermitteln sie: Ein Leben ohne Alkohol ist keine Qual, es bedeutet Freiheit. In den Programmen lernst du, den Fokus darauf zu richten, was Abstinenz dir ermöglicht. Was könnte sie dir bringen? Wie könnte sie dir helfen? Wie würdest du dich gern fühlen? Wozu genau bist du motiviert? Wie sähen du und dein Leben im Idealfall dann aus? Fragen wie diese helfen dabei, alkoholfreies Leben – oder gern zum Einstieg auch erst mal eine alkoholfreie Phase – als sogenanntes *Annäherungsziel* zu formulieren. Denn mit denen erzielen Menschen deutlich langfristigere Erfolge als mit *Vermeidungszielen.*

Bei Vermeidungszielen geht es darum, etwas *nicht* mehr zu tun. Einen unangenehmen, als bedrohlich empfundenen Zustand zu vermeiden. Einen Zustand also, den du mit negativen Gefühlen verbindest. Sprachlich äußert sich dies durch eine Verneinung. *Ich will nicht mehr trinken, ich will auf Alkohol verzichten, ich will nicht mehr zuneh-*

men, mich nicht mehr so schämen müssen. Vermeidungsziele sind anstrengend. Zum einen, weil sie das, was wir vermeiden wollen, noch im Wort tragen und damit weiterhin Gefühle von Bedrohung und Ablehnung erzeugen. Zum anderen, weil wir Vermeidungsziele nie wirklich erreichen können. Wir bleiben in Sorge, immer wachsam und prüfend, ob wir dem, was wir vermeiden wollen, vielleicht aus Versehen doch wieder nahe kommen. Auch diese erhöhte Wachsamkeit verursacht Anspannung, Stress, Belastung – und Frust, denn du kannst dein Ziel nie als erreicht markieren. Es könnte ja theoretisch immer passieren, dass du wieder trinkst, mit Chipstüten vorm Fernseher sitzt, dich wieder dafür schämst. Im Kopf verharrst du also im Status derjenigen, die auf der Hut sein, sich abrackern und kämpfen muss. Damit senkst du die Wahrscheinlichkeit, dein Ziel dauerhaft zu erreichen.

Vielleicht hast du schon einmal gehört, dass dein Hirn ein »nicht« nicht versteht. Das stimmt so nicht. Denn natürlich bist du in der Lage, zu verstehen, wenn du sagst: »Ich will nicht trinken.« Das Problem an dieser Formulierung liegt vielmehr darin, dass unser unbewusstes, automatisches Denksystem schneller reagiert als unser bewusstes. Im Unbewussten entstehen beim Begriff »trinken« bereits all die negativen Emotionen, die du mit deinem Konsum verbindest, die Scham, der Frust, die angeschlagene Gesundheit, die Hilflosigkeit. Die erste emotionale Reaktion auf ein solches Vermeidungsziel ist also ein: *Uff, bitte nicht!* Dein Bewusstsein zieht dann nach und sagt: *Nein, Moment, es geht ja ums* <u>nicht</u> – aber da fühlst du dich schon erschöpft. Es funktioniert also durchaus mit *nicht*, aber es braucht mehr kognitive Kontrolle und ist dadurch viel anstrengender. Verzicht kostet Energie.

Annäherungsziele hingegen richten sich auf etwas, das wir erreichen wollen, weil wir es gut finden. Du formulierst sie also positiv. Annäherungsziele klingen wie: *Ich will mich stark und kompetent fühlen, Verantwortung für mich übernehmen, erwachsen werden, will für meine Familie da sein, eine gute Mutter sein, Vorbild sein, eine stabile Bezie-*

hung führen, klar sein, in den Spiegel schauen und mein Leben genießen können, will gesund sein, mich mögen, will mehr Leichtigkeit, mehr Freude und Sinn erleben. Hier geht es also darum, etwas zu verbessern oder zu erhalten. Durch Annäherungsziele aktivierst du einen Modus im Hirn, der dich auf Chancen und Gelegenheiten stoßen lässt, die es dir erleichtern, sie zu erreichen. Zudem spenden Annäherungsziele Energie, sie machen dich glücklicher und bereiten dir beim Formulieren schon Freude, weil sie das Belohnungsversprechen im Wort tragen und dadurch positive Gefühle fördern. Positive Gefühle wiederum sind eine Kernzutat auf dem Weg in eine zufriedene Abstinenz. Denn sie führen dazu, dass du deinem neuen Leben offen gegenüberstehst, Neugierde entwickelst, Interesse an den Veränderungen, die du durchläufst, und Kreativität, wenn dir Hürden begegnen. Annäherungsziele zu formulieren, kostet also bedeutend weniger Kraft und kann daher ein entlastender Schritt in Richtung Besserung sein. Die OAMN Programme helfen dir dabei, herauszufinden, *wofür* du nüchtern leben willst, was du dir wünschst, was daran du ins Herz schließen und lieb haben könntest.

Bei der Bezeichnung »positive Gefühle« geht es übrigens nicht um eine Wertung im Sinne von *Du bist ein gutes Gefühl und du ein böses.* Denn natürlich haben auch »negative Gefühle« ihren Sinn. Sie können uns wertvolle Informationen liefern. Wut ist zum Beispiel ein guter Indikator dafür, dass jemand deine Grenzen verletzt hat. Verbitterung kann entstehen, wenn Grenzen dauerhaft verletzt werden. Traurigkeit signalisiert, dass du etwas oder jemanden verloren hast, das oder der dir wichtig war. »Positive« Emotionen meinen in unserem Zusammenhang also ausschließlich: Das fühlt sich gut an, fühlt sich angenehm an. Diese angenehmen Gefühle sind zum einen Folge von Annäherungszielen. Zum anderen tragen sie zu einer nachhaltigen Verhaltensänderung bei. Zahlreiche Studien zeigen, dass sich gesunde Lebensgewohnheiten leichter etablieren lassen, wenn du dabei positive Gefühle erlebst, und dass frühzeitige Erfolgserlebnisse dabei helfen, nachhaltig etwas zu verändern – zum Beispiel, die ersten 30 Tage ohne Alkohol als durchaus machbar und insgesamt positiv zu erleben oder als deutlich positiver, als du dachtest. Zudem gilt als vielfach belegt und unbestritten, dass es das Wohlbefinden fördert, wenn wir im Schnitt mehr angenehme als unangenehme Emotionen erleben. All das spricht dafür, positive Gefühle gezielt zu kultivieren, um dir das mit der Abstinenz so leicht wie möglich zu machen.

Eine der führenden Forscherinnen auf diesem Gebiet ist die Psychologin Barbara Fredrickson, die Begründerin der *Broaden-and-Build-Theorie*. Laut Fredrickson haben angenehme Gefühle evolutionär betrachtet eine genauso entscheidende Rolle gespielt wie unangenehme, auch wenn das erst auf den zweiten Blick einleuchten mag. Dass negative Gefühle wie Angst oder Stress dabei helfen, zu überleben, ist klar. Wenn der Säbelzahntiger um die Ecke biegt, dann stehst du lieber nicht am Wegesrand und lässt dich von der Schönheit der Blumen verzaubern. Nein, du nimmst den Tiger sofort wahr, dein Körper schüttet Stresshormone aus, deine Psyche gerät in einen Modus von Kampf, Erstarrung oder Flucht. Du bekommst einen Tunnelblick, erkennst Details haargenau. Alles superpraktisch in solchen Gefahrensituationen – und überlebenswichtig. Aber auch die angenehmen Gefühle tragen dazu bei, unser Überleben zu sichern. Nur anders als unangenehme tun sie das langfristiger. Negative Gefühle engen unser Denken ein, positive öffnen es. Sie weiten unsere Aufmerksamkeit, unsere Wahrnehmung und unseren Handlungsspielraum, wir nehmen mehr wahr, sind nicht im Tunnel, sondern denken vernetzt und erkennen das große Ganze. Das ist der Broaden-Effekt, der weitende Effekt. Zudem entfalten positive Emotionen eine aufbauende Wirkung. Und zwar dadurch, dass sie Kreativität wecken, Entdeckungs- und Spielfreude, Lust auf Wissenserwerb, Spaß an Begegnungen und Allianzen, Interesse an neuen Sichtweisen und daran, neue Dinge zu lernen und sich weiterzuentwickeln. Das ist der Build-Effekt, also der Aufbaueffekt. Wer spielt, entdeckt, genießt, sich vernetzt und sich daran erfreut, baut körperliche, psychische und auch soziale Ressourcen auf, in Form von guten, guttuenden Beziehungen. Diese Ressourcen fördern nicht nur Wohlbefinden und persönliches Wachstum, sie wirken auch wie ein Puffer für schwierige Zeiten, wie eine Reserve, auf die du zurückgreifen kannst in herausfordernden oder gar bedrohlichen Situationen.

Daniela Blickhan, von der auch das Bild mit dem Schieberegler im Motivationskontinuum stammt, hat für diesen Unterschied zwischen angenehmen und unangenehmen Gefühlen eingängige Metaphern gefunden: Negative Gefühle sind wie ein Golfball, der auf dich zuschießt. Du nimmst ihn sofort wahr, alles andere verschwindet in dem Moment aus deiner Aufmerksamkeit. Und auch nachdem du dich geduckt hast und ihm ausweichen konntest, wirkt die Begegnung mit ihm noch verhältnismäßig stark nach. Der Golfball bleibt länger im Gedächtnis, sein Bild ist noch lange abrufbar. Positive Gefühle sind hingegen wie Seifenblasen. Sie sind schön, machen Spaß, schweben aber auf unaufdringliche Art in deine Wahrnehmung, sind eher flüchtig, verschwinden schneller wieder. Dafür können sie einander intensivieren, sich miteinander verbinden und sich dadurch vergrößern. Seifenblasen fliegen dir deutlich häufiger entgegen als Golfbälle, aber du bemerkst sie nicht so leicht, weil die Werkseinstellung deines Hirns die negativen Emotionen betont und bevorzugt. Aber das Tolle ist ja, dass du lernen kannst, deine Aufmerksamkeit zu steuern und dadurch auch das Gute und Schöne gezielt in den Blick zu nehmen, Seifenblasenmomente zu kreieren, sie zu genießen und dir damit ein leichteres, sinnstiftenderes Leben aufzubauen.

Dabei geht es nicht um hochtrabende Glücksgefühle wie bei der Geburt eines Kindes oder beim bestandenen Staatsexamen, sondern um die täglichen guten Gefühle, die wir alle haben, uns aber viel zu selten zugestehen und oft auch viel zu selten wahrnehmen. Eine feste Umarmung, die du genießt. Frische Luft am Morgen. Ein Sonnenstrahl auf deinem Gesicht, der dich zum Lächeln bringt. Der heiße Eintopf an kalten Tagen. Du kannst dir und deiner Nüchternheit kaum einen größeren Gefallen tun, als dir diese schönen Momente zu vergegenwärtigen und dafür zu sorgen, dass sie viel Platz in deinem täglichen Leben einnehmen. Und wenn du das Ganze noch ein bisschen klüger und nachhaltiger gestalten möchtest, dann verbindest du Gefühle wie Freude, Dankbarkeit, Heiterkeit, Gelassenheit, Interesse, Neugier, Inspiration, Stolz, Staunen, beeindruckt sein, Zuversicht, Hoffnung, Vergnügen, Leichtigkeit und Liebe aktiv mit deiner Abstinenz – und begreifst sie als Schlüssel, mit dem du die Tür zu all diesen schönen Gefühlen in deinem Leben öffnen kannst.

Gut zu wissen

Die Positive Psychologie ist die Wissenschaft vom gelingenden Leben und Arbeiten – *the science about what goes right in life*. Sie widmet sich also dem, was Menschen Erfüllung und Sinn bringt. Als wissenschaftliche Disziplin hat sie sich maßgeblich durch den Depressionsforscher Martin Seligman etabliert, der Ende der 1990er-Jahre in einer viel beachteten Rede befand, die allgemeine Psychologie habe sich nach den Weltkriegen zu einem »Reparaturbetrieb« entwickelt, der sich zu sehr auf Symptome und Defizite konzentriert – also darauf, Gewohnheiten, Antriebe, Kindheiten und Gehirne zu reparieren. Ihn hat das frustriert. Er habe Psychologie studiert, um Menschen zu einem erfüllten Leben zu verhelfen, in seiner Praxis dann aber immer wieder erkannt: Frei von Krankheit bedeutet nicht automatisch Gesundheit. Symptomfrei sein von Depressionen reicht nicht, um lebensfroh zu sein. Schmerzfrei heißt noch lange nicht vital sein. Für Gesundheit braucht es mehr als die Abwesenheit von Leid. Seligmans Schlussfolgerung lautete, dass die Psychologie den Fokus wieder erweitern sollte auf die erfreulichen Aspekte des Menschseins: Glück, Wohlbefinden, Stärken, Optimismus, Selbstwert, positive Gefühle, Verbindung. So rief er die Positive Psychologie aus und lieferte damit den Startschuss dafür, dass sich ein neues Forschungsfeld etablierte, das die Aufgabe hat, diese Defizitorientierung komplementär zu ergänzen, den Blick wieder zu weiten und damit das Gute und Bereichernde, das in jedem Menschen und in jedem Leben steckt, zu erkennen und zu fördern.

Es geht dabei nicht darum, das Schwierige zu verleugnen, es runterzuspielen oder so zu tun, als gäbe es das nicht. Das wäre *toxische Positivität*. Ein Beispiel, um das zu verdeutlichen: Ja, ohne Alkohol ist vieles besser, aber du schwebst natürlich nicht permanent auf einer rosa Wolke mit Glitzerauspuff durch den Alltag. Schwierige Gefühle wird es immer geben. Stress und Frust und doofe Tage wird es immer geben. Toxische Positivität würde bedeuten, solchen Gefühlen zu entgegnen: »Aber anderen geht es ja noch viel schlechter als mir. Ich habe ein Dach über dem Kopf, kann morgens warm duschen, muss nicht hungern. Ich sollte glücklich sein und nicht so jammern. Ist doch alles gut, ich bin jetzt glücklich.« Zack, drübergewischt. Das ist toxisch, weil du dich damit ein Stück weit selbst verleugnest. Die Kunst liegt darin, zu einer gesunden Gefühlsregulation zu gelangen. Das bedeutet: in der Lage zu sein, schwierige Gefühle wahrzunehmen, sie zu benennen und dann gut mit ihnen umzugehen. Das kannst du zum Beispiel tun, indem du dich fragst: Was brauche ich gerade? Indem du dich hinsetzt und es dir von der Seele schreibst, Sport treibst oder aber – und jetzt kommen wir zurück zu den angenehmen Gefühlen – indem du schaust, okay, hier bedrückt mich etwas, das darf da sein, das hat seine Berechtigung, aber was ist auch noch da? Was ist gut? Es geht ums Auch. Es geht darum, dass du deinem Hirn beibringst, in schwierigen Momenten und heftigen Phasen *auch* auf die Dinge zu achten, die schon da sind, auf die du stolz bist, die du schon geschafft hast, die dich stärken, die großen und kleinen, beständigen und flüchtigen, schönen und wohltuenden Aspekte. Es entlastet ungemein, zu fragen: Neben allem, was gerade fürchterlich ist: Was ist noch da und gut? Und das dann *auch* da sein lassen. Das kann dann durchaus sein, dass du ein Dach über dem Kopf und die Möglichkeit hast, morgens warm zu duschen und das zu genießen. Es geht um die Haltung. *Jetzt stell dich nicht so an, ist doch nix*, das ist toxisch. Förderlich wäre: *Es ist gerade eine wirklich harte Zeit für mich, ich fühle mich angespannt und gestresst, das ist okay, das ist menschlich. Gleichzeitig freue ich mich und bin dankbar, dass ich meine Wohnung habe und mir morgens die Zeit nehme, um mir heißes Wasser über die Schultern fließen zu lassen.* Wenn du derartige Funktionsweisen deines Hirns verstehst, kannst du sie für dich nutzen und dein Befinden dadurch nachhaltig verbessern. Schlau mit dir umzugehen und gut für dich zu sorgen, stärkt dich. Es legt Grundlagen dafür, dass du dein Leben magst und dich zunehmend in der Lage siehst, seine Sonnenseiten zu feiern und die Stürme zu bewältigen, was in der Regel übrigens auch dein Umfeld mit nach oben zieht. Diese positive Grundausrichtung, dieser Fokus auf Wachstum und Lebensqualität, ist ein Pfeiler der OAMN Programme *Die ersten 30 Tage ohne Alkohol* und *Abstinenz stabilisieren.*

Es muss nicht um Kampf und Verzicht gehen. Du musst niemandem beweisen, wie hardcore du bist, wie sehr du dich aufopfern oder wie schwer du schuften kannst. Das macht Abstinenz weder wertvoller noch stabiler. Eher im Gegenteil.

Es gibt nicht die eine, richtige Lösung

Welchen Weg auch immer du für dich wählst, ob Selbsthilfe, Suchtberatung, Psychotherapie, Selbstheilung mit Unterstützung deiner Freund:innen oder deiner Familie, Apps, Onlineprogramme, Tutorials oder eine Kombination aus verschiedenen Angeboten – sie alle können dir beibringen, auf dich zu achten. Und je stärker du eingebunden bist, desto höher ist die Wahrscheinlichkeit, dass du achtsam bleibst und nicht wieder reinstolperst in alte, dysfunktionale Gewohnheiten und Denkweisen. Die werden sich immer wieder mal einschleichen wollen, das ist überhaupt nicht schlimm und total normal. Wichtig ist einfach, dass du einen Blick dafür entwickelst und dir ein paar Leitplanken baust, die dich dann rechtzeitig gegensteuern lassen. Das kann der morgendliche Blick in deine App sein und der Stolz darauf, den 38. trinkfreien Tag zu feiern. Es kann die Erinnerung an ein Podcastinterview sein, bei dem du dachtest: *Gott sei Dank muss ich nicht mehr trinken!* Es kann der Besuch in deiner Selbsthilfegruppe sein, der dir wieder einmal deutlich vor Augen führt, warum du nüchtern bleiben willst. Es kann der Gedanke daran sein, was dein Psychotherapeut sagen würde, oder der Gedanke an den Blick deiner Kinder – an den glücklichen, weil du jetzt so eine zuverlässige Mami bist, oder an den erschütterten, weil du's nicht mehr wärst, wenn du jetzt nicht aufpasst. Du kannst Alkoholprobleme lösen, kannst sogar einer Sucht entwachsen, und das ist kein Hexenwerk. Mach es dir so leicht wie möglich, indem du dich gut aufstellst und dich unterstützen lässt, wo immer es geht und dir guttut. Fang einfach mit dem an, was dir spontan am sympathischsten ist, und schau, ob es sich richtig anfühlt, ob es reicht. Falls nicht, schau weiter, stocke auf. Du wirst deinen Weg finden – Hauptsache, du gehst den nächsten Schritt und behältst das Ziel im Blick.

6

Abstinenz als Chance

Was du ohne Alkohol gewinnen kannst

Elena, 24 | Gen Z | Zum Start eine Challenge

Elena spricht den Text für ihr neues Video ins Handy.

Day 18/30 sober challenge

Heute ist Tag 18 meiner 30-Tage-ohne-Alkohol-Challenge, und das Thema Selbstwert steht auf dem Plan. Ich habe erkannt, dass ich meinen Selbstwert über äußere Faktoren hochgepusht habe, über Follower, über die Anerkennung von anderen, über mein Gewicht auf der Waage. Dahinter steckt mein Glaubenssatz, dass es für Leistung Anerkennung gibt. Und für gutes Aussehen. Und Anerkennung fühlt sich für mich an wie Liebe. Ich weiß jetzt aber, dass es bei echtem, authentischem Selbstwert nicht darum geht, wie gut andere mich finden, sondern darum, wie gut ich mich damit fühle, wie ich bin. Ich möchte verinnerlichen, dass ich mich nicht ständig beweisen muss. Ich möchte mich tief im Innern wertvoll und genug fühlen, egal, ob ich gerade in shape bin oder nicht, und egal, wie viele Likes und Shares mein Content bekommt. Und ich möchte meine Inhalte so produzieren, dass sie euch dabei helfen, das auch zu erreichen. Und auch wenn ich da noch lange nicht bin, diese Richtung fühlt sich gut an, und ich freue mich darauf, das mit euch zu lernen. Und noch was: Manchmal fällt es mir schwer, nichts zu trinken, aber so insgesamt, ich lieb's, und ich überlege, noch länger nüchtern zu bleiben.

Elena sagt »nüschtan«, zieht ihren Schmollmund, zwinkert in die Kamera und fängt an zu lächeln. Es ist ein ehrliches Lächeln. Und fuck, fühlt es sich gut an, wieder ehrlich zu sein. Je offener sie spricht, je verletzlicher sie sich zeigt, desto stärker lässt dieser Drang nach, sich zu betäuben. Sie spürt, wie viel Kraft in ihr steckt, und das macht ihr Mut für ihre nächsten Steps. Sie will ihre Marke so umformen, dass sie zu ihr passt. Wirtschaftlicher Erfolg darf nicht mehr auf Kosten ihrer Gesundheit gehen, und er darf auch nicht davon abhängig sein, ob sie perfekt aussieht. Sie will endlich für das stehen, was sie selbst so dringend braucht: Selbstakzeptanz. Dafür muss in ihrem Business aber wieder sie die Entscheidungen treffen, sie muss wieder ans Ruder. Das wird anstrengend, aber ohne Betäubung gibt es keine Alternative mehr dazu.

Sie steigt in ihr Auto und düst ins Gym. Heute trainiert sie in aller Ruhe, nur für sich. Sie stellt ihr Handy in den Fokus-Modus und geht in den Freibereich. Sie wärmt sich auf, spürt ihren Körper, und plötzlich überkommt sie eine tiefe Liebe für ihn. All die Jahre hat er mit ihr durchgestanden, hat das Übertraining ausgehalten, den Stress, die Diäten, das Trinken und die Fressattacken. Hat getan, was er konnte, und sie nie im Stich gelassen. Jetzt ist es Zeit, ihm etwas zurückzugeben. Sie dehnt sich sanft, nimmt sich viel Zeit fürs Warmup und steckt Gewichte auf ihre Langhantel. Dann macht sie ihre Remix-Playlist an, es kommt eine Electro-Version von »Unwritten« von Natasha Bedingfield, mit treibendem Bass und wummernden Beats. Nice. Heute ist Reißen dran, Snatches, ihre Lieblingsübung im Gewichtheben. Sie dreht sich weg vom Spiegel, will ganz bei sich sein und versinkt in der Übung, vergisst ihre Umgebung und betritt diesen Raum, in dem alles auf magische Weise verschmilzt, ihre Aufmerksamkeit, ihre Hantel, ihre Technik, ihr Können, ihre Musik, ihr Körper und ihre Bewegung.

Als sie fertig ist, sind zwei Stunden vergangen. War das geil. Sie duscht kalt und fühlt sich high. Aber nicht auf diese unberechenbare, überschwängliche Weise. Es ist eher so ein Gefühl von geerdet sein und fliegen können, sich stark fühlen und gleichzeitig leicht. Bei sich sein und fein sein damit.

Sie geht in die Umkleide. Gleich ist sie mit Lulu zum Mittagessen verabredet. Asiatisch. Und sie wird essen, was sie will, einfach so. Sie übt das jetzt.

Day 29/30 sober challenge

Heute ist der vorletzte Tag meiner sober challenge, und mein Thema ist: Wie viel ist Marketing, und wie viel ist Betäubung. Ich habe das für mich noch nicht beantwortet, daher stelle ich heute ein paar Fragen. Was macht es mit uns, wenn Marketinginteressen auf eine Leistungskultur treffen, in der Perfektionismus lediglich mit einem Augenzwinkern als Schwäche bezeichnet wird? Was, wenn »mindful drinking« nur ein Code ist für »passt schon, dich jetzt gerade mal ruhigzustellen«. Was, wenn der fancy drink eigentlich dazu dient, Gefühle stummzuschalten, die dir eigentlich etwas signalisieren wollen. Zum Beispiel, dass dir all die Vergleiche nicht guttun. Dass du nicht mehr mitkommst beim ganzen Optimieren. Dass du einfach gern mal okay wärst. Ja, vielleicht musst du das heute, jetzt gerade, einfach mal hören: Du bist okay. Du bist schon gut. Genau jetzt, genau so.

Wird Alkohol für immer ein Problem sein?

Diese Sorge schwingt oft mit, wenn Menschen mit dem Trinken aufhören – egal, in welchem Stadium eines Alkoholproblems sie sich befinden. Dahinter liegt die Annahme, dass es sich bei Sucht um eine chronische und unheilbare Krankheit handelt. Daher kommt es auch, dass Menschen so oft über den Mund gefahren wird, wenn sie sagen, dass sie alkoholabhängig *waren* oder ein Alkoholproblem *hatten*. Dann dauert es nicht lange, bis Sätze fallen wie: *Du hast nichts verstanden, Sucht ist nicht heilbar, du bleibst ein Leben lang krank, bleibst ein Leben lang Alkoholikerin.* Das stimmt so nicht. Um das zu verdeutlichen, möchten wir dir zwei Perspektiven auf die Thematik vorstellen, die eine nimmt Krankheit in den Fokus, die andere Gesundheit. Du kannst im Anschluss selbst für dich wählen, welche du als nützlich und sinnvoll empfindest.

Schauen wir uns zunächst die Perspektive an, die sich auf Krankheit fokussiert. Hier wird Alkoholabhängigkeit als chronische Krankheit definiert, die zwar behandelbar, aber nicht heilbar ist. Also die man durch Abstinenz zwar stoppen, aber nicht rückgängig machen kann. Und das stimmt insofern, als du nie wieder zurückkehren kannst zu einem »unkomplizierten« Konsum. Nie wieder zurück zum Davor, zu dem Zustand, als du angefangen hast mit dem Trinken und das für dich noch kein Problem war. In der Selbsthilfe geht diese Ansicht oft noch auf das Krankheitsmodell des Alkoholismusforschers Elvin Morton Jellinek zurück. Es besagt, dass du, solange du trinkst, bestimmte und klar umrissene Phasen deiner Sucht durchläufst, bis du schließlich daran stirbst – es sei denn, du wirst abstinent und stoppst den Krankheitsprozess dadurch. In der professionellen Suchthilfe gilt diese Sichtweise mittlerweile als überholt, weil Suchtentwicklungen deutlich individueller verlaufen, als Jellineks Modell es darstellt. Deine Trinkgewohnheiten verweben sich mit deiner Veranlagung, deinen Vorlieben, deinen Beziehungen und deiner Lebenssituation. Nach und nach verändert Alkohol, wie du mit alldem umgehst. In deinem Hirn entstehen durch seinen Einfluss strukturelle Veränderungen. Es sieht nun anders aus als »gesunde« Gehirne, und es arbeitet auch anders. Diese anatomischen und funktionellen Anpassungen sind so stabil, dass sie sich nie ganz löschen lassen. Du kannst dir das vorstellen wie eine Autobahn durch den Dschungel, die sich die Natur zurückerobert, wenn sie niemand mehr instand hält. Man sieht die Autobahn irgendwann nicht mehr, weil das Leben wieder blüht. Aber sie ist da irgendwo noch. Du müsstest sie nicht neu bauen, nur wieder in Betrieb setzen, indem du sie wieder nutzt. Ein weiterer Vergleich wäre ein Knochen, der mal gebrochen war. Nehmen wir zum Beispiel einen gebrochenen Zeh. Dieser Knochen wird nie wieder so aussehen wie zuvor. Und manchmal wirst du den auch noch bemerken, zum Beispiel, wenn du an sehr heißen Tagen sehr lange sehr hohe Schuhe trägst. Dann fängt der Zeh wahrscheinlich an zu schmerzen, und du weißt, raus jetzt aus den Schuhen, sonst wird's richtig wehtun. Im Alltag spielt diese frühere Verletzung jedoch keine Rolle mehr, weil sie verheilt ist. Womit wir zur anderen Perspektive kommen. Zu der, die sich auf Gesundheit konzentriert.

Wenn du über ein Jahr lang die Diagnosekriterien nicht mehr erfüllst, giltst du offiziell nicht mehr als alkoholabhängig und damit auch nicht mehr als krank. Außerdem hat die Neurowissenschaft in den vergangenen Jahrzehnten gezeigt: Unser Gehirn ist plastisch. Es verändert sich andauernd, allein dadurch, dass wir leben und neue Erfahrungen machen. Was bedeutet, wir können uns bis ins hohe Alter verändern, können lernen, Gewohnheiten und Denkweisen umzuformen, auch nachhaltig. Je konsequenter du gut mit dir umgehst, desto breiter werden diese neuen, förderlichen Pfade in deinem Hirn, desto besser baust du diese Straßen aus. Die alte Autobahn wird überflüssig. Je attraktiver die neuen Verbindungen für dich sind, desto unwahrscheinlicher wird es, dass du sie reaktivierst. Vielleicht hilft dir für deinen Weg auch die

Metapher der alkoholischen Filterblase, die wir dir in Kapitel 4 vorgestellt haben. Das war der Algorithmus, der dir immer mehr Katzenbilder anzeigt, je häufiger du mit ihnen interagierst. Der dir also je nach Verhalten deine eigene Informations- und Interessensblase kreiert. Am Anfang deiner Abstinenz scheint der Alkohol noch überall zu sein. In die Stadt zu gehen, gleicht einem Spießrutenlauf. Wenn andere einen Blumenladen entdecken, fällt dir die Alkoholwerbung auf. Wo andere einen Baum erkennen, siehst du in seinem Schatten den Tisch mit den Weingläsern drauf. Je häufiger du in solchen Situationen nicht auf diese Alkoholreize reagierst, desto stärker programmiert sich dein Hirn um, bis Alkohol irgendwann nur noch gelegentlich in deinem Bewusstsein aufpoppt. Das dauert ein paar Jahre, aber es wird immer besser, immer leichter. Irgendwann siehst du wieder den Schuhladen und den Baum. Und selbst wenn die Alkoholwerbung und der Tisch mit den Weingläsern dir noch auffallen, dein Hirn kann verlernen, diese Signale attraktiv zu finden. Wenn du nicht mehr trinkst, verlieren sie an Relevanz. Alkohol kann für dich völlig seinen Reiz verlieren und auch seine Bedrohung. Heißt: Selbst wenn sich da noch mal die alten Strukturen melden, kann es sehr gut sein, dass sich das weder überwältigend noch unangenehm anfühlt, sondern eher nach einem: *Ach ja, das habe ich mal gemacht und gemocht, wie absurd.*

Carmen, 51 | Gen X | Schön, dass du da bist

Carmen tritt aus der Praxis und setzt sich ihre Sonnenbrille auf. Sie holt ihr Handy raus und zögert. Dann gibt sie sich einen Ruck und blockt Tobias' Nummer, damit er sie nicht mehr erreichen kann. Es fühlt sich schrecklich an. Aber so scheint das zu sein, wenn man anfängt, Grenzen zu setzen. Carmen atmet ein und mit einem tiefen Seufzer aus. Dann öffnet sie den Chat mit Anna und beginnt zu tippen:

Es tut mir leid, dass ich in den letzten Monaten von der Bildfläche verschwunden bin. Ich habe aufgehört zu trinken, und ich möchte euch so gern sehen. Kann ich mal vorbeikommen und die Kleine kennenlernen?

Anna ist sofort online. Anna schreibt. *Natürlich. Sie würde sich riesig freuen.*

Jetzt?

Passt gut. Konsti geht mit den beiden Großen gleich einkaufen.

Carmen steigt ins Auto und lässt das Verdeck runter. Sie löst ihren Dutt und braust mit offenen Haaren los. Vorm Haus ihrer Schwester fühlen sich ihre Beine an wie Gummi. Sie klingelt. Anna öffnet ihr mit dem schlafenden Baby, das sie sich mit einem Tragetuch vor die Brust gebunden hat.

»Carmi.« Annas Augen füllen sich mit Tränen. Die beiden umarmen sich umständlich. Carmen steigt der süße Babyduft in die Nase, und ihr Herz dehnt sich aus. Da hört sie auch schon ihre großen Nichten.

»Tante Carmi! Tante Carmi! Willst du mein Schulheft sehen? Willst du das Bett sehen, das ich für meinen Kuschelhasen gebastelt habe?«

Anna lächelt und verdreht dabei die Augen. »Ihr geht jetzt erst mal mit Papa einkaufen, und dann könnt ihr Tante Carmi alles zeigen.« Konstantin kommt die Treppe runter und umarmt Carmen. »Schön, dass du da bist. Komm rein, wir machen uns jetzt auf den Weg.«

»Wir müssen Kuchen kaufen, wenn wir Gäste haben, Papa, gell?«, sagt eines der Mädchen.

»Tante Carmi ist doch Familie.« Konsti grinst.

»Auch Familie verdient Kuchen. Wir sollten Kuchen …«

Anna schließt sanft die Tür und führt Carmen zum überdimensionierten Sofa. Sie setzt sich, lässt sich nach hinten gleiten und liegt fast. Es fühlt sich sofort wieder an wie zu Hause sein.

Anna fängt an, ihr Tragetuch zu entknoten. »Öffne mal deine Bluse, sonst tun ihr die Knöpfe weh.«

»Du willst sie mir geben? Anna, ich weiß nicht, du willst sie mir jetzt einfach geben?« Carmens Körper verspannt sich.

»Ja, einfach so«, Anna lacht. »Du bist super mit Kindern, Carmi. Mach mal die oberen Knöpfe auf. Sie ist entspannt und total verkuschelt, du wirst sie mögen.«

Carmen öffnet die Knöpfe ihrer Seidenbluse. Geschickt nimmt Anna das Baby und legt es Carmen mit dem Bauch aufs Dekolleté. Das Köpfchen liegt auf Carmens Schulter, die Kleine lässt ein lautes Schnaufen von sich, dann schläft sie ruhig weiter. Ihr Atem berührt Carmens Hals. Anna legt den beiden die Decke über, die Carmen ihr geschenkt hat. Carmen spürt, wie ihre Anspannung nachlässt. Vorsichtig streichelt sie den kleinen, gebogenen Rücken ihrer Nichte, berührt ihre Haare, fängt an zu summen, schließt die Augen.

»Ich gehe kurz duschen«, flüstert Anna.

Carmen will protestieren, doch bevor sie etwas sagen kann, spitzt Anna kurz die Lippen und legt sich ihren Zeigefinger auf den Mund. »Keine Widerrede, sie wird jetzt erst mal schlafen, und ich MUSS duschen. Dann reden wir. Danke, dass du hier bist.«

Anna gibt ihr einen Kuss auf die Stirn und tippelt ins Bad. Die Dusche läuft schon, als Carmen bewusst wird, dass sie noch etwas antworten möchte.

»Ich liebe euch.«

Jeder Mensch hat alte Wunden, die manchmal etwas schmerzen. Alle von uns haben Themen, bei denen sie aufpassen müssen, und das ist halt deins. Aber weißt du, was das Schöne ist? Du hast da ein Thema, das dich zu einem harmonischeren Leben führen kann. Schau dir die Leute mal an, die früher getrunken haben und jetzt sober leben. Sehr viele von ihnen sind heute gesünder, verbundener, ausgeglichener, widerstandsfähiger, glücklicher, (selbst-)freundlicher, dankbarer und zufriedener als zu der Zeit, in der sie angefangen haben zu trinken. Abstinenz kann dir viel beibringen über dich und das Leben. Und irgendwann kann sie dir als Blaupause dienen, weil sie dir zeigt, dass du mit schmerzhaften Erfahrungen umgehen, sie dir zutrauen, als Teil deiner Reise betrachten, sie meistern und dich damit versöhnen kannst.

Sabine, 64 | Babyboomer | Ich bin dankbar

Sabine fühlt sich leicht, als sie ihr Kleid bügelt. Werner und sie gehen heute tanzen, und sie nimmt sich einen Moment, um das Kribbeln in ihrem Bauch auszukosten. Das passt zum Thema, das heute im Onlineprogramm dran war. Gleich in der Früh hat sie sich mit den Inhalten beschäftigt. Da hat Werner noch geschlafen – in ihrem Ehebett, wohlgemerkt.

Sie fühlt sich immer wie ein kleines Kind, das ein Türchen vom Adventskalender öffnen darf, wenn sie im Morgengrauen mit Kaffee am Wohnzimmertisch sitzt, sich ihre Unterlagen schnappt und das aktuelle Programmvideo startet. Sie lernt so viel. Heute ging es zum Beispiel darum, Gefühle zu fühlen. Die schönen und die nicht so schönen. In die schönen einzutauchen, sie zu verlängern und zu genießen. Und die nicht so schönen nicht sofort wegzudrücken. Nicht sofort zum Handy oder zur Schokolade zu greifen, sobald mal eine unangenehme Emotion kommt, sondern sie erst einmal da sein zu lassen, zu betrachten, zu akzeptieren und dann bewusst zu schauen, wie man damit umgehen möchte. Achtsam zu sein und aktiv zu entscheiden, anstatt sich davontragen zu lassen.

Sabine liebt dieses Wissen, es erklärt so viel, und es eröffnet ihr Möglichkeiten, anders mit sich umzugehen. Die Fähigkeit zur Emotionsregulation ist wohl eines der Kriterien für psychische Reife. Und das ergibt sehr viel Sinn, wenn sie so über sich nachdenkt. Denn emotional betrachtet hat der Alkohol sie zum Kleinkind gemacht. Kaum passte ihr etwas nicht, ist sie entweder ausgeflippt oder hat zum Fläschchen gegriffen. Schrecklich. Aber jetzt hat sie das Gefühl, Verantwortung zu übernehmen, sich verstehen zu lernen und etwas an die Hand zu bekommen, um wieder sie selbst zu werden. Es ist ein tolles Gefühl.

Sie mag auch die Programmaufgaben, die Teil einer Routine sind. Am schönsten findet sie, wenn sie aufschreiben soll, wofür sie dankbar ist. Dann geht sie den vorherigen Tag durch und schaut, was alles schön war und wo sie sich gut gefühlt hat. Jedes Mal verblüfft sie, wie viel es ist. Die Übung erinnert sie an die Sabine, die sie früher war, und so langsam bemerkt sie auch, dass sich ihr Blick verändert. Immer häufiger springt ihr die Schönheit wieder ins Auge. Heute hat sie aufgeschrieben:

Ich bin dankbar, dass ich mich gestern im Spiegel angelächelt habe und sogar ganz zufrieden war mit dem, was ich sah.

Ich bin dankbar, dass Werner heute mit mir tanzen geht (und meine Füße wieder in die Tanzschuhe passen).

Ich bin dankbar, dass ich klar und fit den Morgen genießen kann, während die Vögelchen zwitschern.

Ein letztes Mal fährt sie mit dem Bügeleisen über den edlen Stoff ihres Kleides. Dann zieht sie es über und dreht sich einmal im Kreis. Werner kommt die Treppe hinunter, als er sie sieht, strahlt er. Er geht auf sie zu und nimmt sie fest in den Arm, wie neuerdings so ungefähr 23-mal pro Tag.

»Vorsicht, Werner, das habe ich gerade gebügelt!«

Er lacht und hält sein Handy in die Höhe, um ein Selfie für Alexander zu schießen. Dann nimmt er ihre Hand. »Lass uns tanzen gehen, Sabinchen.«

Die Weltgesundheitsorganisation definiert Gesundheit als Zustand völligen psychischen, physischen und sozialen Wohlbefindens. Und wenn wir diese Kriterien anlegen, dann können wir bei einer Sucht ab einem gewissen Punkt von einer körperlichen und psychischen Heilung sprechen. Das bedeutet auch hier nicht, dass du irgendwann wieder in der Lage bist, »wie früher« Alkohol zu konsumieren. Es wäre Irrsinn, das zu riskieren. Aber das ist eben auch keine Bedingung für Gesundheit. Niemand, der ohne Alkohol aufgewachsen ist, käme auf die Idee, dass Wohlbefinden, feiern, entspannen oder gesellig sein irgendetwas mit Alkohol zu tun hat. Das macht erst die Gewöhnung – und das kannst du dir wieder abgewöhnen. Heilung bedeutet in dieser Perspektive, dass du dich weiterentwickeln kannst, rausentwickeln aus dieser Gewohnheit, dich mit einer Droge zu betäuben, zu belohnen, zu manipulieren. Dass dein Hirn wieder ausbalanciert ist, weil du nüchtern lebst und es geschafft hast, dysfunktionale Strukturen durch funktionale zu überlagern. Es ist möglich, deine Sucht zu überwinden. Es ist sogar möglich, daran zu wachsen.

Helga, 82 | Stille Generation | Bitte verzeih mir

Helga krault das weiche Fell ihrer Hündin. Die komplette Zugfahrt über lag Lexa mit ausgestreckten Hinterbeinen im Gang. Alle mussten umständlich über sie drübersteigen, sogar die Schaffnerin. Niemand hat etwas gesagt. Wie freundlich die Menschen doch sind. Aber Lexa ist auch so ein Schatz, dass man sich augenblicklich in sie verliebt. Es ist ein Segen, sie an ihrer Seite zu haben. Besonders heute, wo Helga seit Langem mal wieder die Knie zittern.

Seit ein paar Monaten lebt sie jetzt ohne Alkohol, und ihre Schmerzen sind weg. Den Stock benötigt sie nicht mehr. Am Anfang hat sie nachts oft stundenlang wach gelegen und an die Decke gestarrt, gegrübelt und ums Verrecken nicht schlafen können. In ihrem Brustkorb flatterte der Kolibri, in ihrem Kopf tobte ein wild gewordenes Orchester, das seinen Dirigenten verloren hat. Alles war aus dem Takt geraten, klang dissonant. Es war ein fürchterlicher Zustand. Sie warf sich hin und her, stand auf, legte sich wieder hin, beobachtete zahlreiche Morgendämmerungen, ohne auch nur eine Sekunde geruht zu haben. Sie dachte über die Vergangenheit nach, kam nie zu einem Ergebnis, verhedderte sich in quälenden Schleifen. Aber irgendwas in Helga sagte ihr, dass sich das wieder einspielen würde, und sie hielt durch. Nach ein paar Wochen dann kam der Schlaf wieder. Seitdem weiß sie kaum, wohin mit ihrer Energie. Und sie ist überrascht, wie klar ihr Geist geworden ist. Das ist nicht ausschließlich schön. Ihr wurde dadurch nämlich schmerzlich bewusst, wie unfair sie sich Ernst gegenüber verhalten hat in all den Jahren. Seit Monaten schon denkt sie darüber nach, an sein Grab zu fahren, um sich bei ihm zu entschuldigen. Und nun ist sie hier und steigt aus dem Zug. Der Wind pfeift so stark, dass Lexas Ohren nach oben fliegen.

Der Friedhof liegt neben einem Kanal. Sie leint Lexa an und betritt ihn. In der Ferne grollt Donner, es riecht nach Sommerregen. Das Grab ziert ein einfacher Stein. Ernst von Skopnik, geboren am 3.9.1945, gestorben am 21.4.2009.

Helga kniet sich hin und senkt den Kopf. Sie flüstert.

»Ich habe dich nie geliebt, Ernst. So vieles an dir nicht zu schätzen gewusst. Ich war so sauer, weil ich mit Heidemarie leben wollte. Das habe ich an dir ausgelassen. Ich hab's mir bequem gemacht in deiner Loyalität. Wie gemein ich oft zu dir war, das erkenne ich jetzt. Es tut mir leid.« Sie streicht über den glatten Grabstein. Ernst wollte es immer einfach haben. Und doch hat er sie nie verlassen. »Bitte verzeih mir.«

Sie schließt die Augen und sieht ihn lächeln. Der Wind wird zum Sturm, aber in ihr hat sich etwas beruhigt.

Du kannst ab heute herausfinden, wer du wirklich bist, wer da unter all dem Alkoholnebel steckt. Du kannst das Schritt für Schritt entdecken, weil du dich jetzt ungefiltert kennenlernen darfst. Das wird nicht immer schön sein, das wird oft anstrengend, aber es lohnt sich, weil es sich mit der Zeit unglaublich befriedigend und befreiend anfühlt. Vor allem, wenn du dich bisher in ein Leben getrunken hast, das eigentlich nicht deins ist. Das eigentlich zu klein für dich ist. Dann wird die Nüchternheit dir die Klarheit, die Kraft, die Zuversicht und die Energie schenken können, um das zu ändern und dir ein Leben aufzubauen, das zu dir passt und das dir die Möglichkeit bietet, deine Bedürfnisse zu erfüllen, dich um deine Beziehungen zu kümmern und mit Widrigkeiten zurechtzukommen. In diesem Sinne ist auch die Definition von Gesundheit der WHO zu verstehen. Es geht nicht darum, dass du ab jetzt nur noch glücklich und zufrieden bist, sondern darum, dass du Gelegenheiten findest, deine Interessen zu pflegen und deine Stärken einzusetzen. Dass du deine Ziele artikulieren und sie verfolgen kannst. Dass du auf dich achtest und mit Stress und Belastung umgehen kannst. Dass du neben Projekten, die du gut findest, auch jene realisierst, die dir guttun. Es geht darum, da zu sein für die Menschen und die Dinge, die dir wichtig sind. Und falls du dir nicht sicher bist, wer oder was das ist: Erste Hinweise kannst du sammeln, indem du darauf achtest, wann du dich ohne Alkohol gut und wohl fühlst. Wann bist du interessiert? Wo fühlst du dich lebendig? Wann vergisst du die Zeit? Wo empfindest du Liebe und Verbundenheit? Folge diesen Gefühlen. Du darfst das, und du wirst überrascht sein, wie viel Schönheit entstehen kann, wenn du gehen lässt, was dich kleinhält.

Jamila, 39 | Gen Y | Stärker als gestern

Jamila geht von der Selbsthilfegruppe nach Hause und fühlt sich beflügelt. Die Luft ist schwül, gleich wird es gewittern. Aber Jamila stört das nicht. Ihre Übelkeit ist verschwunden, Amalie verbringt den Nachmittag nach dem Kindergarten seit Neuestem zweimal pro Woche bei ihren Eltern, und Jamila hat noch ein paar Stunden Zeit für sich. Das war eines der ersten Dinge, die sie durchsetzen konnte. Ein erster kleiner Triumph auf dem Weg zu mehr Selbstbestimmung. Jetzt geht sie nach Hause und wird ganz in Ruhe das Bad putzen.

Beim Wischen entdeckt sie den Zahnpastafleck an der Tapete. Ganz leicht streicht sie darüber. Dann putzt sie den Wandschrank mit dem Spiegel, der über dem Waschbecken hängt. Als sie ihn öffnet, um die Fächer zu wischen, sieht sie Chrissis Haartrimmer. Dann sieht sie ihre Hand, die danach greift und den Stecker in die Steckdose steckt. Sie hört das Summen, schließt die Schranktür und blickt in ihr Spiegelbild. Sie wird doch nicht?

Ganz ruhig setzt sie den Trimmer an ihren Haaransatz und fängt an. Strähne für Strähne landet im Waschbecken. Dicke schwarze Locken, durchzogen von einzelnen grauen Haaren. Sie arbeitet konzentriert. Erst nach einer Weile bemerkt sie, dass ihr Tränen über die Wangen laufen. Es fühlt sich nicht an, als würde sie weinen, aber ihr laufen Bäche aus den Augen. Eigentlich ist Haare rasieren ja ein Akt der Erniedrigung, für sie aber hat es was von Erlösung, von Ermächtigung.

Als sie fertig ist, stopft sie ihre Haare in den Mülleimer, steckt ihre Kopfhörer in die Ohren und läuft raus an den Kanal. Es stürmt. Sie tippt »Britney Spears *Stronger*« ein. Wie sehr hat sie dieses Lied geliebt. Der Beat dringt ihr in die Ohren, gibt ihrem Gang den Takt. Da, wo sonst die Wut brennt, brandet nun ein Ozean an Möglichkeiten. Kühle Wellen, die sie tragen. Nun wippen auch ihre Schultern im Beat, ihr Gang fängt an zu federn. Sie blickt auf den Kanal, das Wasser kräuselt sich, bäumt sich auf, tanzt Muster in seine Oberfläche, immer neu, immer anders. Momentkunstwerke nur für sie. Es donnert. Sie fühlt sich wie in einem Musikvideo und fängt laut an zu singen: »Stronger than yesterday, it's nothing but my way. My loneliness ain't killing me no more. I'm strongeeeeeeeer!« Sie reißt ihre Arme nach oben und dreht sich, sie lacht, sie weint, sie lacht. Mit einer Pirouette lässt sie sich auf einer Bank nieder. Es ist so weit, sie spürt es. Niemandem muss sie es mehr recht machen. Sie ist stark. Sie ist schön. Nicht wegen ihrer dunklen Locken oder der hübschen Augen. Sie ist schön, weil sie Jamila ist. Eine Naturgewalt, die Wasser tanzen lassen kann. Sie streicht sich über ihre Kopfhaut und lächelt. Sie hat eine solche Kraft in sich, und das wird sie nicht eine Sekunde länger verleugnen. Sie nimmt ihr Smartphone aus der Jackentasche und tippt:

Liebe Jessi, danke für dein Angebot mit der Anwältin. Ich will mich von Chrissi scheiden lassen und möchte sie kontaktieren. Bitte schick mir ihre Nummer. Danke, du bist toll.

Sie packt das Handy ein und nimmt einen tiefen Atemzug. Da entdeckt sie einen kleinen schwarzen Pudel. Immer wenn er hochspringt, packt ihn der Wind und setzt ihn ein paar Zentimeter weiter wieder ab. Jamila muss laut lachen, als sie das sieht. Früher wäre ihr so etwas nicht aufgefallen. Sein Frauchen wird aufmerksam auf Jamila und lacht mit. Sie kommt auf Jamila zu.

»Tolle Frisur«, sagt das Frauchen.

»Danke. Tolles Shirt. Steht da wirklich *Titties*?«

»Ja. Gut, oder?«

»Das ist perfekt.«

Wichtigste Quellen

Sortiert nach Erwähnung im Text

Kapitel 1

Destatis (2022): »Frauen in Führungspositionen.« https://www.destatis.de/DE/Themen/Arbeit/Arbeitsmarkt/Qualitaet-Arbeit/Dimension-1/frauen-fuehrungspositionen.html

Trunk, M. (2023): *Dinge, die ich am Anfang meiner Karriere gerne gewusst hätte: Warum im Berufsleben nicht alle die gleichen Chancen haben – und wie wir uns trotzdem durchsetzen.* Penguin Verlag.

Wienemann, E. & Wartmann, A. (2011): »Die Rolle des riskanten Alkoholkonsums im Stressbewältigungsverhalten von weiblichen Fach- und Führungskräften. Projektbericht.« Leibniz Universität Hannover. https://www.bundesgesundheitsministerium.de/fileadmin/Dateien/5_Publikationen/Drogen_und_Sucht/Berichte/Projektbericht_Die_Rolle_des_riskanten_Alkoholkonsums_im_Stressbewaeltigungsverhalten_von_weiblichen_Fach-_und_Fuehrungskraeften.pdf.

Siegrist, J. (2009): »Gratifikationskrisen als Psychosoziale Herausforderung.« In: *Arbeitsmedizin-Sozialmedizin-Umweltmedizin*, 11/2009, S. 574–579.

Kilian, C., Manthey, J., Moskalewicz, J., Braddick, F., Matrai, S., López-Pelayo, H. & Rehm, J. (2023): »The socioeconomic profile of alcohol use in Europe: Findings from a cross-sectional survey of 33 European countries.« In: *IJADR*, 11(1), S. 13–23.

Kromm, W., Frank, G. & Gadinger, M. (2009): »Sich tot arbeiten – und dabei gesund bleiben.« In: Kromm, W. & Frank, G. (Hg.): *Unternehmensressource Gesundheit: Weshalb die Folgen schlechter Führung kein Arzt heilen kann.* Symposion Publishing, Düsseldorf.

Bouchard, G. (2014): »How Do Parents React When Their Children Leave Home? An Integrative Review.« In: *Journal of Young Adult Development*, Band 21, S. 69–79. https://link.springer.com/article/10.1007/s10804-013-9180-8

Die T-Shirts von Helga stammen von Vigdis Hohmann: https://vigdis.xyz

Dar, K. (2006): »Alcohol use disorders in elderly people: fact or fiction?« In: *Advances in Psychiatric Treatment*, 12(3), S. 173–181.

Weber, B. (2009): »Mit Tabletten gegen die Einsamkeit.« https://www.deutschlandfunk.de/mit-tabletten-gegen-die-einsamkeit-100.html

Deutscher Bundestag (2023): »Gesundheitliche und gesellschaftliche Schäden durch Alkoholkonsum.« Drucksache 20/9070. Antwort der Bundesregierung auf die Kleine Anfrage der Abgeordneten Ates Gürpinar, Susanne Ferschl, Gökay Akbulut, weiterer Abgeordneter und der Fraktion DIE LINKE. https://dserver.bundestag.de/btd/20/090/2009070.pdf

Epidemiologischer Suchtsurvey, Vollversion unter www.esa-survey.de

Moreno, J. (2024): »Warum ist die Gen Z so frustriert, Herr Maas?« *Podcast Moreno+1.* https://www.spiegel.de/psychologie/ruediger-maas-ueber-generation-alpha-und-genz-podcast-moreno-1-a-81c4927c-9fd6-4fe9-9c1f-205dc01a410c

FischerAppelt News (2022): Teengeist-Umfrage: »Wie die Generation Z ihre mentale Gesundheit bewertet.« https://www.kom.de/die-generation-z-ueber-mentale-gesundheit/

Tanguy, M. (2018): »How social media visuals affect our mind?« TEDxLausanne-Talk. https://www.youtube.com/watch?v=fnOv57ywMFs

Ergin, Y., Richter, A., Rau, J. & Mischer, S. (2023): »Schönheit, Fitness, Mode, Kochen – Das Frauenbild auf Social Media.« Arte Twist. https://www.youtube.com/watch?v=gkI5MMsjbN4

Kapitel 2

Manthey, J., Kilian, C., Carr, S. & Rehm, J. (2021): »Besteuerung von Alkohol in Deutschland.« In: 8. Alternativer Drogen- und Suchtbericht, S. 45–48.

Neufeld, M., Kokole, D., Correia, D., Ferreira-Borges, C., Olsen, A., Tran., A., Rehm, J. (2024): »How much do Europeans know about the link between alcohol use and cancer? Results from an online survey in 14 countries.« In: *BMC Research Notes*, 17(56). https://rdcu.be/dMX7M

Kokole, D., Ferreira-Borges, C., Galea, G., Tran, A., Rehm, J. & Neufeld, M. (2023): »Public awareness of the alcohol-cancer link in the EU and UK: a scoping review.« In: *European Journal of Public Health*, 33(6), S. 1128–1147.

Hellemann, A. & Rosenfelder, L. (2022): »Rotwein, Schnaps und Katertricks. Lauterbach im großen Weihnachtsinterview.« *Bild am Sonntag.* https://www.bild.de/bild-plus/politik/inland/politik-inland/lauterbach-im-grossen-weihnachts-interview-rotwein-schnaps-und-kater-tricks-82348222.bild.html

Deutsche Hauptstelle für Suchtfragen (DHS) (2023): »Empfehlungen zum Umgang mit Alkohol.« URL: https://www.dhs.de/fileadmin/user_upload/WK_der_DHS_-_Empfehlungen_zum_Umgang_mit_Alkohol.pdf

Richter M., Tauer J., Conrad J., Heil E., Kroke A., Virmani K. & Watzl B. (2024): »Alkohol – Zufuhr in Deutschland, gesundheitliche sowie soziale Folgen und Ableitung von Handlungsempfehlungen.« Positionspapier der Deutschen Gesellschaft für Ernährung e. V. (DGE). URL: https://www.dge.de//fileadmin/Bilder/wissenschaft/referenzwerte/DGE-Position_Alkohol_EU_2024_10.pdf

International Agency for Research on Cancer (1988): *Alcohol Drinking.* In: *IARC Monographs on the Evaluation of the Carcinogenic Risks to Humans Volume 44.*

International Agency for Research on Cancer (1986): *Tobacco Smoking.* In: *IARC Monographs on the Evaluation of the Carcinogenic Risk of Chemicals to Humans Volume 38.*

Stüben, N. (2023): »Alkohollobby sponsert Ärzte-Fortbildung.« OAMN Blog. https://oamn.jetzt/2023/02/weinlobby-sponsert-aerzte-fortbil dung/

Atkinson, A. M. (2019): »It's Time to Call Time on the Use of Gender Stereotypes in Alcohol Marketing.« Institute of Alcohol Studies Blog. https://www.ias.org.uk/2019/10/16/its-time-to-call-time-on-the-use-of-gender-stereotypes-in-alcohol-marketing/

Crawley, S. & Lufkin, B. (2020): »The Feminisation of Alcohol Marketing.« BBC World Service. Woman's Hour. https://www.bbc.com/worklife/article/20200924-the-feminisation-of-alcohol-marketing

Schomerus, G., Matschinger, H. & Angermeyer, M. C. (2006): »Alcoholism: Illness beliefs and resource allocation preferences of the public.« In: *Drug and Alcohol Dependence*, 82(3), S. 204–210.

Schomerus, G. (2022): »Understanding the Association between Alcohol Stigma and Alcohol Consumption within Europe: A Cross-Sectional Exploratory Study.« In: *European* Addiction Research, 28(6), S. 446–454.

World Health Organization (2024): »The Global Health Observatory. Alcohol, recorded per capita (15+) consumption (in litres of pure alcohol), by beverage type.« https://www.who.int/data/gho/data/indicators/indicator-details/GHO/alcohol-recorded-per-capita-(15-)-consumption-(in-litres-of-pure-alcohol)

Grant, B. F., Goldstein, R. B., Saha, T. D., Chou, S. P., Jung, J., Zhang, H., Pickering, R. P., Ruan, W. J., Smith, S. M., Huang, B. & Hasin, D. S. (2015): »Epidemiology of DSM-5 Alcohol Use Disorder: Results From the National Epidemiologic Survey on Alcohol and Related Conditions III.« In: *JAMA Psychiatry*. 72(8), S. 757–66.

Döring, M. & Gatow, M. (2024): »#173 Alkoholabhängigkeit: Sind wir selber schuld? (Mit Stigma-Forscher Georg Schomerus)« *SodaKlub Podcast*. https://www.sodaklub.com/hoeren/173-alkohol-stigma-georg-schomerus

Muschalik, C., Otten, M., Breuer, J. & von Rüden, U. (2021): »Erfassung und Operationalisierung des Merkmals ›Geschlecht‹ in repräsentativen Bevölkerungsstichproben: Herausforderungen und Implikationen am Beispiel der GeSiD-Studie.« In: *Bundesgesundheitsblatt*, 64, S. 1364–1371.

Knef, H. (1978): *Das Urteil*. Goldmann Verlag.

Hutton, F., Griffin, C., Lyons, A., Niland, P. & McCreanor, T. (2016): »›Tragic girls‹ and ›crack whores‹: Alcohol, femininity and Facebook.« In: *Feminism & Psychology*, 26(1), S. 73–93.

Müller C.P., Mühle C., Kornhuber J. & Lenz B. (2021): »Sex-Dependent Alcohol Instrumentalization Goals in Non-Addicted Alcohol Consumers versus Patients with Alcohol Use Disorder: Longitudinal Change and Outcome Prediction.« In: *Alcohol, Clinical and Experimental Research*, 45(3), S. 577–586.

Kapitel 3

Daviet, R., Aydogan, G., Jagannathan, K., Spilka, N., Koellinger, P. D., Kranzler, H. R., Nave, G. & Wetherill, R. R. (2022): »Associations between alcohol consumption and gray and white matter volumes in the UK Biobank.« In: *Nature Commununications*, 13, S. 1175. https://doi.org/10.1038/s41467-022-28735-5

WHO Nachrichten (2022): »Beim Alkoholkonsum gibt es keine gesundheitlich unbedenkliche Menge.« https://www.who.int/europe/de/news/item/28-12-2022-no-level-of-alcohol-consumption-is-safe-for-our-health

Corrao, G., Bagnardi, V., Zambon, A. & La Vecchia, C. (2004): »A meta-analysis of alcohol consumption and the risk of 15 diseases.« In: *Preventive Medicine* 38, S. 613–619.

Hoffmann, S., Gerhardt, S., Mühle, C., Reinhard, I., Reichert, D., Bach, P., Kiefer, F., Reichert, M., Lenz, B. & ReCoDe Consortium (2024): »Associations of Menstrual Cycle and Progesterone-to-Estradiol Ratio With Alcohol Consumption in Alcohol Use Disorder: A Sex-Separated Multicenter Longitudinal Study.« In: *American Journal of Psychiatry*, appi-ajp.

Warren J. G., Goodwin L., Gage S. H. & Rose, A. K. (2020): »The effects of menstrual cycle stage and hormonal contraception on alcohol consumption and craving: A pilot investigation.« In: *Comprehensive Psychoneuroendocrinology*, 5, S. 100022.

Weinland C., Mühle C., Kornhuber J. & Lenz. B. (2021): »Progesterone serum levels correlate negatively with craving in female postmenopausal in-patients with alcohol use disorder: A sex- and menopausal status-separated study.« In: *Progress in Neuropsychopharmacology & Biological Psychiatry*, 110, S. 110278.

Horsthemke, S. (2020): »Welche Folgen hat Alkohol in der Schwangerschaft?« In: *Spektrum Kompakt, Schwangerschaft – Aufbruch in ein neues Leben*. https://www.spektrum.de/wissen/wie-schlimm-ist-alkohol-in-der-schwangerschaft/1813550

Amboss (2024): »Perimenopause (1): Stimmung, Schlaf, Gedächtnis – Symptome von Beginn an richtig einordnen.« *Amboss Podcast*. https://amboss.podigee.io/130-menopause1?utm_campaign=de_dp_24-Q2-podcast-menopause&utm_source=content&utm_medium=podcast_desc

Kapitel 4

Bundesinstitut für Arzneimittel und Medizinprodukte (2024): ICD-11 in Deutsch – Entwurfsfassung. https://www.bfarm.de/DE/Kodiersysteme/Klassifikationen/ICD/ICD-11/uebersetzung/_node.html

McKowen, L. (2023): *Push Off from Here: Nine Essential Truths To Get You Through Sobriety (And Everything Else)*. Ballantine Books/Penguin Random House.

Kiefer, F., Hoffmann, S., Petersen, K. U. & Batra, A. (2020): »S3-Leitlinie Screening, Diagnose und Behandlung alkoholbezogener Störungen.« Springer Verlag. Online: https://register.awmf.org/assets/guidelines/076-001k_S3-Screening-Diagnose-Behandlung-alkoholbezogene-Stoerungen_2021-02.pdf

Corrao, G., Bagnardi, V., Zambon, A. & La Vecchia, C. (2004): »A meta-analysis of alcohol consumption and the risk of 15 diseases.« In: *Preventive Medicine*, 38, S. 613–619.

Lindenmeyer, J. (2013): *Lieber schlau als blau: Entstehung und Behandlung von Alkohol- und Medikamentenabhängigkeit*. Beltz.

Hodgins, D.C., Leigh, G., Milne, R. & Gerrish, R. (1997): »Drinking goal selection in behavioral self-management treatment of chronic alcoholics.« In: *Addictive Behaviors*, 22(2), S. 247–55. https://www.sciencedirect.com/science/article/abs/pii/S0306460396000135

Murphy, D. (2006): »Road to recovery«. NBC News. https://www.nbcnews.com/id/wbna14627442

Meyers, R. J. & Smith, J. E. (2017): *CRA-Manual zur Behandlung von Alkoholabhängigkeit: Erfolgreicher behandeln durch positive Verstärkung im sozialen Bereich*. Psychiatrie Verlag.

Deci, E. L. & Ryan, R. M. (2000): »The ›What‹ and ›Why‹ of Goal Pursuits: Human Needs and the Self-Determination of Behavior.« In: *Psychological Inquiry*, 11(4), S. 227–268.

Miller, W. & Rollnick, S. (1991): *Motivational Interviewing: Helping People Change and Grow*. Guilford Press.

Pooley, C. (2022): *Chianti zum Frühstück: Wie ich aufhörte zu trinken und anfing zu leben*. Beltz Verlag.

Whitaker, H. (2019): *Quit Like a Woman: The Radical Choice to Not Drink in a Culture Obsessed with Alcohol*. Bloomsbury Publishing.

McKowen, L. (2020): *We are the Luckiest: The Surprising Magic of a Sober Life*. New World Library.

Fiedler, M. (2023): *Trinkerbelle: Mein Leben im Rausch*. Knaur.

Gatow, M. (2024): *Rausch und Klarheit: Der Alkohol, meine Familie, die Gesellschaft und ich*. Goldmann Verlag.

Biringer, E. (2022): *Unabhängig: Vom Trinken und Loslassen*. HarperCollins.

Stüben, N. (2021): *Ohne Alkohol: Die beste Entscheidung meines Lebens. Erkenntnisse, die ich gern früher gehabt hätte*. Kailash.

Stüben, N.: Gesichter hinter der Sucht – Reihe auf dem YouTube-Kanal *Ohne Alkohol mit Nathalie*. https://t.ly/bOEwS beziehungsweise youtube.com/@nathalie.stueben

Stüben, N.: *OAMN Podcast*. https://oamn.jetzt/podcast

Blickhan, D. (2018): *Positive Psychologie. Ein Handbuch für die Praxis*. Junfermann Verlag.

Kapitel 5

Kahnemann, D. (2012): *Schnelles Denken, langsames Denken.* Siedler.

Lampe, K., Scheibenbogen, O. & Musalek, M. (2013): *Therapieziele in der Suchtbehandlung.* Vortrag am Kongress des Anton Proksch Instituts Wien.

Bischof, G., Rumpf, H. J., Hapke, U., Meyer, C., & John, U. (2000): »Remission ohne formelle Hilfen und Inanspruchnahme stationärer Behandlung bei Alkoholabhängigen – Ein Vergleich auslösender Faktoren.« In: *Sucht,* 46(1), S. 54–61.

Rumpf, H. J., Bischof, G., Hapke, U. & Meyer, C. (2009): »Remission ohne formelle Hilfe bei Alkoholabhängigkeit: Der Stand der Forschung.« In: *Sucht,* 55, S. 75–85.

Koopmann, A.: ELMA, Elternsein motiviert und abstinent. https://www.elma-app.de/

Stüben, N.: *Die ersten 30 Tage ohne Alkohol.* Onlineprogramm. https://oamn.jetzt/30-tage

Stüben, N.: *Abstinenz stabilisieren.* Onlineprogramm. https://oamn.jetzt/abstinenz-stabilisieren

Stüben, N.: OAMN App. https://oamn.jetzt/app

Fredrickson, B. (2011): *Die Macht der guten Gefühle. Wie eine positive Haltung Ihr Leben dauerhaft verändert.* Campus Verlag.

Fredrickson, B. (2001): »The role of positive emotions in positive psychology: The broaden-and-build theory of positive emotions.« In: *American Psychologist.* 56, S. 218–226.

Blickhan, D. (2021): *Positive Psychologie und Coaching. Von der Lösungs- zur Wachstumsorientierung.* Junfermann Verlag.

Alle Links zuletzt aufgerufen am 10.10.2024

Danksagungen

Für Ideen, Illustrationen, Redigatur, Zusammenarbeit und anderweitigen Input danken wir:

Dr. Daniela Blickhan
Mika Döhring
Doreen Fröhlich
Emilio Galli-Zugaro
Mia Gatow
Stefanie Gördes
Jutta Hannecker
Sabine Hoffmann
Rolf Hüllinghorst
Annett Jedlitschka
Maureen John
Prof. Dr. Ulrich John
Christina Karl
Dr. Ulrich Kemper
Cordula Kiefer
Sandra Kiefer
Dr. Carolin Kilian
Prof. Dr. Anne Koopmann
Anika Landsteiner
Leonie Laubisch
Prof. Dr. Bernd Lenz
Sebastian Müller
Rosa Muscheidt
Alexandra Niehaus
Nathalie Pedrojetta
Stefani Schloms
Prof. Dr. Michael Soyka
Marion Stüben
Stefan Stüben
Stefanie Taverna
Sabine Timmann
Andrea Wildgruber

Kurzbiografien

Nathalie Stüben

Geboren 1985, ist verheiratet, Mutter von zwei kleinen Kindern und gelernte Journalistin. Sie gilt als Begründerin der deutschsprachigen Sober-Szene, also einer Bewegung von Menschen, die ohne Alkohol leben und das feiern. Bekannt wurde sie durch ihren Podcast *Ohne Alkohol mit Nathalie*, in dem sie offen über Alkoholprobleme spricht und Nüchternheit als »Jackpot« beschreibt. Mit ihren Social-Media-Kanälen, ihren Onlineprogrammen *Die ersten 30 Tage ohne Alkohol* und *Abstinenz stabilisieren* sowie ihren Medienauftritten erreicht sie ein Millionenpublikum. Ihr Kernanliegen besteht darin, dafür zu sensibilisieren, dass es sich bei Alkohol um eine stark verherrlichte Droge handelt; wie normal es in diesem Kontext ist, Probleme damit zu bekommen; dass diese Probleme früher beginnen, als wir meinen – und wie viel sich im Leben von Menschen verbessern kann, wenn sie aufhören zu trinken. Nathalie Stüben war selbst alkoholabhängig und lebt seit Sommer 2016 nüchtern. Neben ihrer Öffentlichkeitsarbeit forscht sie an der Ludwig-Maximilians-Universität in München, tritt als Speakerin auf und gibt Workshops zu den Themen Positive Psychologie und Rückfallprävention.

Falk Kiefer

Geboren 1969, ist verheiratet und Vater von zwei erwachsenen Kindern. Er hat sich nach dem Medizinstudium für die Ausbildung zum Facharzt für Psychiatrie und Psychotherapie entschieden, weil er sich sowohl für die Komplexität des Gehirns als auch für die Vielfalt der psychischen und sozialen Welten seiner Mitmenschen interessierte. Während seiner Promotion in Erlangen und Habilitation in Hamburg forschte er an grundlegenden neurobiologischen und sozialen Mechanismen von Motivation, Kognition und Verhalten bei psychischen Störungen. Im Jahr 2005 wurde er auf eine Professur für Suchtforschung nach Heidelberg berufen. Neben der klinischen Versorgung von Menschen mit Abhängigkeitserkrankungen kümmert er sich seitdem vertieft darum, evidenzbasierte individualisierte Therapien zu entwickeln und zu implementieren. Falk Kiefer ist Direktor der Klinik für Abhängiges Verhalten und Suchtmedizin des Zentralinstituts für Seelische Gesundheit in Mannheim, Lehrstuhlinhaber für Suchtforschung an der Universität Heidelberg und Co-Präsident der Deutschen Gesellschaft für Suchtforschung und Suchttherapie.

Register

Abhängigkeitssyndrom 180f.
Abstinenz 80, 197, 199ff., 205f., 212, 216ff., 223, 233, 238, 244ff., 253, 259, 260ff., 264, 267, 269ff., 272, 274, 277
Acetaldehyd 78, 131, 141
Achtsamkeit 23, 232
ADH 68, 141
ALDH 141
Alkohol
- und Brustkrebs 78, 80f.
- und Dopamin 175ff.
- und geistige Entwicklungsstörungen 146ff.
- und Krankheiten – Übersicht 169
- und Krebs 81, 83, 162
- und Medikamente 36
- und Menopause 148ff.
- und Muskelaufbau 67
- und Schlaf 163ff.
- und Sterbezahlen 83
- und Verdauung 152
- und Zyklus 143ff.
Alkoholabhängigkeit 181
- als Krankheit 226, 272
- Fragenkatalog 190ff.
Alkoholfolgeschäden 62
Alkoholgebrauchsstörung 162, 188
Alkoholkonsum
- Folgen 77
- kritischer 53
Alkohollobby 71, 82, 85ff., 97
Alkoholmarketing 85
- Zielgruppe Frauen 86f.
Alkoholprobleme
- ansprechen 204ff.
- Ausweg 221ff.
- Betroffene 95
- Leugnung 93
- Vorurteile 96
Alkoholschäden im Alter 38
Amotivation 209, 210
Ängste 117, 135, 166, 168ff.
Angsterkrankungen 21, 244
Annäherungsziele 260ff.
Anonyme Alkoholiker 224
AUDIT-Kriterien 95
Aufmerksamkeitsspanne, verkürzte 60
Ausgrenzung 97

Babyboomer 21, 26, 40
Beck-Depressions-Inventar 166
Becker, Gela 148
Befindlichkeitsschwankungen 28
Behandlung alkoholbezogener Störungen 227
Belastungsfaktoren 170f.
Belohnung 19, 29, 84, 181, 210, 211f., 217
Belohnungssystem 133, 177, 178
Bernays, Edward 87
Blackout 250
Blickhan, Daniela 208, 217, 263
Blickhan, Sasha 208
Botenstoffe 135f., 177
Broaden-and-Build-Theorie 262f.
Broaden-Effekt 263
Brustkrebsrisiko 78, 197
Build-Effekt 263
Burn-out 48

Carmen 11ff., 112ff., 125ff., 182ff., 235ff., 274ff.
Community Reinforcement Approach 205
Cortisol 162f.
Craving 233, 245, 256

Deci, Edward 206f., 210, 217
Depressionen 21, 28, 37, 39, 66, 79, 93, 168ff., 181, 244, 265
Diabetes mellitus 36, 162, 166, 169
Diagnosekriterien für Krankheiten 179, 273
Diskriminierung
– negative 115ff.
– positive 115ff.
Dopamin 135, 138, 177, 202
Doppelstandard der Bewertung 18
Drunkorexia 66
DSM 179f., 188f.

E-Health 256
Eigenverantwortungskonstrukt/-narrativ 94f.
Einsamkeit 28, 233
Elena 55ff., 88ff., 156ff., 194ff., 212, 248ff., 269ff.
Elma-App (Elternsein motiviert und abstinent) 258f.
Eltern, alkoholabhängige 257f.
Empty-Nest-Syndrom 27
Emslie, Carol 87
Entzugssymptome, körperliche 200, 241
Epidemiologisches Suchtsurvey 38
Ethanol 130ff., 141

FAS 148
Fetales Alkoholsyndrom s. FAS
Filmriss 250
Fitnessinfluencerinnen 67
Flashbacks 121, 122
Fredrickson, Barbara 262
Frust 50, 52, 260, 266
Funken, Christiane 16
Fürsorgearbeit 16, 27, 28, 259

GABA 135ff.
Gefühle 249f.
– positive 261f.
Gen Y 47f., 64
Gen Z 60, 63, 65
Gender Pay Gap 16
GenX 11, 20
Geschlecht
– biologisches 107ff.
– soziales 107, 109ff.
Geyer, Dieter 39
Glaubenssätze 229, 269
Glutamat 136f.
glutamaterges System 137f.
Gratifikationskrise 19
Großhirn 131, 133

Harm Reduction 197
Helga 30ff., 73ff., 166ff., 202ff., 241ff., 280f.
Herz-Kreislauf-Krankheiten 79f.
Hirnanhangdrüse 149, 162
Homöostase 129, 135
Hormonhaushalt 68, 148, 166
Hüllinghorst, Rolf 224f.
Hypothalamus 149, 162

ICD 179f.
Isolation 28, 121, 208

Jamila 40ff., 101ff., 142ff., 213ff., 221ff., 282ff.
Jellinek, Elvin Morton 272
John, Prof. Ulrich 82

Kahneman, Daniel 244
Kishline, Audrey 200f.
Klarheit 249, 253, 281
Kognitive Verhaltenstherapie 231, 233, 256
Kommunikationssystem
– horizontales 17
– vertikales 17
Konsum, riskanter 69
Kontrollverlust 121, 179, 194

Koopmann, Anne 258
Kränkungen 122, 123

Lampe, Katrin 238
Langeweile 27, 50, 233
late-onset 29
Lauterbach, Karl 79
Lebenserwartung, Anstieg 27
Leberkrebs 77, 153
Leberzirrhose 77, 169, 244

Magengeschwüre 21, 153, 169
Mammakarzinom 78 s.a. Alkohol und Brustkrebs
Manthey, Jakob 72
Maßnahmen, konsumeinschränkende 84
McKowen, Laura 189, 216
Millennials s. Gen Y
mindful drinking 64
Moderation Management Movements 200
Motivation
- fördern 206
- wecken 206
- externale 208, 210
- internale 208, 210, 218
- intrinsische 210, 218
- psychische Grundbedürfnisse und 207
Motivationskontinuum 208, 210
Müller, Sebastian 120

Nüchternheitsbewegung 252f.
Nutzlosigkeit 27

OAMN (Ohne Alkohol mit Nathalie) 53, 82, 216, 217, 259, 261, 267
Ohnmacht 52,121, 136, 208
Onlineprogramme zur Erreichung der Abstinenz 255, 256, 259, 267, 277f.
Optimierungswahn 48
Osteoporose 35, 169
Östrogen 36, 108, 143f., 145, 150f.

Panikattacken 21
Passivtrinken 83
Perfektionismus 48, 271
Positive Psychologie 217, 265
Posttraumatische Belastungsstörung s. PTBS
präfrontaler Kortex 131, 135
Problemtrinker 54, 200, 201
Progesteron 143, 145, 150
psychische Grundbedürfnisse 207ff.
psychosoziale Einrichtungen 227f.
psychosoziale Ressourcen 247
Psychotherapie 229ff., 235ff., 267
- Inhalte 232ff.
- tiefenpsychologische 230f.
- verhaltenstherapeutische 230f.
PTBS 120ff.
Public Health 78f.

Rauschtrinken 146
- episodisches 53, 54, 61, 69
reduziertes Trinken 197ff.
Regenerationszeiten, verlängerte 35
Regulation
- externe 211
- identifizierte 216
- integrierte 217
- internale 212, 215f., 217
- intrinsische 210
- introjizierte 211f.
Remission 247
REM-Schlaf 163ff.
Rückfälle 245f.
Ryan, Richard 206f., 210, 217

Sabine 21ff., 98ff., 138ff., 173ff., 253ff., 277ff.
Scham 39, 87, 93, 99, 118, 149, 204, 225, 249, 258, 261
Schaudig, Katrin 149
Scheibenbogen, Oliver 238
Schlaflosigkeit/Schlafprobleme 28, 163
Schlafphasen 163
Schomerus, Georg 93, 97
Schönheitsideal 66
- und Ess- und Trinkprobleme 66

Selbstakzeptanz 270
Selbstbestimmung 8, 95, 217, 238, 248, 282
Selbstbestimmungstheorie 206
Selbstheiler 243, 247
Selbsthilfe 225, 267, 272
Selbsthilfegruppen 222, 226, 234, 257
– in Deutschland 223ff.
Selbstwahrnehmung 108, 229
Selbstwert 208, 269
– stärken 239
– schutz 209
– verletzung 122, 123
selektive Aufmerksamkeit 176, 178
Seligman, Martin 265
Serotonin 37, 136, 138
Sexismus 115f.
Siegrist, Johannes 19
Sober-Szene 252f.
Social Media 49, 60, 61, 65, 118f.
Sorgearbeit 16 s.a. Fürsorgearbeit
Soziale Medien 48, 65, 177
Spontanremission 243, 247
Stammhirn 133, 133
stationäre Therapieeinrichtungen 228
Stay at home girlfriends 64
Stigmatisierung 96f., 99
– Folgen 100f.
Stille Generation 34, 40
Stimmungsschwankungen 28
Störungen alkoholbezogene 54
Stress 7, 19, 65, 84, 117, 122f., 131, 148, 162f., 181, 212, 247, 260, 262, 268, 282
Stresstrinken 19
Substanzgebrauchsstörung 188
Suchtbehandlung Älterer 39 s.a. Suchttherapie im Alter
Suchtberatung(sstellen) 205, 227f., 234, 267
Suchthilfesystem, professionelles 226ff.
Suchttherapie im Alter 39
Systemische Therapie 233

Tageskliniken 228
Tanguy, Marine 65f.
Teilnahmslosigkeit 27
Teleskopeffekt 21
Therapieeinrichtungen, ambulante 228
Therapieziele 240f.
toxische Positivität 266
Trauerbewältigung 38
Trauma 118ff., 123f.
Trinken
– kontrolliertes 196ff.
– problematisches 54, 67, 88, 200f.
– riskantes 53, 61, 81
Trinktagebuch 194
Tropus 49
– der Winemom 49, 52
Trunk, Mirijam 16f.

Übergriffe, sexuelle 106f.
Überzeugungen 229
Unruhe 28, 137, 167
Unzufriedenheit 28, 175

Verhältnisprävention 84
Vermeidungsstrategien 172
Vermeidungsverhalten 121f.
Vermeidungsziele 260f.
Verstimmungen, depressive 21, 150, 170
Vitamin-D-Stoffwechsel 36

webbasierte Interventionen 256f.
Wechseljahre 28, 36, 148, 150f., 162
Wertesystem, inneres 216f.
Winemom 49ff. s.a. Tropus der Winemom
Wirkungstrinken 27
Wohlbefinden 14, 28, 136, 206ff., 231, 262f., 265, 279

Zugehörigkeit 52, 97, 129, 131, 212, 216

Die Informationen in diesem Buch sind vom Autor und Verlag sorgfältig erwogen und geprüft, dennoch kann eine Garantie nicht übernommen werden. Eine Haftung des Autors bzw. des Verlags und seiner Beauftragten für Personen-, Sach- und Vermögensschäden ist ausgeschlossen.

FSC
www.fsc.org
MIX
Papier | Fördert gute Waldnutzung
FSC® C083411

Penguin Random House Verlagsgruppe FSC® N001967

1. Auflage
Originalausgabe

in der Verlagsgruppe Penguin Random House GmbH
Neumarkter Str. 28, 81673 München
Lektorat: Doreen Fröhlich
Umschlaggestaltung: ki 36, Daniela Hofner Editorial Design, München
Infografik: Sabine Timmann
Satz: Satzwerk Huber, Germering
Druck und Bindung: CPI books GmbH, Leck
Printed in Germany
ISBN 978-3-424-63262-0

www.kailash-verlag.de